临床医学专业"十三五"规划教材/多媒体融合创新教材

供临床医学类、相关医学技术类等专业使用

十三五
规划教材

医用写作与文献检索

YIYONG XIEZUO YU WENXIAN JIANSUO

主编 ⊙ 吕润宏　　胡利军

U0337481

郑州大学出版社

郑　州

图书在版编目（CIP）数据

医用写作与文献检索/吕润宏,胡利军主编. —郑州:郑州大学出版社,2019.5
ISBN 978-7-5645-6210-6

Ⅰ.①医…　Ⅱ.①吕…②胡…　Ⅲ.①医学-应用文-写作-高等职业教育-教材
②医学文献-信息检索-高等职业教育-教材　Ⅳ.①R

中国版本图书馆 CIP 数据核字（2019）第 065157 号

郑州大学出版社出版发行

郑州市大学路 40 号　　　　　　　　　邮政编码:450052
出版人:张功员　　　　　　　　　　　发行部电话:0371-66966070
全国新华书店经销
河南龙华印务有限公司印制
开本:850 mm×1 168 mm　1/16
印张:13.75
字数:331 千字
版次:2019 年 5 月第 1 版　　　　　　印次:2019 年 5 月第 1 次印刷

书号:ISBN 978-7-5645-6210-6　　　　定价:39.00 元
本书如有印装质量问题,请向本社调换

作者名单

主　编　吕润宏　胡利军
副主编　王建林　胡旭诺　陈翠芹
编　者　（以姓氏笔画为序）
　　　　王建林　南阳医学高等专科学校
　　　　吕润宏　漯河医学高等专科学校
　　　　许　昱　漯河医学高等专科学校
　　　　李丽博　洛阳职业技术学院
　　　　吴晓阳　南阳医学高等专科学校
　　　　张　之　漯河医学高等专科学校
　　　　陈翠芹　濮阳医学高等专科学校
　　　　胡旭诺　南阳医学高等专科学校
　　　　胡利军　濮阳医学高等专科学校

临床医学专业"十三五"规划教材/ 多媒体融合创新教材

建设单位

（以单位名称首字拼音排序）

安徽医学高等专科学校	漯河医学高等专科学校
安徽中医药高等专科学校	南阳医学高等专科学校
安阳职业技术学院	平顶山学院
达州职业技术学院	濮阳医学高等专科学校
汉中职业技术学院	商丘医学高等专科学校
河南大学	三门峡职业技术学院
河南护理职业学院	山东医学高等专科学校
河南医学高等专科学校	邵阳学院
河南科技大学	襄阳职业技术学院
湖南医药学院	新乡医学院
黄河科技学院	新乡医学院三全学院
嘉应学院	信阳职业技术学院
金华职业技术学院	邢台医学高等专科学校
开封大学	永州职业技术学院
临汾职业技术学院	郑州澍青医学高等专科学校
洛阳职业技术学院	郑州大学

前言

　　为创新高等职业教育人才的培养模式,探索职业岗位与专业教学的有机结合,根据高技能应用型人才培养的实际需要,我们组织全国优秀高职院校教学和图书管理经验丰富的教师编写了本版《医用写作与文献检索》,供高职高专临床医学、口腔医学、护理、助产、药学、医学检验、医疗美容、康复治疗技术等医药及相关专业学生学习和教师教学使用。

　　本书分七章,第一章文献检索概论,阐述了文献检索的任务与地位,以及医学文献检索的意义;第二章至第五章系统地介绍了各类信息资源的用途和医学检索工具的使用方法;第六章重点介绍了医学科技查新和论文写作;第七章介绍了特种文献检索的方法。为了易教易学,每章前设置有"学习目标",章后有"小结""同步练习",重点内容旁边加批注设问提示,对知识点进行强化,深化对文献检索的科学认识,树立科学的信息素养,以提高学生文献查阅、信息处理、论文写作和独立研究的能力。

　　全书具有以下几个特点:一是内容上强调基础,以医学常见的信息资源与常用的检索工具为分类依据来组织编写,坚持针对性原则,凝练基本知识,强化基本技能,将医用写作与文献检索中最基础的知识传递给学生。二是内容编写上注重实用,表达简洁,概念明确,学生易于理解、掌握和实践。为此,我们在教材的边缘设置批注设问提示,形式生动活泼,内容丰富有趣,在学生的学习上和教师的教学上,既实用又好用。三是理论与实践紧密结合,所列举介绍的医用写作知识与文献检索方法都是医学生常用、实用的内容,所选案例既能印证理论又能提升学生动手操作技能、提高学生信息素养和综合素质。

　　《医用写作与文献检索》基本反映了国内外主要的数字文献资源,内容编排合理,数据库内容新颖实用,检索途径介绍的全面系统。在编写过程中,参考、借鉴了一些同行的研究成果和文献资料,在此表示崇高的敬意和衷心的感谢。

　　本书由吕润宏副研究馆员、胡利军高级讲师担任主编,王建林、胡旭诺、陈翠芹担任副主编,具体编写分工是:第一章由吕润宏、许昱、胡利军编写,第二章由吕润宏、李丽博、王建林编写,第三章由王建林、吴晓阳、许昱、李丽博编写,第四章由张之、胡利军、吕润宏、吴晓阳编写,第五章由胡旭诺、吕润宏、张之、陈翠芹编写,第六章由李丽博、胡利军、陈翠芹、胡旭诺编写,第七章由胡利军、陈翠芹、胡旭诺编写。全书由吕润宏、胡利军通稿定稿。

在编写前期,我们征求和收集了多所院校的教学经验与建议,确定了编写的指导思想和教材特色,同时在编写过程中我们参阅了高等医学院校教材及相关专著的研究成果,特向参考文献作者表示衷心的感谢。同时,感谢漯河医学高等专科学校、濮阳医学高等专科学校、南阳医学高等专科学校、洛阳职业技术学院等参编单位领导在教材编写过程中的大力支持和帮助,感谢郑州大学出版社领导、责任编辑在教材编写过程中的精心组织和指导。由于我们水平有限,书中难免有疏漏和错误,恳请同行专家和广大师生提出宝贵建议,以便再版时进行修订,使之不断完善。

编　者
2019 年 1 月

目 录

第一章

文献检索概论

1. 掌握　文献信息检索的基本概念及他们之间的相互关系。
2. 熟悉　文献信息的各种类型及形式。
3. 了解　信息检索原理、方法和医学文献检索的意义。
4. 能力　能够提高信息意识,提升自身信息素养。

第一节　文献检索的基本概念

(一)信息

"信息"一词在英文、法文、德文、西班牙文中均是"information",日文中为"情报",我国台湾称之为"资讯",据考证,我国古代文献《三国志》中就使用过"信息"一词,古代人们大多把信息看作为消息的同义词。而作为科学术语最早出现在哈特莱(R. V. Hartley)于1928年撰写的《信息传输》一文中。随着现代信息技术的形成和飞速发展,尤其是20世纪90年代以来,人们开始认识到信息的科学价值和作用。当今时代,人们每天都在与信息打交道,信息如同阳光、空气和水已经成为人类生活中必不可少的要素,信息资源被视为与自然资源同等重要的资源。信息资源为社会提供无穷无尽的知识和智力保障,成为全球化新经济发展的支撑。一个国家的经济技术兴衰成败与信息资源开发利用的能力信息相关,信息化程度的高低已成为衡量一个国家是否兴旺发达的重要标志。

信息是客观事物状态和运动特征的一种普遍形式,是自然界、人类社会和人类思维活动中存在的一切物质事物的一种属性。客观世界中大量地存在、产生和传递着以这些方式表示出来的各种各样的信息。不同的运动状态和特征会产生不同的信息反映,包括自然信息、社会信息、生物信息、机电信息等。在医学上,信息反映人类认识医学相关事物的运动状态及变化方式,并用语言、文字、图形、影视、数据等各种形式和一定的载体来表示。信息是无形的,但它是客观存在的,是认识事物发展的基础,但人们发现和认识信息都受着生产力、科技水平及认识手段的限制,人类发展的历史是在不断获取信息、认识信息、传递和利用信息、创造信息的过程中,通过信息认识世界与改造世界,在医学上也是通过各种疾病的不同信息来认识千差万别的疾病。

考点:
信息与能量的异同?

信息是有价值的,就像不能没有空气和水一样,人类也离不开信息,但并非所有的信息都是资源,只有经过人类开发和组织的信息才能成为信息资源。因此,人们常说,物质、能量和信息是构成世界的三大要素,而信息不同于能量,信息是物质运动状态与方式的反映,能量是物质做功的本领,能量可以转换且遵循能量守恒定律,信息不能转换但可以转播和扩展;信息可以共享而能量不能共享;能量为人类提供的是动力,信息为人类提供的是知识和智慧。物质、能量和信息的联系集中表现在统一于物质。物质是信息的源泉,信息的收集、加工、开发、存储、传递和利用等过程均依赖于物质的运动过程。信息的获取和传递离不开能量。在一定的条件下,信息可以转化为物质和能量,"知识就是力量"和"知识就是财富"表达的就是这种转化关系。

信息是一种资源、一种财富,可以是商品,也可以是废物。信息只有在一定的时间、地点、条件下才能有其价值,随着条件的改变,信息必然也会发生变化,信息的利用价值也随之发生变化。

(二)知识

知识是人类主观世界对客观世界认识、概括和如实的反映,是事物本质和规律的反映,是对社会生活及生产实践的总结。知识来源于信息,人类在认识世界和改造世界的过程中,不断地将感性认识总结成知识,也就是说将所获得的信息加工、升华成知识。在信息时代,源于众多复杂客体产生的大量形形色色的信息,只有借助现代化的信息手段,才能辨别真伪,有效地收集、获取、整理和利用信息,产生新的知识。知识按其内容可分为自然科学知识、社会科学知识和哲学知识。医学知识属于自然科学范畴,是对人体生命、健康、疾病现象本质规律的认识,是人们在自然界长期与疾病做斗争的实践过程中积累起来的经验结晶;它来源于实践,通过长期实践、积累、优化、系统化而逐渐形成,是医学信息的一部分,只有系统化的信息才是知识。

(三)情报

情报是指被传递的知识或事实,是知识的激活,是运用一定的媒体(载体),越过空间和时间传递给特定用户,解决科研、生产中的具体问题所需要的特定知识和信息。信息要成为情报一般要经过选择、综合、分析和研究加工过程,即经过知识的阶段并且通过传递产生一定效益才能成为情报。因此,情报应具有3个基本属性:一是知识或信息;二是要经过传递;三是要经过用户使用产生效益。情报不仅取决于情报源,也取决于情报用户。情报是一种普遍存在的社会现象,在现代信息社会中,情报将发挥着越来越重要的作用,人们在从事各项事业时对情报的依赖程度也日益增大。发达国家依靠情报为富国导向,发展中国家以情报为加速剂,企业家以情报为决策依据,科学家以情报为科研资料。总之,情报的作用和地位已经显得越来越重要了。

情报能够启迪人们的思维,增进知识,提高认识能力,有助于决策,在竞争中获胜。情报按内容范围可划分为科学技术情报、社会科学情报、政治情报、军事情报、经济情报、技术经济情报、体育情报、管理情报等;按使用目的可划分为战略情报、战术情报;按传播形式可分为口头情报、实物情报、文字情报、数据情报、音像情报等;按公开程度可分为公开情报、内部情报、秘密情报、机要情报等。情报的交流基本通过文献、口头或视听方式,其中文献交流是情报交流的主要方式。随着社会的进步,阶级、战争、贸易竞争的出现,人们的情报需求日益增多,情报的内容也越来越广泛,交流情报的方式和手段也越来越多样化。

(四)文献

文献是用文字、图形、符号、声频、视频等技术手段记录人类知识的一种载体,或理解为固化在一定物质载体上的知识,也可以理解为古今一切社会史料的总称。现在通常理解为图书、期刊等各种出版物的总和。文献是记录、积累、传播和继承知识的最有效手段,是人类社会活动中获取情报的最基本、最主要的来源,也是交流传播情报的最基本手段。正因为如此,人们把文献称为情报工作的物质基础。在国内国外,常常可以看到有人把"文献"与"情报","文献学"与"情报学"等同起来,虽然这种等同未必适宜,但却反映了文献在情报活动和科学中极为重要的地位。

文献作为记录信息或知识的一种载体,它有 4 个基本要素:一是文献的内容,即所记录的知识;二是记录知识的符号,如语言、文字等;三是记录知识的载体,如纸张、胶片、磁带、光盘等;四是记录知识的方式,如书写、印刷、录制、复制等。这 4 种要素缺一则不可成为文献。

考点:
　文献的 4 个基本要素有哪些?

文献在人类社会的进步、发展中起到了十分重要的作用。一是文献是人们获取知识的重要媒介,它记录着人类创造的一切文明,使其不断积累、代代相传,成为人类宝贵的文化遗产,从而能够使人类的知识突破时空的局限而传之久远;二是文献是传递知识的主要形式,同时也是实现文献价值的最佳途径;三是文献是科学研究的基础,任何一项科学研究都必须广泛收集文献资料,在充分占有资料的基础上,分析资料的种种形态,探求其内在的联系,进而做更深入的研究。

(五)信息、知识、情报和文献的关系

知识是信息中的一部分,文献是知识的一种载体,文献不仅是情报传递的主要物质形式,也是吸收利用情报的主要手段。

信息是宇宙间的一切运动状态及对其报道。人世间时时刻刻都产生着信息,人们正是通过对这些不同信息的获取来认识不同事物的,并由此而产生新的知识。知识是经人脑思维加工而成为有序化的人类信息。文献则是被物化了的知识记录,是被人们所认知并可进行长期管理的信息。情报是人们为解决特定问题而被活化了的更为高级更为实用的知识。情报是知识中的一部分且蕴含在文献之中,但不是所有文献都是情报,而所有情报都是知识。文献又是贮存传递知识、情报和信息的介质,它们之间的逻辑关系是一种包含关系。

考点:
　信息、知识、情报、文献的相互关系如何?

第二节　文献信息资源的类型

文献是汇集和保存人类精神财富的知识宝库,是记录和传播科技情报的主要手段,是衡量某一国家、某个人、某一学术领域水平和成就的重要标志,也是帮助人们认识世界、改造自然的重要工具。文献信息资源的类型多种多样,按不同分类标准可分

为不同的类型,不同的文献信息资源具有不同的特点和作用。

一、按加工层次划分

(一)零次文献

零次文献一般认为是形成一次文献之前的信息、知识、情报,即未经记录或未公开于社会的最原始的文献,或没有正式发表的文字材料,如书信、手稿、笔记、记录等。具有原始性、新颖性、分散性和非检索性等特点,不仅在内容上有一定的价值,而且能弥补一般公开文献从信息的客观形成多公开传播之间费时甚多的弊病。

(二)一次文献

一次文献即原始文献,是作者根据自己的工作和研究成果而写成的文章,也可称原始论文。其特点是内容有创新性,含有前所未有的发明创造,或者一些新的见解与理论,是科学技术有所前进的标志,另外,一次文献数量庞大,检索比较困难。一次文献是对知识的第一次加工,是信息的基础,也叫信息源。一次文献包括期刊论文、研究报告、会议录、专利说明书、学位论文等。

(三)二次文献

二次文献是对一次文献进行收集、分析、整理并按照其外部特征或内部特征(篇名、作者、作者地址、刊名、出版年、卷、期、页、分类号、内容摘要等)一定的规则加以编排,供读者检索一次文献之用。

二次文献通常是由图书信息机构组织人力、物力编辑出版的,它起着汇集文献、提炼文献和提供文献线索的作用。它具有简明性和检索性的特点,能够提供文献的线索,是查找和利用一次文献的工具,如目录、索引、文摘等。

(四)三次文献

三次文献是科技人员在利用二次文献的基础上,对一次文献阅读、分析、归纳、整理和推理,进行概括、论述、重新组织、加工提炼成文字,可供人们了解某一学科或专题的进展,了解其过去、现在和预测未来的发展趋势的文献。三次文献包括综述、评论、述评、进展、动态、年鉴、专著、指南等。三次文献一般是由专家写成,水平较高,专业性强。三次文献具有系统性、综合性和知识性的特点,研究人员可以充分利用三次文献,在短时间内了解所关注领域的研究历史、发展动态、水平等,以便能更准确地掌握课题的背景知识。

二、按出版形式划分

(一)图书

联合国教育、科学及文化组织规定:凡由出版社(商)出版的不包括封面和封底在内49页以上的印刷品,具有特定的书名和著者名,编有国际标准书号,有定价并取得版权保护的出版物称为图书,5~48页的称为小册子,4页以下的称为零散资料。图书是表达思想、积累经验、保存知识与传播知识的工具,是现代印刷出版最常见的一种,其内容比较成熟、系统、全面、可靠,但由于编写时间、出版周期较长,所以其反映的文献信息不够新颖、及时。图书根据内容、作用一般可分为一般性图书和工具书。

公开出版发行的图书,一般标注有国际标准书号(International Standard of Book Number,ISBN),是一种国际通行的出版物代码,代表某种特定图书的某一版本。2007年1月1日前,ISBN由10位数字组成,2007年1月1日起,实行新版ISBN,新版ISBN由13位数字组成,分为5段,即在原来的10位数字前加上3位EAN(欧洲商品编号)图书产品代码"978"。其余4段分别为组号、出版者号、书序号、校验码,中间用"-"相连,如978-7-5645-5115-5,组号是代表一个国家或地区语种的编号,中国的编号为7;出版社的号是出版社的代号,由国家或地区的ISBN中心设置和分配;书名号是由出版社给予每种出版物的编号;校验码是ISBN号的最后一位数值,它能够校验出ISBN号是否正确,即:将ISBN号1~12位数字用1分别乘奇数位(从左边开始数起),用3乘以偶数位,乘积之和除以10,得余数,然后用10减去余数后即得校验码。如相减后的数值为10,检验码则为0。

1.一般性图书 一般性图书是图书馆主要藏书之一,主要包括教材、讲义、图谱、专著、著作集、丛书等。这些图书的共同之处是全面、系统地论述某一方面(专题)内容的文献,根据使用对象不同可以分为以下几种类型。

(1)教科书及教学参考书 教科书及教学参考书反映本学科的基本知识,是教学的基本用书,其内容比报刊成熟、定型,是学生的入门书。如《组织胚胎学》《解剖学》《生理学》《病理学》等。

(2)讲义 讲义是对文章(课本)内容所撰写的总体概要含义,而且多为不成熟的讲稿,内容简要,资料新,对学生有参考价值。

(3)图谱 图谱是学生学习基础知识所必备的参考书。如《解剖学图谱》,可以了解人体各部分的形态、结构,使学生从生理、疾病等角度来了解人体结构、病理变化和生理功能等,对医学生有重要的参考价值。

(4)专著 专著内容窄、精、深,专业性强,往往是科研课题研究几年或几十年的科学总结和某一领域中的历史发展、成果等内容集中于一书上。如《多肽药物化学》等。

(5)著作集或选集 著作集或选集是为纪念某名人或著名科学家,出版其生平所著的论文或记录其科学成就,并按内容或年代出版的多卷或单卷本。

(6)丛书 丛书是由很多书汇编成集的一套书,按一定的目的,在一个总名之下,将各种著作汇编于一体的一种集群式图书,叫丛书,又称为丛刊、丛刻或汇刻等。形式有综合型、专门型两类。如《知识青年自学丛书》。

2.工具书 工具书是指广泛收集某一范围的知识或资料,按特定体例或方式编排,旨在提供资料或资料线索而不是系统阅读的图书。它具有知识性、资料性和检索性,特点是内容广泛、信息量大、可信度高、概括性强、便于检索。

(1)字典、词典 字典、词典是汇集各种语言中的字词及短语,分别给予拼写、发音和词义解释等信息,并按字顺组织起来方便读者随时查检特定词语信息的语言工具书。这类工具书有语言词典、传记词典、地名词典及各个学科的知识词典。

(2)百科全书 百科全书是一种重要的知识密集型工具书,它总结和组织了世界上累积的知识,是百科知识的汇总,是一种理想的参考工具书,一般按学科分册,但卷册甚多,从几册到几十册不等。常用的百科全书有《中国大百科全书》《新不列颠百科全书》(中、英文版)、《大美百科全书》(中、英文版)、《布鲁克豪斯百科全书》《计算机科学技术百科全书》《麦格劳·希尔科技百科全书》《数学百科全书》《化工百科全书》《科学家传记百科全书》等。

（3）年鉴　年鉴是逐年出版,提供相应年份内各行现行资料的工具书。常有幸被称为"微型百科全书"。既是各类动态性资料和实事、数据的综合性查考工具,也是编制百科全书类工具书的基本信息源。

（4）手册　手册以简明、缩写方式提供专门领域内基本的既定知识和实用资料的工具书。便于查检专门知识与具体实用资料。常以叙述和列表或图解方式来表述内容,并针对某一专业学科或专门部门,收集相关的事实、数据、公式、符号、术语及操作规程等专门化的具体资料。手册可分为综合性和专科性两种。

（5）标准　标准是对重复性事务和概念所做的统一规定。它以科学、技术和实践经验综合成果为基础,经有关方面协商一致,由主管机构批准,以特定形式发布,作为共同遵守的准则和依据。

（6）指南　指南为一般性工具书,有的只有一些图表、科技数据、工作过程、方法等。如科学家名人录,包括某人一生的科研成果。

（7）图表　为常用的参考资料单独成册出版,如研究疾病分布的肿瘤流行病学和传染病的地图册。

（8）目录　又称为书目,是以文献的自然出版形式为单位来记录文献,只供检索用,属于二次文献,只著录文献的外部特征,主要报道实有的文献或收藏文献的情况。书目的内在功能是指导人们读书学习,指明回答哪些书需要先读,哪些书可以后读,而且还能告诉你哪些书需要仔细读,哪些书只要一般浏览。它还能记录一个国家的全部图书、反映某个著名人物一生的著作、报道某一学科有什么书及在图书馆的收藏情况等。

（二）期刊

期刊是指有固定刊名,以期、卷、号或年、月为序,定期或不定期连续出版的印刷读物。构成期刊的要素有4个:连续出版;有一个稳定的名称;每年至少出版一期,有卷、期或年、月等表示连续出版下去的序号;由众多作者的作品汇编而成。期刊与图书相比具有内容新颖、出版周期短、刊载论文速度快、品种多、涉及学科面广、数量大、专指性强等特点,能及时反映世界科技水平、科研动态,是科技情报的主要来源。

国际标准连续出版物号(International Standard Serial Numbering, ISSN),是为各种内容类型和载体类型的连续出版物(如报纸、期刊、年鉴等)所分配的具有唯一识别性的代码。每一种期刊在注册登记时,就得到一个永久专属的 ISSN,一个 ISSN 只对应一个刊名;而一个刊名也只有一个 ISSN。所以当该刊名变更时,就得另外申请一个新的 ISSN。如果期刊停刊,那么被删除的 ISSN 也不会被其他期刊再使用。每组 ISSN 由 8 位数字构成,分前后两段,每段 4 位数,段与段之间用半字线"-"隔开,其中后段的最末一位数字是校验码,如 ISSN 1005-1686。

1. 期刊种类

（1）杂志　期刊通常称为杂志,有专业性、商业性、综合性之分。

专业性:医学各学科的杂志属此范围,如《美国心脏病杂志》《英国癌症杂志》、国内的《中华内科学杂志》等。

综合性:自然、科学等方面的杂志属此范围。

商业性:制药业、医疗器械等方面的杂志属此范围。

（2）学报　学报是指专门进行学术研究成果报道的学术类期刊,如《动物学报》《水生生物学报》等,一般大学主办的综合性学术期刊多以"某某学报"冠名,如《郑州大学学报》《华中科技大学学报》等,信息蕴含高、情报价值大,具有很大的开发潜能。

（3）通报　通报是综合报道性期刊,如《科学通报》《美国医学通报》《WHO通报》等,主要报道各学科的现状。

（4）记录（记事录）　记录是一种学科研究情况的连续出版物,论文长短不一,内容由单一学科的,也有几种学科的,如《美国解剖学记事》。

（5）会议录　会议录是学术会议的一种出版物。

（6）综述或述评　综述或述评是对某一专题进行综合概括、深入评论叙述,如《生理科学进展》等。

（7）文摘　文摘是用文摘形式报道的期刊,如《中国医学文摘》《中国药学文摘》《美国化学文摘》《美国生物学文摘》等

（8）索引　索引是以题录形式报道的期刊,如美国的《医学索引》《科学引文索引》等。

2.核心期刊　1931年著名文献学家布拉德福首先揭示了文献集中与分散的规律,发现某时期某学科1/3的论文刊登在3.2%的期刊上;1967年联合国教科文组织研究了二次文献在期刊上的分布,发现75%的文献出现在10%的期刊中;1971年,SCI的创始人加菲尔德统计了参考文献在期刊上的分布情况,发现24%的引文出现在1.25%的期刊上,等等,这些研究都表明期刊存在"核心效应",从而衍生了"核心期刊"的概念。核心期刊是指该学科所涉及的期刊中,刊载论文较多的,被引用率和利用率较高的,信息量较大的,学术论文水平较高的,并能反映学科最新研究成果及本学科前沿研究状况和发展趋势的,较受该学科读者重视并逐步成为该学科主要文献信息源的期刊。

（1）核心期刊的特点和作用　特点是集中性、代表性、学科性、权威性、相对性、动态性等。它的主要作用是:可以作为期刊采购的参考工具,可以作为图书馆导读和参考咨询的参考工具,可以作为评价学术研究成果的参考工具,也可以作为读者投稿的参考工具。

考点:
目前国内对核心期刊的认定比较权威的版本有哪些?

（2）核心期刊的评价工具　目前国外核心期刊的评价工具有《科学引文索引》（简称SCI）、《工程索引》（简称EI）、《科技会议录索引》（简称ISTP）;国内核心期刊的评价工具有北京大学图书馆与北京高校图书馆期刊工作研究会联合编辑的《中文核心期刊要目总览》、南京大学《中文社会科学引文索引（CSSCI）来源期刊》、中国科学技术信息研究所《中国科技期刊引证报告》、中国社会科学院文献信息中心《中国人文社会科学核心期刊》、中国科学院文献情报中心《中国科学引文数据库（CSCD）来源期刊》、中国人文社会科学学报学会《中国人文社科学报核心期刊》、万方数据股份有限公司正在建设中的《中国核心期刊遴选数据库》。但是对中国（不含港、澳、台）出版的期刊中核心期刊的认定,目前国内比较权威的有两种版本。一是中国科技信息研究所（简称中信所）每年出一次的《中国科技期刊引证报告》（以下简称《引证报告》）;另一种是北京大学图书馆与北京高校图书馆期刊工作研究会联合编辑出版的《中文核心期刊要目总览》（以下简称《要目总览》）。自《中文核心期刊要目总览》第一版1992年

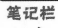
出版以来,《要目总览》至今已出版了8版,我们现在所用的就是2018年出的第八版。

3.国家级期刊　一般说来,"国家级"期刊,即由党中央、国务院及所属各部门,或中国科学院、中国社会科学院、各民主党派和全国性人民团体主办的期刊及国家一级专业学会主办的会刊。另外,刊物上明确标有"全国性期刊""核心期刊"字样的刊物也可视为国家级刊物。

4.省级期刊　是由各省、自治区、直辖市及其所属部、委办、厅、局主办的期刊及由各本、专科院校主办的学报(刊),刊名中常出现期刊所在地的地名。

5.综合性期刊和专业性期刊　期刊从涵盖的内容范围来讲主要可分为综合性期刊和专业性期刊,前者主要是一些医学院校的学报等,后者主要是一些专科研究性协会出版的杂志。

(三)特种文献

特种文献是指出版发行和获取途径都比较特殊的科技文献,一般包括专利文献、会议文献、科技报告、学位论文、标准文献、技术档案、政府出版物、产品资料等。

1.专利文献　专利文献是各国专利局及国际性专利组织在审批专利过程中产生的官方文件及其与专利有关的所有文献的总称。作为公开出版物的专利文献主要有:专利说明书、专利公报、专利文摘、专利分类表、专利索引、各种累积索引及专利从申请至结果全过程中的一切文件和资料等。他的特点是内容新颖,出版迅速,能反映最新科技成果的先进水平;涉及技术领域广泛,实用性强;具有法律效力;技术工作具有单一性和保守性;重复量大。

2.会议文献　在各种会议上宣读、讨论和交流的论文、报告及其他有关资料的一种文献。会议文献多数以会议录的形式出现。会议文献的特点是传递情报比较及时,内容新颖,专业性和针对性强,种类繁多,出版形式多样。

3.科技报告　科技报告是记录某一科研项目调查、实验、研究的成果或进展情况的正式报告。又称为研究报告、报告文献。大多与政府的研究活动、国防及尖端科技领域有关,发表及时,课题专深,内容新颖、成熟,数据完整,且注重报道进行中的科研工作,是一种重要的信息源。

4.学位论文　学位论文是指各界培养的博士、硕士生,通过科学研究、实验研究及论文答辩,取得学位资格的论文。这些论文具有很强的参考价值,但大多不公开出版发行,属图书馆特藏资料。

5.标准文献　狭义指按规定程序制定,经公认权威机构(主管机关)批准的一整套在特定范围(领域)内必须执行的规格、规则、技术要求等规范性文献,简称标准。广义指与标准化工作有关的一切文献,包括标准形成过程中的各种档案、宣传推广标准的手册及其他出版物、揭示报道标准文献信息的目录、索引等。

6.技术档案　技术档案是指科研生产活动中形成的,有具体事物的技术文件、图纸、图表、照片和原始记录等。详细内容包括任务书、协议书、技术指标、审批文件、研究计划、方案大纲、技术措施、调查材料、设计资料、试验和工艺记录等。这些材料是科研工作中用以积累经验、吸取教训的重要文献。技术档案由专业人员整理,可靠性强,具有较大的使用价值,一般为内部使用,不公开出版发行,有些有密级限制,因此,在参考文献和检索工具中极少引用。

7.政府出版物　政府出版物是由各国政府及其所属机构负责编辑印制的,并通过各种渠道发送或出售的文字、图片及磁带、软件等。是政府用以发布政令和体现其思想、意志、行为的物质载体,同时也是政府的思想、意志、行为产生社会效应的主要传播媒介。内容广泛,有行政和科技之分,包括政府法令、方针政策、调查统计、决议等,具有很强的参考价值。

8.产品资料　产品资料是对某一产品的具体事项加以详细说明,便于使用者了解其具体情况,以便推销,易于被使用者接纳。包括产品样本、产品标准、产品说明书、产品目录等。

三、按载体形态划分

(一)印刷型文献

印刷型文献是指以纸张为载体,以文字、符号或图表、图像为记录符号进行印刷而成的文献,仍是现在出版物的主要形式,也是馆藏的主要类型,如图书、期刊、资料等。其优点是符合人们的阅读习惯,便于阅读和携带,可广泛流传;缺点是体积大、占用空间多,难于实现机械化、自动化,不宜长期保存。

(二)缩微型文献

缩微型文献是用感光材料为载体,利用摄影技术将文献影像体积缩小记录在胶卷或胶片上,如缩微胶卷、缩微卡片等。缩微型文献可将很多文献集中在小小胶片上贮藏,其优点是体积小、容量大、成本低,便于复制、携带、保存、节省空间;缺点是阅读上不太方便,阅读时必须借助阅读机进行,不像印刷型文献随时可看。

(三)视听型文献

视听型文献是指视听或声像资料,如唱片、录音带、录像带、科技电影、幻灯片等。能听其声、观其形,如心脏病变的杂音、外科手术的整个过程,给人以具体的视觉形象和听觉感受,使人如身临其境,更容易被接受和理解,而且容易保存和反复使用,随着社会的不断进步,这类文献利用率会越来越高。但视听文献也必须借助于录音机、录放机、放映机、幻灯机等外部设备来使用。

(四)机读型文献

机读型文献又称为数字化文献,是近年来迅速增长的一种文献类型,是通过各种编码并根据一定程序把文献存储在计算机的磁带、磁盘、光盘、服务器硬盘等载体上,并利用计算机阅读的文献。如电子图书、电子期刊、文献数据库等,这类文献优点是信息量大、检索速度快、使用方便、检索方式灵活多样,是最受欢迎的文献类型,同时也是未来文献发展的趋势;其缺点同样是需要借助机器设备进行阅读使用。

第三节　信息检索

随着信息技术的飞速发展,网络信息资源呈爆炸式上升,现代医学信息的数量也急剧增长,面对浩瀚的医学信息资源,作为一个医药工作者,如果不熟悉医学信息检索工具,不掌握一定的医学信息检索方法,就不可能从浩如烟海的信息中,以最短的时间

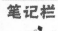 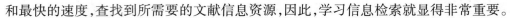

笔记栏

和最快的速度,查找到所需要的文献信息资源,因此,学习信息检索就显得非常重要。

信息检索能够避免科研工作的重复劳动。在进行科学研究时,我们选择一个科研课题,不但要看这个课题的重要程度,同时还要查看这个课题是否曾经有人研究过或者研究到什么程度。要做到选题准确,我们就必须在做课题前进行信息检索,否则就会出现科研项目重复,从而造成人力、物力、财力的浪费。美国太空署在实施"阿波罗登月计划"中,为了解决甲醇引起钛应力腐蚀的问题付出了数百万美元,可是该问题早在当时十多年前就已经解决。

信息检索能够节约科研人员的时间和精力。信息检索是一项专业性很强的工作,没有一定的专业知识和信息检索技巧很难迅速查找到所需资料。根据联合国教科文组织的调查统计,利用图书馆情报检索人员特长和图书馆各种检索工具及其先进的计算机检索手段,可以使科研人员查找信息资料的时间减少30%。

医学信息检索是终身学习的基础,是继续教育的必要手段。知识更新速度的加快,科学技术的进步,要求每一个专业技术人员都要不断地更新自身的知识结构,以更好地面对专业工作中的新问题。医药卫生专业技术工作者,在各自的工作岗位上,都需要通过医学继续教育的手段,不断更新自身的知识结构。医学信息检索就是一种进行医学继续教育、更新医学知识的有效方法。

一、信息检索语言和检索原理

(一)信息检索语言的含义

检索也可以通俗地理解为查寻。信息检索就是从大量的信息集合中查寻出符合特定需要的(即相关的)那一小部分信息的过程。信息检索通常包括两个过程:首先查寻出相关信息的线索(题录、文摘等),然后进一步查找获取原文,阅读参考。所以信息检索的结果是有关某课题或特定需要的一组相关性文献。

信息检索语言实际上是检索系统中的各种标识系统,是为沟通文献检索和文献标引而编制的一种人工语言,也是连接信息存储和检索两个过程中标引人员和检索人员双方思路的渠道,是用于文献标引和检索提问的约定语言。他可以是规定作者姓名排序或期刊刊名排序的一套规则,也可以是自然语言或专业文献信息中精选出来并予以规范化的一套词汇(即主题词表),一套文献信息分类系统如果没有检索语言作为专题标引人员和检索者之间的交流工具,专业标引人员有时很难准确了解检索者的具体要求,检索就无法顺利完成。可以说检索语言是专业标引人员和检索者之间进行沟通的桥梁。检索语言又称为信息存贮与检索语言、标引语言和索引语言等。

建立检索语言的目的是为了建立有序化的信息检索系统,而信息的有序化是为了方便检索。因此,信息标引人员和检索者(使用者)达到共同理解的人工语言。虽然检索系统是信息专业人员创建和使用的,但是检索者也有必要学习其中的主要规则、基本原理和检索方法才能达到理解一致,查检起来才能得心应手,减少漏检和误检,节省时间和人力,从而提高检索效果。

检索语言即情报检索语言,是根据信息检索的需要创造出来的一种人工语言,是在文献检索领域中用来描述文献特征和表达信息检索提问的一种专用语言。检索语言是一种受控语言,它依据一定的规则对自然语言进行规范,将其编制成表,供信息标引及检索时使用。

检索语言在各种检索系统中无处不在,他种类繁多,各具特点,各有优势又或多或少存在缺陷,在实际应用中常有两种或多种检索语言(如分类检索语言、主题检索语言),用于同一检索系统以供选择使用或者相互取长补短。检索语言基本知识是信息检索这门工具课中的"工具",它能使你在检索过程中知其然又知其所以然,从而能帮助你优化检索策略和检索过程,提高检索效率。同时检索语言能够保证不同标引人员表征文献信息的一致性,能使内容相同及相关的文献集中化,能保证检索提问和文献信息标引的一致性,能够保证检索者按照不同需求检索文献信息时都能获得最高的查全率和查准率。

(二)信息检索的原理

信息检索是指信息按一定的方式组织起来,并根据信息用户的需要找出有关的信息的过程和技术。狭义的信息检索就是信息检索过程的后半部分,即从信息集合中迅速、准确地查找出所需信息的程序和方法,也就是我们常说的信息查询。信息集合可以是数据库的全部记录,也可以是某种检索工具,还可以是某个图书馆的全部馆藏。信息检索也就是从数据库、检索工具及馆藏中查找所需信息的活动。

信息检索的基本原理是指将大量无序的原始信息,进行收集、分析、筛选,并按照信息的特征,用规范化的检索词(或信息分类系统)予以标识和排列,使无序化的信息有序化,再将符合检索提问的检索标识集中排列,从而满足不同的检索要求,形成信息检索工具的过程。

信息检索包括信息存储和信息查找两个过程。

信息存储过程,是由信息专业人员完成,他们将分散的信息资源进行收集、整理,对确定收录的信息选择若干个代表信息外表特征和内容特征的标识进行著录、标引、编写文摘等工作,并按照一定的原则重新组织,使散乱、无序的原始信息有序化,为查找信息提供各种便利途径。如果是计算机检索,则信息存储过程就是数据库建立的过程。

信息查找过程就是用户利用检索工具取得所需信息资源的过程,根据用户对信息的需求,提出一个个要求解决的问题,这些需求与专业工作者存储在检索工具中的信息特征标识进行比较,相一致的或比较一致的符合检索提问要求的信息线索,从检索工具中提取出来,满足检索者的要求。

(三)检索语言的类型

全世界现有数以千计的检索语言,按照表达信息的特征可以分为两大类型,即可分为表达信息外部特征的检索语言和表达信息内容特征的检索语言。

1.表达信息外部特征的检索语言　又称为外表标识检索语言,是描述信息外表特征的检索语言,是依据信息外表特征,如题名、著者、序号等作为信息存储的标识和信息检索提问出发点而设计的索引语言。主要有题名检索语言、著者检索语言、序号检索语言、引文检索语言等。

2.表达信息内容特征的检索语言　又称为内容标识检索语言,是描述文献内容特征的检索语言,按其构成原理又可分为分类检索语言、主题检索语言、代码语言等。

二、信息检索工具

(一)检索工具的含义

检索工具是报道、存贮和查找文献信息线索的工具和设备,以便从一定范围的文献信息集合中查找出符合特定需要的文献信息。检索工具是按一定学科一定主题进行收集、整理,并给以文献信息检索标识,及时报道的二次文献,具有存贮、检索和报道信息的功能。这里的工具就是指文献信息检索的工具和文献信息数据库。

文献检索工具就是那些称为目录、索引或者文摘的书刊,它们是累积文献线索,用于报道文献信息并提供检索途径的工具型期刊或图书。手工检索使用的是文献信息检索工具,检索工具有书本式、卡片式、缩微胶卷、磁带及光盘等形式。我国目前发行最多、使用最广的是书本式检索刊物。计算机检索使用的是文献信息数据库。

所谓"文献线索",是把所收入检索工具的每一文献著录成为"题录"或"文摘"条目,并将它们按照一定方式(通常是按学科分类或主题内容)组织排列成一个有序的集合。这个文献线索的集合体是文献检索工具的主体部分,这部分通常可以按其分类或主题内容的排列方式进行检索。此外,文献信息检索工具一般还编有多种辅助索引,如著者索引、主题索引、关键词索引、药名索引及分子式索引等,以提供更多的与主题部分不同的检索途径。

(二)检索工具内容结构

检索工具的内容结构大致由4部分组成。

1. 编辑使用说明 为使用者提供必要的指导,包括编制目的、使用范围、收录年限、各种著录格式、查找方法及注意事项,常以编辑说明做一介绍。

2. 正文部分 检索工具记录的不是文献的全文,仅著录文献的外部特征和内容特征,包括文献篇名、著者和文献来源正文部分,是检索工具的主体,如为文摘式,除上述项目外还有文摘供读者进行文献筛选。

3. 索引部分 检索工具正文部分多按分类编排,检索时为提高检索效率,可利用各种索引,如主题索引、著者索引、专利索引等。索引种类越多,检索途径越多,检索效率越高。

4. 附录部分 包括摘用的刊物、各种名称的缩写、文字的翻译、术语和文献入藏单位及代号等。

(三)检索工具的职能

1. 报道的职能 检索工具将大量分散的文献信息集中起来予以及时报道,揭示文献信息的内容特征和外表特征。

2. 存贮的职能 它把大量的、分散的不同形式的文献信息集中起来,将文献信息的特征著录下来,按一定原则系统排列,构成一个可供检索者从不同途径加以利用的文献信息集合体。

3. 检索的职能 检索工具提供了一定的检索手段,使检索者可以按照一定的检索方法,通过一定的检索途径,随时从中查找所需要的文献信息线索。

(四)检索工具的特点

文献信息检索工具历史悠久,品种众多,各具特色,各有所长,但它们具有以下共同特点。①详细而完整地记录所著录文献信息的线索,包括文献信息题目、著者、出处等,以便检索者能利用这些线索查找有关文献信息。②对所著录的文献信息标引了可供检索的各种检索标识,如分类号、主题词、文献序号或代号代码等,以便检索者能利用这些标识来检索文献信息。③提供必要的检索手段,配备各种体系的索引,如分类、主题、著者或代码索引等,以便检索者能利用各种索引进行检索,提高检索效率。

(五)检索工具的类型

目前可供人们使用的检索工具有很多,不同的检索工具各有特点,可以满足不同的信息检索的要求。其按照不同的标准或方法进行划分,可以得到多种结果。按出版形式划分可分为期刊式检索工具、单卷式检索工具、附录式检索工具、卡片式检索工具、缩微式检索工具、机读式检索工具;按收录范围划分可分为综合性检索工具、专业性检索工具、单一性检索工具;按检索方法划分可分为手工检索和计算机检索;按加工程度划分可分为目录、题录、文摘、索引和文摘类型检索工具。

1. 目录 又称为书目,这里的"目"指篇目,即一书的篇名和卷名;"录"是指叙录,即一书的内容、作者事迹、书的评价、校勘经过等的简要说明,合称为"目录"。是指对出版物按其外表特征进行著录而成,以书或刊作为目录的基本单位,对内容特征揭示少,著录项目包括书名、刊名、著者、出版项(出版者、出版地、出版年、版次和页数、开本、定价)等项目,同时按照一定的次序编排而成的一种揭示与报道文献信息的工具。它是介绍文献信息概况,提供文献信息线索的二次文献。

书目本是图书目录的简称,是历史上出现最早并且使用最为普遍的一种检索工具。李纪有的《图书馆专业基本科目名词简释》认为"书目也通称目录",其实,目录和书目既有联系又有区别。目录最初只是一书篇目的含义,类似现代图书中的目录(也称目次)。目录原来著录内容大致包括著者的家世、行事、志趣、著书的动机、全书的体例及篇目等。后来目录又作为书目的名称,偏义在目,简单著录所收图书的书名、著者、版本及收藏处所等,并按一定的方法加以编排,其形式接近于题录,属于检索工具的一种。书目一般以独立完整的一件出版物为著录的基本单位,即以图书的自然出版形式为完整的单位来介绍,并着眼于实,即着意于实有的图书或收藏的图书。由于图书类型的不断发展,书目反映的对象相应扩展,书目的含义也扩展到非印刷型文献的目录。

书目具有报道功能和检索功能。它向读者揭示和报道一定历史时期各个领域,各个学科与专业的图书出版情况,它通过图书的收录与报道,揭示情报知识的生产来源情况,它通过对图书类别名称、编著者、版本和收藏情况的著录,为检索者提供多方面的检索途径和线索;书目能指导读者阅读图书,被人们称为"读书的门径与益友";书目大多按分类方式或主题词方式编排,前者可指导读者阅读某一学科专业的图书,后者可指导读者阅读某一课题的图书。特别是其中的推荐书目、参考书目及导读书目等,更具有读书指导作用。例如,杜甫诗的注本极多,张之洞的《书目答问》推荐了两种注本:"仇、杨为胜。"即清仇兆鳌编注的《杜诗详注》和杨伦笺注的《杜诗镜铨》,为初学者指出了读杜诗的门径。

2. 题录 实质上是一种不含文摘正文的文摘款目,只著录文献的外部特征,以一个内容上独立的文章作为基本著录,包括文献篇名、著者、刊名、年、卷、期、页码、语种等。其特点是按篇报道,着眼于全,揭示和报道文献的外表特征,一般以包容在出版物内的更小著录单元(即篇目)为著录的基本单位。题录同文摘相比,其著录项目较少,加工深度较浅,不揭示文献内容特征,故其检索功能不及文摘。它和目录的区别在于,目录是以完整出版单元为著录对象,而题录的著录对象可以是一个完整出版单元,也可以是完整出版单元的个别内容,二者的共同点是它们都只限于描述文献的外部特征。

由于编制技术不同,出现了各种以报道题录为主的目录式检索刊物,大致有以下几种类型:最新期刊目次页汇编,如美国费城情报科学研究所编辑出版的《最新目次》;期刊论文题录,如美国《化学题录》;分类型题录,如全苏科学技术情报研究所编印的《信号通报》;索引刊物,如美国《医学索引》。

目录式检索刊物易于编制,出版迅速、时差短、报道速度快而全,是查找近期文献资料的有效工具,科技人员常常利用它来全面掌握与研究课题或攻关项目有关的信息,跟踪世界科技动态,因而它在情报传播中起着重要的作用。

3. 索引 旧称"韵编""通检""备检""检目"和"总检"等,也有根据英文 index 音译为引得的。索引是一种将与情报集合体(文献及文献库)不同的可检顺序排列的,它是将文献信息资料中的各种事物名称和重要信息,如人名、地名、书名、篇名、字、句、词和主题等分别摘录,并注明出处按一定的寻检方式编排组织,用以检索文献信息资料线索的工具,能够指引检索者查找情报集合体中包含的有关文献或概念的二次文献。一般一个好的索引应该具备以下 4 个基本要素:明确规定一定的文献信息资料作为索取范围,规定特定的款目作为索取对象,所有款目按一定的排检法编排,所有款目后面均须详细注明出处。

索引所报道的是每部文献内部的知识单元。如期刊中的一篇论文,工具书中的一个词条、图书中的一个章节或文献中的一个主题等,并准确地揭示出它们在文献中的位置。这是它与目录的不同之处,在一般情况下,目录是以一个单位出版物为著录对象的,它所描述的是一部文献的基本特征。因此,索引多是将文献内容的揭示程度比目录要深,它所提供的检索途径也比较详尽、完善和系统。

索引在报道检索文献中,具有与书目相同的功用,并进一步细致地揭示文献的各项内容,具有便于查检、揭示文献比较深入及全面和准确等优点。在许多方面可给检索者提供某种系统的指引,被称为查检文献信息资料的向导和指路者,同时它也是检索者与检索工具之间的桥梁,虽然检索工具是由一次文献浓缩而成的,但其篇幅还是很庞大的,所以一般的检索工具都编制了辅助索引,便于检索者从不同角度去查找。如果没有索引,检索者便无从下手,检索工具也就失去其作用了。另外索引收录文献较全,报道量大,检索性能好,有较高的质量。

4. 文摘 检索刊物中描述文献内容特征(文献提要)的条目(也包括题录部分),是一种文献著录的结果。根据国际标准 ISO 214-1979(E)的规定,文摘是"一份文献内容的缩短的精确表达而无须补充解释或评论"。中国国家标准 GB 3793-83 规定,文摘是"对文献内容做实质性描述的文献条目"。具体地说,文摘是论文、书籍的内容摘要,是以简练的文字将文献信息的主要内容(论点和数据)准确扼要地摘录下来,按一定的著录规则与排列方式系统编排起来的文献信息检索工具。文摘通常不包含对原文的补充、解释或评论。它是原始文献的内容梗概,并记录文献信息的基本书目信息。文摘具有客观性、准确性、完整性和新颖性的特征。文摘的种类繁多,其编制方法和形式也多种多样。然而从不同的角度可以划分出不同的类型。按加工程序主要分为指示性文摘和报道性文摘;按加工时序层次可分为首次文摘、二次文摘和三次文摘;按文摘编写者不同可分为作者文摘和非作者文摘。

（六）检索工具的质量评估

正确评价检索工具的质量,对于合理选用检索工具具有重要的意义。既然检索工具是用于报道、存贮和检索文献信息的,那就要求它报道和存贮的文献信息广泛全面,检索功能强大,使用方便,报道速度快。这可以从以下几个方面综合评价。

1. 收摘文献信息的覆盖面和质量保障　收录范围是指检索工具的学科覆盖面、所收录的文献信息数量和类型,选择收摘文献信息广泛全面的检索工具可以在某种程度上避免漏检重要文献信息或者不必选用太多种检索工具以相互补充,这是衡量检索工具质量的重要指标。例如,《中文科技资料目录(医药卫生)》医学文献检索系统中,它是收摘文献信息范围和数量相对比较广泛的综合性检索工具。但是,"广泛全面"不可能是绝对的,各种检索工具在一定学科、专业范围,一定国家、文献语种或文献类型等范围内确定覆盖面,因而形成各自特色,适用于不同的检索需求。还应当了解在该学科范围内是否广泛全面,覆盖面主要体现在收录出版物的种数,同时也体现在摘录文献信息的总数。值得注意的是许多检索工具对所收出版物中的文献信息并不是全部收摘,而是对不同的出版物有不同的收摘原则,例如,荷兰《医学文摘》对许多期刊只收摘其中与药物有关的文章。

一般检索工具收录信息的完备性越好,其质量就越高。但完备性具有相对性,任何检索工具不可能达到百分之百的全面。一些检索工具对所收录范围内的出版物进行严格的评价和选择,每年有动态增删,尽可能网罗高质量文献信息而将低水平文献信息排除在外,在这种机制下出版的检索工具,一般都享有较高的声誉。

2. 报道信息的时差和更新周期的程度　可通过时差、新颖率、更新周期等指标来反映。时差是指原始文献信息发表或出版到它在检索工具中反映出来之间的时间间隔或时间滞留;报道时差小,意味着检索工具报道速度快。新颖率是指用户在检索前没有掌握的文献信息在被检索出来的文献信息中的比例;更新周期则为检索工具连续出版的频率,它也是文献信息检索性能评价的一个重要指标。在不考虑成本的情况下,检索工具数据更新频率当然是越快越好。

3. 报道文献信息的准确性和文献信息标引的深度　报道文献信息的准确性也即质量保证,包括揭示文献信息外部特征和内容特征的准确程度及检索出来的文献信息符合实际需求的程度。标引是指对文献信息主题特征进行分析并使之显性化。标引深度反映了对文献信息内容特征进行描述的细致程度,或者说分析文献信息主题内容所达到的深度。标引深度是决定检索工具质量高低的重要因素。在这方面文摘无疑比题录更受欢迎,然而题录又有详略不同,较详的题录包括作者和合作者姓名及联系作者的单位或地址。

4. 检索途径和索引体系的完善程度　优质而又完备的索引是实现检索工具的检索功能、保证查全查准文献信息的必要条件,较好的检索系统一般编有多种辅助索引,例如,美国《化学文摘》有作者索引、关键词索引、普通主题索引、化学物质索引、分子式索引及专利索引等,并且提供多种检索途径;同时设置每期索引(一周),每卷(半年)索引,5 年、10 年累积索引,以满足最近文献信息检索和回溯检索的不同要求。

5.用户舒适程度和查全率及查准率高低 这是所有检索工具是否易于使用的衡量标准。用户舒适程度包括以下几个方面:界面的外观设计是否符合美学原则;用户操作是否方便,如帮助功能是否完备、是否有相应的功能说明。检索工具的目的就是尽可能完美地服务于文献信息检索用户,简单、易用应该是检索工具永恒的特点。查全率和查准率是检索工具最为流行的两个性能评价指标,同时它们也是评价检索效果的两个重要因素。一套较好的检索工具应该收录文献信息比较齐全,查全率和查准率都相对较高。

三、信息检索的方法、途径和步骤

(一)信息检索方法

信息检索是一门实践性很强的课程,想要全面、准确和快速地检索到所需信息资源就必须掌握一定的方法。信息检索方法对检索工具具有依赖性,检索系统的优劣、检索工具的齐备与否对检索结果有很大的影响。因此,在检索过程中,要根据各种实际情况,灵活运用各种检索方法,最大限度地满足检索的要求。检索者应根据不同的检索目的和要求,选择不同的检索方法,常见的检索方法主要有以下几种。

1.常用法 常用法是信息检索中经常使用的一种方法,就是利用各种检索工具查找信息资源的方法,又称为工具法或直接法。在有成套检索工具可供利用的情况下(目录、索引或文摘),适于采用此法。它可以迅速、准确、全面地检出所需信息资源,实际查找时又可分为顺查法、倒查法、抽查法3种。

(1)顺查法 此法是以经过分析,判定检索课题的起始年代为检索起点,按时间顺序,由远到近,逐年、逐期地查找,一直到最近为止。此种方法的优点是所得信息比较系统、全面、可靠,较少漏检,查全率、查准率较高,能全面系统地了解所检索课题的过去和现状,从而看它的发展趋势和演变过程;其缺点是费时、费力、工作量大。此方法主要适合于研究主题较为复杂、研究范围较大、研究时间较长的科研课题的信息检索,可以系统了解某一课题的发展情况。为此,对所查课题涉及的历史背景要有所了解,熟悉有关的参考资料,然后选择适当的检索工具,从开始的年代向后逐年查阅。

(2)倒查法 此法与顺查法相反,是由近期向远期回溯,也就是逆时间顺序逐年逐月向前查找文献的方法,直至满足要求或信息资源衰竭为止,目的是获取近期发表的最新文献信息,这是信息检索中最常使用的方法。大多数检索者都是在实际工作中遇到问题需要解决而进行检索的,如科研人员需要了解科研课题的发展现状,查找某个科研项目的最新动态、最新技术和数据,都需要把检索的重点放在近期的文献资料上,此种方法可以节省大量的时间和精力,检索效率高。符合新兴学科的发展规律或有新内容的老课题,省时高效,短时间内可获一些最新资料。不足之处是没有顺查法全面、系统,有可能漏检。如硼中子俘获治疗脑肿瘤,搜索本课题10年内的信息资料甚少,查综述就可知道本治疗在1936年由美国首先提出,但为什么几十年来对其适应证、疗效及优缺点报道甚少?这主要是因为此治疗涉及学科范围广,更重要的是它要求有医用核反应堆的条件才能开展,过去几十年医用核反应堆并无广泛建立,因此,限制了本治疗方法的进展,假如只查近5年或近10年的信息资料,本题就会漏检。所以用倒查法查找信息资料时要对被检课题有一定的了解,不然会对查找到的信息资源造成漏检。

（3）抽查法　此法是针对学科发展特点,抓住该学科兴旺发达,文献发表集中的特点对高峰期发表的文献逐段进行检索的方法。由于高峰期发表的文献数量远远大于其他时期,因此,可以用较少的时间查到较多的文献资料,检索效率高,检索效果好,能够花费较少的时间查得较多有效文献。但前提是必须熟悉检索对象的学科发展特点,对发展的课题情况做到心中有数,否则漏检严重。

2.追溯法　追溯法是一种原始的获取文献信息资源的方法。它是利用已有文献结尾所附参考文献目录或引文文献目录为线索,进行追溯查找,查到有关原始文献后,再以这些文献后面所附参考文献或引文文献目录为线索继续追溯查找原文,如此逐渐扩大检索范围,获得一批相关文献信息资源。此法适用于没有检索工具或检索工具不能满足需要的情况下采用的。因原文著者引用的参考文献有限,而且也不能全部列出,有的引用文献与原著主题关系不大,时效性差,查全率、查准率都比较低,漏检、误检的可能性较大,但是作为一种特殊情况下采用的补救方法还是有价值的,它可以弥补检索工具不齐全的缺陷。另外,有一种在追溯法基础上发展起来的新式检索工具,如美国科学情报所出版的《科学引文索引》。这是一种从作者途径去查找引用该作者论文的有关文献的索引。索引按被引用论文的作者姓名排列。因此,可用一篇发表较早的论文为基础,查到引用这篇论文的最新文献和与之相关的一系列文献,美国《科学引文索引》正是利用了追溯法的优点,从而提高了文献检索效率。利用追溯法查到一批文献,再利用这些文献后的参考文献线索连续追溯,愈查愈多,如滚雪球,越滚越大,故又称为"滚雪球"法。

3.分段法　此法是将常用法和追溯法交替使用的方法,又称为循环法或交替法,也有人称之为综合法。一般是先利用检索工具查到一批原始文献,再利用原始文献所附参考文献目录,用追溯法继续查找,扩大检索范围,取得相关文献,达到检索目的;或先用追溯法查到一批相关文献,再用检索工具,利用相关文献的有关线索,分别从分类、主题、著者等途径扩大检索范围,这样循环交替,直至完成检索目的。此种方法灵活多样,检索率高,文献信息获取量大,能满足较为复杂的检索要求,节省检索时间。

在实际课题的检索中需要选用哪一种检索方法,要根据具体情况而定。一是根据课题研究的需要,二是视所能利用的检索工具和检索手段。在检索工具书刊比较丰富的条件下,可以利用常用法;在获得针对性很强文献信息的条件下即可利用追溯法获得相关性较强的文献信息;获悉研究课题出版文献信息较多的年代即可利用抽查法。总之,只有视条件的可能和课题的需要选用相应的检索方法,才能迅速地获得相关的文献信息资料,完成课题检索的任务。文献信息检索总是根据文献信息的某种特征,从各个不同的角度进行的。根据文献信息的不同特征,就可以按照不同的途径使用上述方法进行检索,必定会提高检索效率,达到事半功倍的效果。

（二）信息检索途径

信息检索途径就是检索工具的实施渠道,检索文献信息就是根据一些给定的特征标识从文献集合体中选取文献信息。检索途径和文献信息的特征密切相关。信息检索就是从文献信息的外部特征、内容特征等途径入手,将文献信息线索从检索工具中全面、快速地查找出来,从而满足检索者的检索需求的过程。文献信息检索途径主要分为两类,一类为从文献的外部特征进行文献检索的途径,包括题名、著者、序号等;一

考点:
信息检索的途径主要有哪些?

类为从文献的内容特征进行文献检索的途径,主要包括分类、主题、代码、关键词等。

1. 题名途径　题名途径是以书名、刊名或文章的篇名等题目的名称进行检索文献信息,是查找文献信息最方便的途径。它们一般是把文献信息名称按照字顺排列形成一个检索索引系统,以方便大家使用,这类常用的检索工具书有各种书名、刊名目录、各种篇名索引等。

在索引体系编排中,中文的书名、刊名、篇名索引系统一般以下列几种方法进行编排:按拼音字母顺序排列,按笔画多少顺序排列,按部首顺序排列,按四角号码顺序排列。西文的书名、刊名、篇名的索引系统中一般按照字母顺序排列。

中国人习惯于按照题名途径检索书刊,因此,从题名途径检索文献信息,符合中国人的思维习惯,书名目录至今仍在我国图书馆目录体系中占据十分重要的地位。在已知书名的情况下检索文献信息十分方便、准确,比较容易掌握。但由于书名途径能将相同主题内容的文献信息集中起来,而且书名检索时必须准确无误,有时同一题名会有不同的结果。如用题名途径检索"马克思、马尾松",至少会得到两个结果:一是人名、导师;二是植物名称、树种。因此,用书名途径检索文献信息也存在一定的缺陷。

2. 著者途径　著者途径是根据已知著者、编者、译者、学术团体、机构名称、合同户、专利人等名称来查找文献信息的途径。使用的检索系统有"著者目录""著者索引""学术团体索引""机构名称索引"等。用著者途径检索的优点是由于从事科学技术研究的科技人员多有所专长,他们研究的文献信息一般有连贯性和系统性,所以通过著者索引可检索到某著者对某一专题研究的主要文献信息;缺点是必须预先知道著者姓名,必须配合主题途径或分类途径使用,才能取得较好的检索效果。

著者索引系统一般按照著者名称字顺笔画排序,中文著者途径的编排方式主要有:按拼音字母顺序排列,按笔画多少顺序排列,按笔形顺序排列,按部首顺序排列,按四角号码顺序排列。西文著者目录、著者索引一般按照字母顺序排列,一律姓在前、用全称,名在后、用缩写。在国外几乎每种检索工具都附有著者索引,便于从已知学科带头人的姓名,利用著者索引定期跟踪查找该著者或团体著者的文献信息,了解并掌握某学科领域,某科研项目的学科带头人的发展现状和最新研究进展情况。另外不同国别都有译者对照表,如《英俄文音译对照表》《英日文音译对照表》等。国外著者还要注意姓的前缀、族姓、辈分和复姓的表达方法。

3. 文献信息序号途径　文献信息序号途径是利用文献信息的各种编号或序号为标识,按照号码的大小顺序编排,以此作为文献信息的检索途径。文献序号对于识别一定的文献,具有明确、简短、唯一性特点,如报告号、国际标准书号、文摘号、专利号以及登记号等。它们根据各种序号编制成了不同的序号索引,使用的检索系统一般有"报告号索引""标准号索引""专利号索引""登记号索引"等,在已知序号的前提下,利用序号途径能查到所需文献,满足特性检索的需要。利用序号途径,需对序号的编码规则和排检方法有一定的了解;往往可以从序号判断文献的种类、出版的年份等,有助于文献检索的进行。序号途径一般作为一种辅助检索途径进行使用。

4. 分类途径　按照文献信息内容的类目归属进行检索的途径,即按照文献信息内容从属哪一门类,在学科分类体系中的具体位置进行文献信息检索的途径。其检索标识是由分类法事先给定的分类号,分类号一般由符号和数字组成。这一途径是以知识体系为中心分类排检的,因此,比较能体现学科系统性,反映学科与事物的隶属、派生与平行的关系,便于我们从学科所属范围来查找文献资料,并且可以起到"触类旁通"的作用。

分类检索途径在我国具有悠久的历史。许多目录大多以分类方法编排,也称为体系分类途径。体系分类索引是指利用科技文献信息的体系分类法所建成的索引系统。利用这一途径检索文献信息,首先要明确课题的学科属性、分类等级,获得相应的分类号,然后逐类查找。按分类途径检索文献信息便于从学科体系的角度获得较系统的文献信息线索,即具有族性检索功能。它要求检索者对所用的分类体系有一定的了解;熟悉分类语言的特点;熟悉学科分类的方法,注意多学科课题的分类特征。

5. 主题途径　　主题途径是从文献信息资料中抽出代表内容实质的主题词,从主题角度进行查找文献信息资料的途径。检索标识是代表文献实质内容的标题词、关键词、单元词或叙词等。由于主题法能集中反映一个主题的各方面文献资料,因而便于读者对某一问题、某一事物和对象做全面系统的专题性研究。我们通过主题目录或索引,即可查到同一主题的各方面文献资料。

主题途径在我国的使用没有像分类途径那样普及。主题目录和主题索引就是将文献按表征其内容特征的主题词组织起来的索引系统。利用主题途径检索时,只要根据所选用主题词的字顺(字母顺序、音序或笔画顺序等)找到所查主题词,就可查得相关文献。主题途径具有直观、专指、方便等特点,不必像使用分类途径那样,先考虑课题所属学科范围、确定分类号等。主题途径表征概念较为准确、灵活,不论主题多么专深都能直接表达和查找,并能满足多主题课题和交叉边缘学科检索的需要,具有特性检索的功能。

6. 代码途径　　利用根据不同学科性质、特点的需要而编制的辅助索引系统,如化学分子式、生物学的属类索引,植物、药物名索引,以及地名索引等代码作为检索标识进行检索的途径。利用代码检索途径可以弥补其他检索途径的不足,使用时应借助代码词典等工具书,明确有关序号和代码的确切含义和使用规则。

文献信息检索主要根据文献的外部特征和内容特征的描述,同时根据课题的实际需要和要求,灵活选用相应的检索途径,才能获得相关的文献信息资料。

(三)信息检索步骤

通常情况下,检索者检索的目的和检索的习惯不同,其检索方法、检索途径也会有所差异,但检索的基本步骤却是相同的。正确的检索步骤是取得最佳检索效果的保证,制定科学的检索策略,优化检索方案,可取得最佳的检索效果。利用检索工具进行文献信息检索,一般可采用以下几个步骤进行。

1. 分析研究课题,明确检索要求　　在检索文献信息前,必须对检索对象进行详细的分析研究,弄清其学科类属和确切主题,只有经过周密的分析研究,才能制定出正确的检索策略,保证检索质量,避免走许多弯路,浪费大量时间。分析研究课题必须明确这样几个方面。

(1)确定检索目的　　要解决什么具体问题。明确文献信息检索目的究竟是获得教学参考资料还是开阔眼界,或是一般浏览,这是制定检索策略的前提。

(2)确定学科范围或论述的主题　　明确检索对象涉及的学科领域和专业范围,以此可以确定大致的检索范围和具体的检索工具。

(3)确定检索资料的类型　　根据检索目的,确定检索对象是图书或是期刊、电子

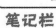

文档,是全文或是文摘,是事实或是数据,是药名或是化学分子式等。

(4)确定时间范围　根据检索对象的学科发展特点,确认学科发展的高峰、低谷阶段,并以此选定检索的时间范围。

(5)判定检索对象的要求　检索内容是否有新、准、全等要求,若要了解检索对象现状及发展动态,则要求"新";若要检索某个具体问题,则要求"准"。若要求撰写综述、述评或要编教材、专著,则要求"全"。除此之外,还要有语种范围。

例如,氯氮平治疗精神分裂症的并发症预测。

从课题分析说明氯氮平有严重的并发症,从学科分析属精神科专业范围,从课题分析严重并发症能否预测,从治疗角度看氯氮平属药物学范畴。

根据上述可限定学科范围是精神科和药物学,从而选择检索工具:美国《医学索引》、荷兰《医学文摘》中与精神科和药物学的相关分册。因了解治疗并发症的发生发展过程可用顺查法。根据题意进行检索词的选择和组配。

①精神分裂症;②氯氮平;③并发症;④预测。

词的组配方式如下:

①+②……………………得到氯氮平治疗精神分裂症方面的文献;①+②+③………………可获得并发症为粒细胞缺乏症(用作并发症的检索词);粒细胞缺乏症+④………………即为所需文献检索年限可根据用户要求进行选择。

2. 选择检索工具,确定检索方法　选择检索工具,并确定它们的主次顺序。各种检索工具或检索系统都是为一定的目的而编制或建立的,目标文献信息的类型不同,选择的检索工具就不尽相同。检索工具种类繁多,各具特色,只有选择恰当的检索工具,才能达到"全面、快速、准确"的检索目的,在选择检索工具时必须注意以下几点。

(1)根据检索目的选择检索工具　如欲查有关名词术语,一般采用工具书即可解决,如需查找专利方面的文摘资料,则需要使用比较专业的检索工具,如《中国专利文摘》等。

(2)根据专业特点选择检索工具　医学文献信息检索所需的文献信息资料一般从医学专业检索工具中查找。如《中文科技资料目录(医药卫生)》《中国医学文摘》、美国《医学索引》(Index Medicus)和荷兰《医学文摘》(Excerpta Medica)等。

(3)根据实际情况选择检索工具　可以从本单位或就近图书馆的实际情况出发选择检索工具,便于获取原始文献信息。以在本地为例,各高等医学专科院校,各大医院都藏有大量医学专业资料,本市图书馆也有入藏,可就近解决。

除此之外,在选定的多种检索工具中,应分清主次前后顺序,以一两种权威性检索工具书为主,其余为辅。对于综合性、专门性、专科性检索工具,应按"先专门、后综合"的顺序检索,对于中、外文检索工具,一般以先中文后外文为序(除非目标文献有特殊要求)。

3. 选择检索途径,确定检索策略表达式　确定检索途径,选择检索标识。检索工具确定后,应进一步确定从什么途径入手检索文献信息,也就是检索文献信息时所依据的某种特征,可按照文献信息的外部特征和内部特征进行检索。外部特征,如文献信息的题名、著者姓名、文献序号等;内部特征,如学科分类、主题内容、结构符号等。各种检索途径各具特点,各有优势,也各有缺陷,在实际应用中应该灵活采用不同的检索途径,尽可能将所需文献信息查全、查准。

4.选择检索方法　选择检索方法,不同的检索方法各有其长处与不足,应根据具体的检索要求和检索条件决定如何采用,这将直接影响检索效果。在工具书齐全的情况下,应选择常用法;在工具书不齐全的情况下,宜用分段法;在没有工具书的情况下,则应选择追溯法。如果检索的课题要求比较高,或者对查全率要求较高,此时可考虑顺查法,检索时间跨度可长些;当需要了解检索对象发展的高峰期、新理论、方法和数据时,应当采用倒查法。如果检索的内容既要求全面,又要求准确,此时宜用分段法;当对本专业的发展及演变历史十分了解时,知道何时是该专业的发展高峰期或起始时间,可以采用抽查法。

5.查找文献信息的线索,不断修正检索策略表达式　在正式查找文献信息之前,经常需要进行一下实验性查找,以验证检索策略的正确与否,必要时则应对检索策略加以修改。若检索策略正确,应进入使用检索工具书检索文献信息阶段了。通过采用适当的检索工具和方法,可以查到有关文献信息的线索,在查找文献信息的过程中,勿忘充分利用目标文献信息的其他特征去使用辅助索引和累积索引,同时还应查阅一下最新出版的专业核心期刊,以作为正式检索的补充,以免遗漏检索工具书未及收录的最新文献信息。对符合要求的文献信息,进行仔细的选择,逐项记录文献信息的名称、著者姓名、著者单位、期刊名称、出版单位、出版时间、卷、期及页等,以便根据其线索获取原始文献。

6.获取原始文献信息　获取原始文献信息是文献信息检索的最终目的,也是整个检索过程的最后一步。首先,对检索结果做进一步筛选,淘汰那些伪目标文献,圈定最有参考价值的文献,优先索取原文。其中原文献的文种也是决定其去留的重要标准之一。筛选主要通过参考文摘的内容进行,对于仅从题目上不好确认,有没有文摘可供参考的文献信息不要轻率淘汰,整理时可暂列后面以备用。其次,有的检索工具使用缩略语以减少篇幅,此时还须根据缩略语词典或检索工具所附的文献来源索引,查出缩略语全称,以便准确地获取原始文献。最后,根据查到的文献信息线索利用图书馆的馆藏目录查找原始文献,除本馆馆藏外,还可以通过地区或全国馆藏联合目录进行馆际互借,或者向原文著者索取原文信息。

文献信息检索后所获得的文献信息与检索要求不符、失误的原因,除原文文献标引有错误外,往往没有看重检索策略的制定,因为逻辑提问、概念组配不宜,也影响文献信息的查全率和查准率及对文献信息的判断,因此,应重视检索策略的制定。

四、信息检索效果评价

文献信息检索一般要求做到比较全面、准确、快速、节省的效果。然而实际上文献信息检索是一种不确定的检索,检索者检出的文献信息,有的符合需要,有的不符合需要,甚至还有些需要的文献信息没有被检索出来。这里所谓文献信息检索效果评价,实际上就是对文献存贮与检索两方面的评价,既是对文献信息检索工具和文献信息数据库编辑质量的评价,又是对文献信息检索检出效率的评价。目前情报界为了测定文献信息检出的程度,专门制定了文献信息检索的尺度——文献信息检索效率,它们通常用查全率、查准率、漏检率和误检率4个技术指标对文献信息检索效率进行定量评价。这些指标是20世纪50年代中期佩里和肖特两人首先提出的,现在已经成为评估文献信息检索效率最常用和最重要的指标。

1. 查全率　查全率是衡量某一检索系统从文献信息集合中检出相关文献信息成功度的一项指标，即检出的相关文献信息与文献信息库中全部相关文献信息的比率，普遍表示为：查全率=（检索出的相关信息量/信息库中相关的信息总量）×100%。

2. 查准率　查准率是评价情报系统拒绝不相关文献信息的能力，即通过检索系统查出的与某一需要相关的文献信息数，与检出的文献信息总量的比率，普遍表示为：查准率=（检索出的相关信息量/检索出的信息总量）×100%。

3. 漏检率　漏检率是衡量情报检索系统的一种定量特征。指未检出的相关文献信息量与文献信息库中该种相关文献信息总量比率，普遍表示为：漏检率=（未检索出的相关信息量/信息库中相关的信息总量）×100%。

4. 误检率　又称为检索噪音，是衡量情报检索效果的一种定量特征。指检索出的不切题的文献信息数量与检出的所有文献信息的比率，普遍表示为：误检率=（检索出的不切题的信息量/检索出的信息总量）×100%。

在文献信息检索过程中，通过以上4种技术指标，就可以评价出文献信息的检索效果。据有关调查研究显示，在同一个检索系统中，查全率提高，查准率就会降低；而查准率提高，查全率也会降低。一般认为漏检是影响检索质量的主要因素，误检是影响检索效率的主要因素。文献信息检索要求尽量克服漏检提高查全率，避免误检提高查准率。任何一种检索系统要求其查全率和查准率都达到100%是不可能的，只能在允许的条件下按照检索者的要求在一定范围内选择最佳检索方案，提高检索的质量和效率。一般来说，查全率达到60%～70%，查准率达到40%～50%是较好的检索效果。

第四节　信息素养

一、信息素养的概念

信息社会发展到今天，信息素养对于每个人来说已经至关重要，甚至在有时候成为我们是否能在社会上有自己立足之地的关键因素。信息素养一词最早是在1974年由美国信息产业协会主席保罗·车可斯基（Paul Zurkowski）在给美国政府的报告中提出的。他认为"信息素养就是利用大量的信息工具及主要信息源使问题得到解答的技术和技能"。之后随着时代的发展，不断有人对信息素养的概念和内涵进行更深入的研究和扩展。1989年美国图书馆协会和美国教育传播与技术协会在其年度报告中对信息素养的含义进行了重新概括："要成为一个有信息素养的人，就必须能够确定何时需要信息并且能够有效地查寻、评价和使用所需要的信息。"1992年Doyle在《信息素养全美论坛的终结报告》中将信息素养定义为：一个具有信息素养的人，他能够认识到精确的和完整的信息是做出合理决策的基础，确定对信息的需求，形成基于信息需求的问题，确定潜在的信息源，制定成功的检索方案，从包括基于计算机和其他信息源获取信息、评价信息、组织信息于实际的应用，将新信息与原有的知识体系进行融合以及在批判性思考和问题解决的过程中使用信息。

社会发展的今天，人们对信息素养最广泛的解释为：是人们在利用信息过程中所表现出来的一种复合品质,这种品质不但包括收集、整理、选择、加工、评价、处理信息等技能,而且包括运用信息技术进行学习、合作、交流和解决问题并进行创新性思维的一系列综合信息能力的总和。信息素养一般包括信息意识、信息知识、信息能力、信息道德等方面。

(一)信息意识

信息意识是信息素养的前提,是指人们对信息的一种敏感程度,是对自然世界和人类社会各种现象、行为的一种理解力和感受力的综合反应。简单地讲就是面对不懂的东西,能积极主动地去寻找答案,并知道到哪里,用什么方法去寻求答案,具体表现为对信息的收集、鉴别、选择、综合分析和消化吸收能力。它决定了人们对信息反应的程度,并影响人们对信息的需求,信息意识的强弱决定了人们利用信息的自觉程度。信息意识强的人,对信息的敏感程度高,善于捕捉身边的各类信息;反之,信息意识弱的人,对信息的反应就相对迟钝。因此,一个医学生只有具备良好的信息意识,才能养成捕捉、分析、判断信息的习惯,从而不断提高医学信息敏感性和洞察性的能力。同时信息意识又分为相互联系的两种意识:一是对信息的获取和收集意识,即大学生在生活、学习及社会实践中像对待阳光、空气和水一样对于信息强烈的需求感。这种意识主要是在收集和利用信息的实践活动中逐步树立和形成的。二是信息的更新意识,由于信息技术、信息产业的迅猛发展和信息量的急剧增长加快了知识的更新,大学生只有具备信息的更新意识,才能成为适应信息时代要求的科技人才。目前,我国高校大学生的公平和公正意识、参与意识、竞争意识、市场意识等普遍受到重视,而信息就是资源、信息就是效益、信息就是生存权等方面的信息价值观还相当淡薄,这是我国高校在实施素质教育过程中应高度关注的一种社会现象。

(二)信息知识

信息知识是信息素养的基础,是指加工、处理信息过程所需要的知识总和,它是一种深层次的信息。人们对信息的理解和感受都要通过转换为专门的知识后才能被人们真正利用,从而才能更好更正确地指导人们的活动。信息知识是信息工作长期经验的总结,有一定系统性和逻辑性。信息知识是信息科学技术的理论基础,又是学习信息技术的基本要求,而医学信息知识包含了医学信息源(医学学科网站、医学文献数据库、网络医学资源、互联网上的各种医学信息等)的了解,对现代医疗技术知识(如医院信息系统、电子病历、现代医疗技术信息等)的掌握等方面的知识。

(三)信息能力

信息能力指理解、获取、利用信息能力及利用信息技术的能力。理解信息即对信息进行分析、评价和决策。具体来说就是分析信息内容和信息来源,鉴别信息质量和评价信息价值,决策信息取舍及分析信息成本的能力。获取信息就是通过各种途径和方法搜集、查找、提取、记录和存储信息的能力。利用信息即有目的地将信息用于解决实际问题或用于学习和科学研究之中,通过已知信息挖掘信息的潜在价值和意义并综合运用,以创造新知识的能力。利用信息技术即利用计算机网络及多媒体等工具收集信息、处理信息、传递信息、发布信息和表达信息的能力。信息技术是信息能力的关键,信息能力是信息素养的重要体现。只有熟练掌握了常用的信息技术,才能够有利于我们更好地利用信息,提高我们的综合竞争力。大学生在信息能力的培养过程中应

考点:
信息能力主要包括哪几个方面?

注意,新信息技术的出现已拓展了可利用信息资源的界限,信息的主要载体也发生了深刻的变化,图书馆虽仍是重要的信息源,但已不再是唯一的信息源。评价和加工信息的能力是对数量庞大且相互混杂的信息去粗取精、去伪存真、由表及里,逐步进行识别、判断、选择和组织的能力。应当指出,大学生这种能力的形成和提高是在寻找和利用信息的实践中逐步培养起来的,不可能通过某门课程或短期培训一蹴而就。同时要把握信息的充分性和准确性,一定要注意增加批判性思维能力的锻炼和提高。利用信息的能力即将获取和经过评价、加工的信息应用于实践,使信息价值得到实现的能力,获取、评价、加工信息的目的在于利用,通过利用获得成效,信息的价值才能得到实现。总的来说信息能力主要包含以下几个方面。

1. 收集信息的能力　所谓收集信息的能力,是指对于给定的目标,能选择适当的手段,自主地、不遗漏地收集信息的能力。

收集信息对于我们认识问题、理解问题、明确问题是十分重要的。认识问题、理解问题、明确问题是解决问题的条件和前提。

收集信息应有明确的目标。收集信息应基于给定的目标,选择一定的信息源,以实现信息的有效收集。对于收集到的信息,应进行有效的评价,不仅要评价收集到的信息,还应评价收集信息的方法、效果,然后基于评价的结果去完善信息收集。评价是实现有效收集信息的重要步骤。

2. 判断信息的能力　所谓判断信息的能力,是指从众多的信息中,选择必要的信息,判断其内容,并从中引出适当信息的能力。

随着信息技术的广泛应用,信息的发布、修改、传递变得越来越容易,这使得在传递的信息中,特别是在因特网这样的虚拟世界上,有许多片面的、不实的、无用的甚至是虚假的信息。在这种情况下,必须对收集到的信息进行批判性的思考。对信息的判断、识别是非常重要的。

3. 表现信息的能力　所谓表现信息的能力,是指以一定的表现方法,采取一定的形式,对信息进行整理、表现的能力。

随着信息社会的发展,人们不仅要接受信息,而且还要以一定的形式发表自己的观点、意见和看法,这就需要表现信息。表现信息应根据表现信息的目的、特点,选择不同的表现方法和表现形式。只有这样,才能实现有效地表现信息。

4. 处理信息的能力　所谓处理信息的能力,是指对于收集到的信息,能通过适当地处理,读取其中隐含的、有意义的信息的能力。

在我们阅读的大量信息中,有许多有意义的内容并不是显性的,不是很容易发现的。对于这些有意义的内容,只有通过对信息进行适当的处理后,才能从中读取到这些更为重要、更加深层次的内容。对信息的处理能力,在我们对信息进行理解和分析时,是十分重要的。

5. 创造信息的能力　所谓创造信息的能力,是指基于自己的认识、思考、意见,去创造信息的能力。

信息社会是一种创新型的社会,创造信息对信息社会的发展具有重要的意义。作为创造信息的实例,例如,发表一篇论文、发表一篇演讲、撰写一份报告,又如,发表一篇小说、拍摄一部电影等,这些都是基于自己的一些认识、思考所创造的新信息。

6. 发布与传递信息的能力　所谓发布与传递信息的能力,是指能基于信息接受者——受众的立场,在信息处理的基础上,对信息进行发布与传递的能力。

信息社会的发展为人们提供了丰富的发布信息、传递信息的手段。例如,利用电视播放系统,特别是利用互联网,人们可以十分便利地发布、传递信息。发布、传递信息时,应根据受众的情况、特点,选择发布、传递信息的手段和形式。

在发布信息时,应对信息进行适当地处理,负责任地予以发布。信息能力由以上6个方面所组成。信息能力的这6个方面相互具有一定的独立性,其中的任何一个方面都不能被另一个方面所代替,也不能包含另一个方面。信息能力是这6个方面的综合体现,对于一个现实问题,不能仅靠其中一两个方面起作用,而是要依靠这6个方面的综合应用来实现问题解决。

随着社会的快速发展,信息能力逐步成为衡量一个人才的重要标志之一,同时信息能力对于促进复合型人才的培养中发挥着越来越重要的作用。

(1)信息能力是开拓与创造的基础 科学技术的迅速发展,涌现出大量的科技信息,要开拓新的研究课题,仅靠自己的学识是难以办到的,还要依靠他人的经验,借鉴他人的成果,使之成为新的研究方向的依据。这就需要研究人员自己去获取有用的信息,这时信息能力就成为科学研究有力的助手。

(2)信息能力对人的成才具有帮助作用 信息能力就是综合的能力,是创新的基础,人们获得了信息能力,进而就可获得创造能力,促进人的智力水平的提高。

(3)信息是区分现代人才与传统人才的关键 传统教育培养的人才以知识型为主,他们所接受的狭窄的专业知识,逐渐被新的知识所替代。信息时代新知识不断涌现,能够适应这种发展潮流的人被称为现代人才,也称之为"信息人"。只有具备了一定水平的信息能力,才能在信息的浪潮中游刃有余。

(四)信息道德

1. 信息道德的概念 信息道德也可以称为信息伦理,是指在信息的采集、加工、存贮、传播和利用等信息活动各个环节中,用来规范其间产生的各种社会关系的道德意识、道德规范和道德行为的总和。它通过社会舆论、传统习俗等,使人们形成一定的信念、价值观和习惯,从而使人们自觉地通过自己的判断规范自己的信息行为。对大学生而言是指通过学校教育使之遵循一定的信息伦理和道德准则规范自身的信息行为活动。它既包括正确处理人与自然、人与社会、人与人之间的关系,也包括个人的理想、情感、意志等方面的问题。信息伦理不是由国家强行制定和强行执行的,是在信息活动中以善恶为标准,依靠人们的内心信念和特殊社会手段维系的。

考点:
信息道德结构的2个方面和3个层次分别表现在哪方面?

2. 信息道德结构 信息道德的结构可概括为2个方面,3个层次。

(1)所谓2个方面,即主观方面和客观方面 第一,前者指人类个体在信息活动中以心理活动形式表现出来的道德观念、情感、行为和品质,如对信息劳动的价值认同,对非法窃取他人信息成果的鄙视等,即个人信息道德。第二,后者指社会信息活动中人与人之间的关系以及反映这种关系的行为准则与规范,如扬善抑恶、权利义务、契约精神等,即社会信息道德。

(2)所谓3个层次,即信息道德意识、信息道德关系、信息道德活动 第一,信息道德意识是信息道德的第一个层次。包括与信息相关的道德观念、道德情感、道德意志、道德信念、道德理想等。它是信息道德行为的深层心理动因。信息道德意识集中地体现在信息道德原则、规范和范畴之中。第二,信息道德关系是信息道德的第二个

笔记栏

层次。包括个人与个人的关系、个人与组织的关系、组织与组织的关系。这种关系是建立在一定的权利和义务的基础上,并以一定信息道德规范形式表现出来的。如联机网络条件下的资源共享,网络成员既有共享网上资源的权利(尽管有级次之分),也要承担相应的义务,遵循网络的管理规则。成员之间的关系是通过大家共同认同的信息道德规范和准则维系的。信息道德关系是一种特殊的社会关系,是被经济关系和其他社会关系所决定、所派生出的人与人之间的信息关系。第三,信息道德活动是信息道德的第三层次。包括信息道德行为、信息道德评价、信息道德教育和信息道德修养等。这是信息道德的一个十分活跃的层次。信息道德行为即人们在信息交流中所采取的有意识的、经过选择的行动。根据一定的信息道德规范对人们的信息行为进行善恶判断即为信息道德评价。按一定的信息道德理想对人的品质和性格进行陶冶就是信息道德教育。信息道德修养则是人们对自己的信息意识和信息行为的自我解剖、自我改造。信息道德活动主要体现在信息道德实践中。

作为意识现象的信息道德,它是主观的东西;作为关系现象的信息道德,它是客观的东西;作为活动现象的信息道德,则是主观见之于客观的东西。信息道德是主观方面即个人信息道德与客观方面,即社会信息道德的有机统一。

3. 网络信息道德的特点

(1)所处环境的特殊性,即处在一种虚拟的现实中　这种虚拟的现实是通过计算机、远程通信技术等构成的网络空间所实现的。在这个虚拟的空间里,存在着虚拟的一切:不仅有虚拟人、虚拟共同体、虚拟共社会,而且还有虚拟文化。虚拟的环境产生了虚拟的情感,进而有虚拟的伦理道德。当然,这种虚拟的东西并非虚无,只是另外一种存在方式罢了;虚拟的规范也不是凭空设想,而是实实在在的约束。这种"二元性"的特殊环境和行为决定了由此所引发的伦理问题必然具有同传统伦理学不同的特征。

(2)交往的方式特殊,即交往具有"虚拟性"和"数字化"两方面的特点　网络社会中人与人之间的交往以符号为媒介,使得在现实中的直接接触减少,简化为人机交流与人网交流。此时人的存在以虚拟的"网络人"的面目出现。这种"匿名性"使得人们之间的交往范围无限扩大,交往风险大大增高,交往更具有随机性,进而交往中的伦理道德冲突也更加明显。同以前相比,网络交往方式所受到的道德和法律的约束更少一些。传统伦理学遇到了前所未有的困难,它无法直接判定网络交往方式是否合乎传统的道德规范,例如,它无法判定网络攻击的正当性。这表明传统伦理学并不十分符合现代网络社会的交往实际。因而,建立一门适合现代网络化生存的伦理学不仅十分必要,而且非常迫切。

考点:
网络信息道德的基本原则是什么?

(3)交往所遵循的道德规范有待解决　网络的匿名性导致了随意性,尤其是对知识产权、版权、隐私权等权利的侵犯。未获授权之前就发布、登载信息资源,随意下载别人的作品等,无疑违背了法律和道义的精神。在互联网缺乏监督手段的情况下,人们只有依靠法律和伦理的宣传,依靠个人内心的道德法则来制约这种现象的发生。尽管如此,这些手段收效甚微。很显然,进行网络道德规范的建设比限制互联网技术的应用更具有积极意义。

在网络虚拟社会中的虚拟交往行为必将对古老的伦理学产生新的冲击。不解决这个问题就会产生巨大的道德反差,引发许多道德问题和社会问题。只有正视这些问题,才能真正理解网络行为的道德意义。

4.网络道德的基本原则

（1）资源共享原则　网络上的资源共享源于信息共享,包括软件、程序源代码等。凡是使用过网络搜索引擎的人都知道,搜索的过程,就是资源共享的过程,搜索结果就是大量免费的资源。而在一般的网络浏览过程中,资源共享也体现得淋漓尽致。只要上网,就可以得到大量的资源,这也许是网络社会中最大的特点。从另一个角度看,资源共享遵循的是"免费原则"。当然,这种免费具有约定性,它使用的是网络提供的默认值。网络社会中的免费搜索、免费服务、免费信息等所体现的原则,不同于商品社会中的资源配置原则。后者体现的是利益最优原则,而前者是以信息的最大化为出发点。

（2）一致同意性原则　一致同意原则强调网络行为应遵循一般的道义性,它必须是诚实的、公正的和真实的。网络交往的双方都被理想化为具有上述优点的人,因而值得信赖。一致同意性被当作网络行为的前提而存在于网络人的意识当中。虽然这种认识不具有客观性,但是并不妨碍它成为网络伦理学的原则,这也是网络伦理学在当前遇到的最具争议性的原则。通过网络交往的人都希望对方所描述的是真实的,但是由于缺乏监督机制和惩戒措施,网络人会按照自己的意愿,而不是按照大家希望的规则那样行动。这就给这一原则带来了许多问题。例如,利用网络进行诈骗、侵权等。

（3）自律性原则　自律性是伦理学的目的。在网络社会中,由于个人具有充分的自由,缺少约束,要达成一致同意,或完全享有整个资源,显然是不现实的。这就要求每个网络人都遵循自觉性,遵守一般道义原则,才能够达到自己的目的。所以,自律性原则可以看作一种最终的道德诉求而和其他原则共同构成网络伦理学的基本原则。自律性的另一个意义是,遵循最小授权原则。即只在网络中获取应当获取的资源,而不越权去访问或者试图获取那些不应该获得的资源,否则就会被取消授权。因此,自律性为网络伦理学的终极目标和终极关怀。

5.人肉搜索引发的信息道德　人肉搜索正在以其特有的运作机制和信息搜索方式,掀起一阵阵的"搜索风暴"。它"魔鬼"般无孔不入的威力,让人心为之惶惶;它"天使"般伸张正义的效果,让人举手为之欢呼。

（1）人肉搜索的概念　所谓"人肉搜索",就是以互联网络作为运作平台,借助现代信息技术及广阔的网络人脉关系,所有网民用户共同参与、群策群力,以提供信息、共享资源、解答问题为主要目的的网络社区活动。

（2）人肉搜索利弊分析　社会各界对人肉搜索褒贬不一。有人说它是惩恶扬善的武器,既能帮人们释疑解惑、寻亲找友、弘扬好人好事,又能让一些丑闻恶行无处藏匿。但也有人认为它侵犯了个人隐私,成为网络暴力的帮凶,使一些无辜的人受到牵连。

1)人肉搜索的贡献　一是方便信息查询,提高办事效率。借助人肉搜索,能够有效利用网络资源和集体智慧,人们能够更好地进行信息查询,迅速找到想要的结果。人肉搜索本身具有的公益性、互助性、分享性等特点,充分发挥了人在网络世界中的能动作用。例如,在汶川地震中,网友发动"人肉搜索"帮助灾区群众找到失散的亲人,更是体现出了"人肉搜索"的积极作用。二是方便舆论监督,净化社会风气。随着科技的发展,互联网的普及,使人类进入自由表达的"民主时代"。人肉搜索可以发挥正面的舆论监督作用,揭露社会丑闻,还原事实真相,维护社会道德秩序。同时,人肉搜

考点:
　分析人肉搜索的利弊。

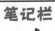
索还可以唤起大众的道德良知,并形成道德约束。此外,人肉搜索还将成为网民对公众人物、政府官员等特殊群体进行舆论监督的工具。

2) 人肉搜索的弊端与风险　一是大规模的人肉搜索容易形成网络暴力,侵犯他人的合法权利。曝光隐私、肆意辱骂、侮辱人格、妄加诽谤,甚至到当事人的现实住所进行滋扰等违法行为接踵而至。这一切已经远远超出了正义的底线,人肉搜索者正在演化为网络暴民,产生一种网络暴力。网民对某些不道德的行为在网上进行谴责时侵犯了当事人的隐私,或发表不负责任的煽动性、攻击性言论,丑化、诽谤、污辱、谩骂当事人,从而对当事人造成伤害。如此基于正义的道德声讨,其实早已在无形中背离了正义的轨道,异化为赤裸裸的网络暴力。二是人肉搜索权限过分膨胀,导致网络伦理道德失范。所谓"网络伦理道德",是指人们通过电子信息网络进行社会交往时而表现出来的道德关系。它主要探讨人与网络之间的关系,以及在网络社会(虚拟社会)中人与人之间的关系。

信息时代,在每个人都能凭借互联网成为信息的接受者和传播者而彰显出平民力量和社会正义的同时,网络技术带来的自由传播成了消灭隐私的武器,无孔不入的人肉搜索因公开个人隐私而造成的伦理漏洞现象,引发了网络道德滑坡。

(3) 网络信息道德问题形成的主要原因　一是网络自身的特点弱化了传统伦理道德的约束力。网络媒体自身具有开放性、隐蔽性、虚拟性的特征,以及相关网站把关人的错误角色定位,使得网民在网络空间中享有更大的思想和行为自由——自由地进出网络,自由地选择信息,自由地发布信息。于是道德的无政府主义在这里就找到了市场。

二是网络法律和道德建设的相对滞后使网络伦理问题的出现有了可乘之机。迄今为止,因特网上尚无全球统一的网络规范,有的只是一些地区性、行业性法规。而在我国网络管理方面的法律、伦理道德、社会制约等方面法规的研究都存在滞后现象,这就使网民在网络空间上陷入无法可依、无规范可循的茫然不知所措的状态。另一方面,现实社会中,转型时期所存在的一系列伦理道德的滑坡现象,甚至党政干部中的腐败堕落现象,使网络伦理道德问题的存在有了现实的根据。

三是网民自我宣泄和自我表现的心理要求促使了网络伦理道德问题的形成。现代社会是一个生活和工作节奏快速紧张的社会,现实社会的竞争和压力,使人们产生强烈的压抑感。长期处于这样一种紧张状态和压抑状态下的人们,需要寻找一个宣泄自我、释放自我的机会和空间,而网络空间正满足了他们的需求。许多网民视自己为网络中无名的"大多数",信奉所谓的"法不责众",导致网民责任感的淡化,使得很多人肉搜索偏离了初衷,最终演变成网络群体暴力。

6. 网络道德危机的应对措施

(1) 在技术方面,加强网络技术监控和网络管理,逐步实行网络实名制、论坛管理和信息审核。

(2) 在法律方面,完善相应的政策法规体系。

(3) 在道德方面,构建网络道德原则规范。网络不仅仅是一种应用,也是一种文化传播方式。应当制定相应的网络道德规范和伦理守则,形成网络社会所特有的道德约束力。网络道德规范既可以制约人们利用网络传播、获取和利用信息的行为方式,又可以作为评判网络用户行为的道德依据,尤其在目前相关配套法律滞后的情况下,道德和伦理更能体现出其作用。

（4）在教育方面,加强网络道德教育。大力开展网络道德教育,使网络用户充分认识到网络是现代社会人们获取各种资讯的基础设施,维护网络的正常秩序符合大家的共同利益。在网络道德教育过程中要注意3个方面。

一是培养网民的网络道德自律意识,坚持遵守网络道德的基本原则,即无害原则、平等原则、兼容原则、公正原则、互惠原则、自由原则、自主原则。

二是引导网民对各种信息采取辩证的扬弃态度。虽说网络无国界、无民族、无阶级,但网民则是有国籍,有民族性,隶属于一定阶级和社会中的,因而他们的网络行为要遵从于现实生活中的相关法律和道德规范。

三是强化网民的网络整体观念和群体意识。尽管网民在网络终端始终是一个人,但他在网上的行为却是一种社会行为而不是个人行为,因此,他必须对自己在网上的言行负责。

透过大大小小的人肉搜索事件,我们能够看到由网民的集群行为凝聚而成的一种草根力量的庞大和近似恐怖的蔓延,导致网络道德失范,产生网络道德危机。不能因网络道德道德问题的出现而远离和拒绝网络文化,而应该积极探究其产生的根源,以及有效的解决办法。网络时代呼唤网络道德,网络生活需要网络道德。每位网民要爱护网络空间,有所为有所不为。规范网络伦理道德机制,应对网络伦理危机。

以上信息素养所包含的4个方面的内容共同构成了一个不可分割的有机整体。信息意识是先导,信息知识是基础,信息能力是核心,信息道德是保证。在信息意识方面,用户对信息技术要有持久的学习应用兴趣和爱好,有利用计算机和网络进行自主学习的强烈愿望和需求;在信息知识方面,用户要了解和掌握信息技术的基本知识,同时要学会利用自己的专业知识和其他学科的知识不断充实自己;在信息能力方面,用户要掌握常用信息技术设备和软件的操作技能,会利用信息源获取信息、传输信息、处理信息和应用信息的能力;在信息道德方面,用户能正确认识和理解与信息技术相关的文化、伦理和社会问题,负责任的使用信息技术。这4个方面所表现出来的品质就是信息素养的标志。

考点:
信息素养包含几个方面,它们的相互关系如何?

二、信息素养的评价

目前国内外对信息素养的评价标准各不相同,不同的国家根据本国的国情和实际情况都建立了相应的针对信息素养评价的标准和体系。

（一）国外信息素养的评价标准

美国全国图书馆协会和教育传播与技术协会在1998年制定了学生学习的九大信息素标准,这一标准是从信息素养、独立学习和社会责任3个方面进行表述的,这一标准主要有以下9条。

标准一:具有信息素质的人能够高效地获取信息。

标准二:具有信息素质的人能够熟练地、批判性地评价信息。

标准三:具有信息素质的人能够精确地、创造性地使用信息。

标准四:作为一个独立的学习者具有信息素质,并能探求与个人兴趣有关的信息。

标准五:作为一个独立的学习者具有信息素质,并能欣赏作品和其他对信息进行创造性表达的内容。

标准六:作为一个独立的学习者具有信息素质,并能力争在信息查询和知识创新中做得最好。

标准七:对学习社区和社会有积极贡献的人具有信息素质,并能认识信息对社会的重要性。

标准八:对学习社区和社会有积极贡献的人具有信息素质,并能实行与信息和信息技术相关的符合伦理道德的行为。

标准九:对学习社区和社会有积极贡献的人具有信息素质,并能积极参与活动来探求和创建信息。

其中标准一、二、三是从信息素养方面进行提出的,标准四、五、六是从独立学习方面提出的,标准七、八、九是从社会责任方面提出的。

1999 年,英国高校与国家图书馆协会以文件的形式颁布了"英国高等教育信息素质能力标准",其中包括 7 个一级指标和 17 个二级指标。2000 年,美国大学与研究图书馆协会(ACRL)为提高学生的信息素养水平和增强评价标准的操作性,制定了《美国高等教育信息素质能力标准》,内容包括 5 项标准、22 项操作说明和 87 项成果指标。2001 年,澳大利亚图书馆员协会(CAUL)在借鉴和学习美国信息素养标准基础上结合本国国情制定了《高等教育信息素养标准框架》,2004 年又与新西兰对该标准进行了修改,制定了《澳大利亚与新西兰信息素养架构:原则、标准与实践》,包含 6 个一级指标、19 个二级指标和 67 个三级指标。2008 年,美国的 ACRL 的人类学和社会学组(ANSS)发布的"人类学与社会学领域信息素质标准",涵盖了知道需要何种信息、有效并合理地使用所需信息源、能对所得到的信息进行评估并将其合并到自己的知识库中四大部分内容。

(二)国内信息素养的评价标准

国内关于信息素养的研究起步较晚,直至 20 世纪 90 年代才引入"信息素养"概念,信息素养评价标准的制定更是处于探索阶段。到目前为止,我国还没有国家统一标准的、比较权威的信息素养评价指标体系,只有学者在借鉴国外信息素养标准的基础上制定的指标体系及国家和省部委相关文件。目前我国比较有影响的信息素养标准有以下几项。1999 年,《中共中央国务院关于深化教育改革全面推进素质教育的决定》中规定"在高中阶段的学校和有条件的初中、小学普及计算机操作和信息技术教育",并制定了培养学生信息素养的 6 个标准。2000 年,我国《中小学信息技术课程指导纲要(试行)》对我国 21 世纪学生提出了 6 个方面的信息素养教育和培养目标:信息获取能力;信息分析能力;信息加工能力;信息创新能力;信息利用能力;信息意识和信息交流的能力。2005 年,在对我国 41 所高校 1 036 名学生的信息素养综合水平进行深入评价和分析的基础上,中国科学技术信息研究所建立了《高校学生信息素质综合水平评价指标体系》,该指标体系包含 3 个一级指标、15 个二级指标。2008 年,我国高校图书馆工作委员会信息素质教育工作组在借鉴《北京地区高校信息素质能力指标体系》基础上,修改提出了包含 6 个一级指标、17 个二级指标的《高校大学生信息素质指标体系(讨论稿)》,该指标体系对高校信息素养教育的实施具有较强的指导作用,还为人才的综合素质评价提供了重要依据。

2005 年,北京高校图书馆学会制定了比较完整、系统的信息素养评价标准《北京地区高校信息素质能力指标体系》,该指标体系借鉴了许多 ACRL 标准中的内容,由 7 个维度、19 项标准和 61 条具体指标组成,是目前为止国内较为详细的信息素养评价指标体系。

维度一:能了解信息及信息素质能力在现代社会中的作用、价值与力量。

维度二:能确定所需信息的性质与范围。

维度三:能有效地获取所需要的信息。

维度四:能正确地评价信息及其信息源,并把选择的信息融入自身的知识体系中,重构新的知识体系。

维度五:能有效地管理、组织与交流信息。

维度六:能有效地利用信息来完成一项具体的任务。

维度七:能了解与信息检索、利用相关的法律、伦理和社会经济问题,能够合理、合法地检索和利用信息。

(三)大学生信息素养的培养

1. 营造良好的信息素养教育的硬件环境　大学生的信息素养教育是全方位的能力培养,贯穿于教学活动的各个环节,良好的信息硬件环境是提高大学生信息素养的基础。目前教育科研网已经覆盖了我国大部分高等学校,以此为基础完善校园网络建设,为学生提供更多的接触信息资源的机会。

2. 扩大大学图书馆的服务范围,发挥大学图书馆在信息素养教育中的核心作用　加强信息素养教育,最重要的问题是队伍建设应该明确,信息素养教育不同于计算机科学与技术教育,计算机科学与技术是从科技这个层面上为信息的产生、发布、存储提供物质保证的,它本身并不是信息。因此,可以肯定,计算机科学与技术专业队伍不是大学信息素养教育的最合适的选择。情报信息是一个独立的专业,在大学里,它的专业队伍不是别的部门,而是图书馆。在信息时代,图书馆尤其是大学图书馆的地位和职能发生了重大变化。在信息素养教育理论中,大学图书馆应该从一个教辅机构甚至事务机构转变为一个专业机构、一个教学机构,大学生信息素养教育由大学图书馆来负责教育教学和考核工作,是恰如其分、适得其所的。这样图书馆就能凭借其在信息资源建设、研究及信息技术人才与服务方面的优势,在大学生信息素养教育过程中发挥核心作用。

3. 积极开展信息素养教育,营造良好的培育氛围　在我国高校教育体系中,大多数的信息素养教育的主要形式是利用图书馆开展的各项文献信息教育活动,包括新生入馆素质教育培训、信息检索课教学以及各类数据库和图书馆利用知识的培训讲座等。但是,仅仅依靠大学图书馆馆员对学生进行信息素养教育是远远达不到应有的效果的,这还需要图书馆与课堂结合起来,把图书馆员与专业教师结合起来,把学校与社会结合起来,从而形成一个全方位、多层次的信息素养培育氛围。培育大学生的信息素养应该是图书馆员、教师、辅导员、媒体专家共同的责任,信息素养教育应当与学科课程教学相结合,大学生信息素养能力的培养不能游离于学科课程教学之外,而应该是交织在其内容、体系结构与顺序安排之中,让学生在学科课程学习过程中,构建信息素养,增强创新能力。

小　结

　　本章介绍了文献信息资源检索的基本概念、文献信息资源的类型和特征、信息检索的方法和原理、检索步骤和途径、检索效果的评价指标和信息素养的有关知识。这些内容是学习文献信息检索的基础知识,需要进行全面了解和掌握,同时要把学习的重点放到检索方法、检索途径、检索步骤等方面,这对今后的学习有非常大的帮助。

同步练习

(一)单选题

1. 文献是记录有知识的(　　)。
　　A. 载体　　　　　　B. 纸张　　　　　　C. 光盘　　　　　　D. 磁盘

2. 下列哪种文献属于二次文献(　　)。
　　A. 专利文献　　　　B. 学位论文　　　　C. 会议文献　　　　D. 目录

3. 纸质信息源的载体是(　　)。
　　A. 光盘　　　　　　B. 缩微平片　　　　C. 感光材料　　　　D. 纸张

4. 利用文献末尾所附参考文献进行检索的方法是(　　)。
　　A. 倒查法　　　　　B. 顺查法　　　　　C. 引文追溯法　　　　D. 抽查法

5. 广义的信息检索包含两个过程(　　)。
　　A. 检索与利用　　　B. 存储与检索　　　C. 存储与利用　　　D. 检索与报道

6. 下列选项中属于连续出版物类型的选项有(　　)。
　　A. 图书　　　　　　B. 学位论文　　　　C. 期刊　　　　　　D. 会议文献

7. ISBN 是(　　)的缩写。
　　A. 国际标准刊号　　B. 国际标准书号　　C. 连续出版物代码　　D. 国内统一刊号

8. 文献是一切记录有(　　)或信息的载体统称文献。
　　A. 图书　　　　　　B. 期刊　　　　　　C. 专利　　　　　　D. 知识

9. 文献虽然是信息、知识、记录符号和物质载体的统一体,但它的内涵是(　　)。
　　A. 图书　　　　　　B. 期刊　　　　　　C. 专利　　　　　　D. 知识

10. 信息可以是人脑中的信息,也可以是自然界或人造系统中的信息,是除物质、能源以外的第三种(　　)。
　　A. 文献　　　　　　B. 资源　　　　　　C. 系统　　　　　　D. 材料

11. 下列各项哪些不属于文献(　　)。
　　A. 图书　　　　　　B. 期刊　　　　　　C. 光盘数据库　　　D. 纸张

12. 检索语言是指描述检索系统中文献信息特征及表达用户提问的一种(　　)语言。
　　A. 人工　　　　　　B. 自然　　　　　　C. 分类　　　　　　D. 主题

13. 以下哪项不是工具法的具体做法(　　)。
　　A. 顺查法　　　　　B. 倒查法　　　　　C. 抽查法　　　　　D. 交替法

14. 文献的类型复杂,除纸质形式外,还有直感材料、缩微出版物、磁带、(　　)、录象带、录音带、科技电影等。
　　A. 磁盘　　　　　　B. 图书　　　　　　C. 期刊　　　　　　D. 专利

15. 信息素养教育应该是大学生整个(　　)教育的重要组成部分。
　　A. 文化　　　　　　B. 知识　　　　　　C. 素质　　　　　　D. 能力

(二)思考题

1.简述信息、知识、情报、文献的定义和他们之间的相互关系。

2.简要说明信息检索的方法、途径和步骤。

3.简述信息素养的概念及包含的几个方面的内容。

参考答案:

单选题:1. A 2. D 3. D 4. C 5. B 6. C 7. B 8. D 9. D 10. B 11. D 12. A 13. D

　　14. A 15. C

第二章
图书馆文献信息资源的利用

第一节　图书馆概述

图书馆急剧增长的文献信息资源,分类繁多的文献资源类型,常常令读者不知所措,如何更好地利用图书馆的文献信息资源,熟悉图书馆的使用方法,是图书馆读者的必备技能。图书馆是收集、整理和保存文献资料并向读者提供利用的科学、文化、教育机构,具有保存人类文化遗产、进行社会教育、传递科学情报、开发智力资源等主要的社会职能。

一、图书馆的功能和类型

(一)图书馆的功能

自图书馆成立之初,在人类发展史上就承担着教育、情报、信息、文化传承等多种功能。在进入现代社会后,图书馆的综合服务功能更加重要,所以在加强图书馆的建设与发展时,需要对其综合功能进行丰富和发展,使其更具时代特征。

1. **教育功能**　教育功能是图书馆最传统的功能之一,长期以来承担着重要的教育职能。尤其是在知识经济背景下,知识信息更新换代的速度在不断加快,学习者的学习需求也在不断增长,无论是高学历人群,还是低学历人群,都存在终身学习的需求。图书馆是"没有围墙的学校",它收藏的知识能满足各种专业、职业、文化程度读者的需要,且图书馆教育不受时间、空间、年龄等限制。因此,它为读者不断获取新知识提供了条件,成为继续教育、培养多层次人才的最佳场所。

2. **信息情报功能**　科技文献是社会发展的"第二资源",科技的进步和社会的发展离不开及时、准确的信息和文献资料。图书馆基于自身的文献资源优势和信息服务优势，承担着为社会经济发展和科学研究提供文献资料和信息的重要功能，是现代社会进步与发展不可或缺的重要条件。但是，由于图书馆馆藏资源、经费投入、服务水平等方面的差异，图书馆能够提供的信息情报服务往往存在很大的差异，一般大城市图书馆要好于中小城市图书馆；专业图书馆发挥要好于公共图书馆；学校图书馆好于社会图书馆。为了提供更加有效的信息情报服务，图书馆的购书经费分配必须要合理，不仅要购买综合类且阅读频率高的图书文献，对相对"冷门"的专利文献、技术标准、会议文件、学位论文、技术报告等类型的文献图书资料的购买投入也要保持稳定，积极对现有的图书馆文献资源进行挖掘、开发、加工，主动为社会提供相关信息情报服务，进而为图书馆发挥信息情报的服务功能奠定良好的基础。

3. 文化休闲功能　在过去，图书馆主要是做学问的场所，所以对其"文化休闲"功能的开发严重忽视，使得很多图书馆的发展形成了"重藏不重用"的传统，所藏之书多为各类经典，供读者文化休闲娱乐的书籍却非常少。但随着人民物质生活水平的改善，精神生活需求的日趋多元化，社会大众对图书馆文化休闲功能的需求也在不断增长。图书馆作为公益性的文化单位，始终如一地坚持"平等服务"的原则，无偿、公平地为大众服务，保证了公众阅读、获取知识的平等性，解决了公共文化资源差异造成的不足。同时，图书馆要进一步完善自身的文化休闲功能，随着人民群众的文化休闲需求越来越多，图书馆的文化休闲功能将越发强烈，需要我们转变观念，深入挖掘并充分发挥图书馆的文化休闲功能。

4. 经济功能　在信息经济迅速发展的环境下，人们对信息的需求越来越强烈。从理论上讲，图书馆作为专业信息机构，拥有信息优势，可以而且应当发挥其优势，全面为经济建设服务，壮大其经济功能。在此背景下，很多图书馆在服务实践中，也在充分发挥其创新精神，对图书馆的经济功能进行深入挖掘。但整体而言，我国很多图书馆的经济功能的开发都是不理想的，目前正处于经济功能开发与服务的初级阶段。如图书馆的经济功能更多体现在间接为经济建设提供服务方面，如提高劳动者的素质、能力等，而不是直接服务；至于图书馆为重大决策提供参考的功能，只有在少数大型、高层次、国家级的图书馆才能够实现，一般图书馆难以承担其经济服务功能。

5. 文化传承功能　图书馆作为我国的基础文化设施，是国家公共文化服务体系的主要支撑，是实现人民群众基本文化权益的重要阵地，这也就决定了图书馆承担的文化传承的重要功能。一方面，图书馆是人类文化知识存储地，收藏着各类图书和文献资源，这些资源包罗了人类社会发展各个历史时期、各种类型、各种形式的精神文化产品，是人类文明史的高度结晶和总和。另一方面，图书馆是文化资源的收藏地，在诸多的文化资源中，文字是最重要的文化资源，它记录了人类社会发展的历史，是文化传承最重要的载体，以文字为载体的文献本身就具有文化传承的功能。此外，图书馆是国家公共文化服务体系的重要组成部分，它以其丰富的文化资源为依托，通过教育、引导、陶冶、娱乐、休闲等特殊服务方式为广大群众提供优质的文化服务，让广大群众接受多元文化教育，实现社会文化的传承。

（二）图书馆的类型

根据划分依据的不同，图书馆可以划分为不同的类型。过去对于图书馆类型的划分，主要是依据图书馆所属主管部门，即根据所属主管部门文化部、教育部、相关机构分别划分为公共图书馆、学校图书馆、专业图书馆 3 种类型。此外,根据服务对象不同,可以划分为工会图书馆、少年儿童图书馆、中小学校图书馆、社区图书馆等,以及面向特殊群体的盲人图书馆、宗教图书馆等。不同类型的图书馆,显然在馆藏资源、组织体系和服务方式上也存在很大的不同,但一切图书馆无不例外地具有开放性、教育性和服务性,即具备"公共"性质和职能。面向大众生活的图书馆社会性和大众性色彩较浓厚,而面向专业人士的图书馆则具有较强的专业性和学术性。

随着数字时代的到来,图书馆又具有了新的形态和特征,存在于网络虚拟空间的数字图书馆与传统图书馆有着截然不同的建构形态和服务模式,馆藏资源结构也在不断发生变化,电子文献资源的比例在持续上升,所以只按照传统的划分标准进行图书馆类型的划分存在一定的缺陷。为更好地发挥馆藏资源组织的效益和效率,应按照馆藏资源的适宜人群和专业情报的工作环节来划分。比如,面向大众生活的可以分为少年儿童图书馆、青少年图书馆、老年图书馆、社区图书馆、保健图书馆、菜谱佳肴图书馆、旅游观光图书馆等;面向专业人士、服务于教育科研和生产经营的可以分为研究型图书馆、开发型图书馆、建设型图书馆和服务型图书馆等。数字环境下,图书馆可以通过资源集成整合和系统链接融合完成统一,在已经建设的海量信息资源基础上拓展和深化各类型服务(如开展信息检索推广、资源专题重组、数据挖掘分析及情报计算评价服务),不断优化图书馆供给结构。

二、大学图书馆的文献信息服务

(一)大学图书馆文献信息服务的现状

近年来,大学图书馆都在充分利用馆藏优势,拓宽服务渠道,大力开发文献信息,不断提高工作质量。越来越多的图书馆开始面向教师、学生及社会公众延长开馆时间,实行开架借阅,提供参考咨询,但是在文献信息资源的开发利用上还存在着诸多问题。主要表现在以下方面。

1. 服务手段落后　目前很多高校图书馆的发展受馆藏量、硬件设施等考核条件的影响,所以对图书馆的硬件设施建设普遍比较重视,如图书资源的数量、查阅设施的配备、图书馆的电子化设施建设等,花费大量的时间及金钱。但是针对文献信息服务上的经济投入却相对较少,不重视对新型信息服务技术手段的应用与推广,不够重视,对引进、应用于推广的力度不够,意识到"信息就是生命""信息就是效率""信息就是力量"。而我国许多图书馆仍停留在低层次服务水平上,在文献信息服务上过度依赖传统手段。如一些高校图书馆,在书目数据库、电子阅览室建设上还相对滞后,图书馆集成管理系统的建设还处于初步阶段,未能有效连接校园网、教育网、因特网,离自动化管理还有一定的距离。

2. 文献信息服务人员素质不高　在信息时代,图书馆的文献信息服务工作环境已经发生了很大的变化,高校图书馆的服务人员必须面对新的挑战,不断完善自身的信息技术应用素质。但是目前来看,很多馆员的服务意识缺乏主动性,很多人甚至学的不是图书管理相关专业,基本属于"半路出家",上岗后也没有进行系统的文献信息服务方面的专业培训,所以对工作岗位的适应力和服务力会大打折扣。除此之外,图书馆文献信息服务人才队伍的建设,在年龄、职称、学历等结构上还存在一定的缺陷,工作人员的整体素质有待进一步完善。

3.不重视对读者文献信息服务需求的分析　图书馆作为高校教育与科研的重要载体,主要就是为读者服务的,应当积极为读者提供需要的文献信息资源,但是由于有些图书馆在平时不重视对读者需求的调研和分析,所以在文献资源的采购上存在较大的滞后性,无法为读者提供及时性、针对性的文献信息服务,从而制约了图书馆综合服务价值与功能的发挥。尤其是随着高校教育的大发展,高校图书馆的文献信息服务管理工作也开始面临需要新变化、新挑战,如在校学生的个性化素质比较强,阅读需求也日趋多元化,除了基本的学习需求和科研需求外,还有很多的消遣性、拓展性的阅读需求,但是读者的这些需求却容易遭到忽视,从而制约了读者满意度的提高。

（二）大学图书馆加强文献信息服务的对策

图书馆作为人类的知识信息中心,激发和活化凝固在文献中的知识信息是现代图书馆工作的出发点和归宿。高校图书馆要基于当前学校教学与科研发展的最新需求,强化图书馆员的队伍建设,提高图书馆员的主动服务意识,让图书馆的文献资源信息可以更好地传递给读者,提高文献信息服务效率。

1.树立"读者第一"的服务理念　在高校图书馆的工作岗位上,有时候是在对刊物资源和信息资料进行整理,有时候需要开展教学与科学服务工作,但其最终目的都是要服务读者的,所以文献信息服务工作一定要树立"读者第一"的服务理念。但是有的图书馆员在提供相应的服务时,常常因为读者的刁难或对其工作不满意而产生消极抵触情绪,所以在工作岗位上缺乏工作热情,没有职业存在感,甚至因此,而不尊重读者的特殊性需求,不愿意为一些特殊读者提供个性化的文献信息服务,这显然都是不可取的。作为图书馆的工作人员,一定要从内心深处增强职业认同感,树立"读者第一"的服务理念,做到对读者学习、教学与科研需求的充分尊重,即便是在遇到工作难题时,也能够表现出良好的职业素质和服务态度,体现个人良好的服务素养,从而在实现个人工作价值的同时,促进图书馆文献信息服务工作质量的提升。

2.加强岗位教育与培训　在当前的时代背景下,高校图书馆的服务功能和服务领域都在不断拓展,对图书馆管理人员和工作人员的综合素质也提出了更高的要求,所以高校图书馆需要制订相应的培训计划,完善在岗教育与培训制度,促进相关人员的继续教育和终身学习,才能使工作人员不断完善自身的服务素养结构,提高对新时期图书馆文献信息服务工作岗位的适应能力。一方面,图书馆需要提高工作人员的思想政治素质,注重职业素养教育,提高他们对于读者服务工作岗位的在认识,提高岗位责任感和主动服务意识,培养爱岗敬业精神,实现从被动服务向主动服务的积极转变。另一方面,要对图书馆工作人员文献信息的服务能力进行培训和提升,积极建立立体化的培训方案,对工作人员的信息化素质、服务技术手段、协调配合能力、人际交往素质等进行培养,从而帮助在校师生更好地完成教学、学习与科研等任务,更好地发挥图书馆的综合功能。

3.开展特色化的文献信息服务　随着现代图书馆的发展,馆藏资源数量的大小已经不是体现图书馆服务能力的唯一竞争元素,能否开展特色化服务,满足读者的个性化需求已经成为一个重要的评判标准。因此,高校图书馆在平时要重视对于读者文献资源阅读需求的调研与分析工作,对读者服务需求进行前瞻性的研判,对馆藏资源结构和服务方式进行优化调整,这样才能强化特色化服务的开展能力,更好地与读者进行互动交流,满足他们的个性化需求。如高校图书馆可以各馆的文献资源实际,人员知识结构、学校科研项目、专业设置等情况等,选准几个学科专业作为突破口,开发不同层次的知识信息产品,组织特色资源上网,开展具有馆藏特色、信息特色、课题特色、用户特色的信息咨询服务,加强专题文献服务和定题服务,为学科带头人和重点科研项目提供特色服务,这不仅代表着图书馆服务意识上的提升,更是服务能力提升的重要体现。

4. 搞好文献资源的有效导读　无论是传统纸质资源,还是电子资源,图书馆的馆藏结构每天都在发生着变化,而高校在校学生近年来对文献资源的阅读现状却不容乐观,不仅很多学生对课外阅读缺乏兴趣,即便是本专业的知识内容阅读,也常常存在阅读量不足、阅读文献落后、阅读方法不当等问题,加上自身文献检索能力等方面的缺陷,未能将图书馆的综合功能和服务效益最大化。因此,强化图书馆的服务意识,必须做好有效导读工作,不能一味让开展读者"要什么,给什么""随便看"等被动化服务,要加强对于读者阅读素材、阅读方式的引导工作,积极推介最新的、有价值的阅读资源,促进图书馆馆藏资源价值与功能的发挥。如图书馆要主动向学生介绍藏书类别、数量,教给他们读书方法,怎样检索图书,怎样提高阅读效果等,这些导读工作都是非常重要的。

5. 加强图书馆文献信息的服务管理工作　图书馆文献信息服务功能与效益的发挥,不仅需要图书馆员增强主动服务意识,管理者还需要结合服务工作需求,建立完善的学校图书馆(室)管理制度,将各项服务工作具体化、标准化,提升读者服务工作水准,为学校的图书馆管理和读者服务工作提供相应的参与标准和依据。同时,高校图书馆要重视阅读文化的建设,要秉承"以读者为本,做先进文化的传播者"的服务理念,定期组织和开展一些读者服务活动和专题服务活动,加强图书馆与读者之间的沟通,组织管理经验的交流,促进图书馆服务工作的良性循环。再者,高校图书馆可以通过树立典型、建立示范区、示范科系等形式,把图书馆服务工作引向深入促使高校图书馆服务功能的深层次发掘,进而实现更加的服务价值与效益。

三、数字图书馆

(一)数字图书馆的研究起源

数字图书馆的前期,也称为电子图书馆,它包含一些电子模拟信息和资料。1992 年以前,人们多用电子图书馆;1992—1993 年多数并行使用数字图书馆和电子图书馆这两个术语;1994 年以后,使用数字图书馆的逐渐多起来。1962 年,美国在西雅图举办的"21 世纪图书馆"的展览会上提出了"没有图书的图书馆"的观点,可以说是电子图书馆的最先的舆论准备。1969 年,美国国会图书馆正式发行 MARCII 机读目录,是图书馆进入自动化的标志。对于数字图书馆,综合多个专家的观念的,可以将其定义为:一个提供电子信息存取,并使用电子技术增加和管理信息资源与文献资源的机构。

在数字化环境下,图书馆的文献资源载体种类日趋多样化,由过去单一的纸质文献向纸质文献和电子文献并存的方向发展,形成了纸质文献、缩微文献、声像文献、电子文献及网上虚拟馆藏信息等多元共存的格局,具有形式多样、内容丰富、数量巨大、虚拟化、离散性等特征,这无疑是传统图书馆的一个重大的转变,由"图书资料储存库"变为"信息资源的通道",即由"藏"转变为"用"。同时,数字化文献资源从根本上改变了以往的手工检索方式,加快信息流通渠道,使异地信息传输和利用成为可能。数字化文献资源还能解决大量的文献存储空间问题,使珍本善本得到根本性的保护,实现了真正意义上的资源共享。

(二)数字图书馆的建设与管理

基于数字图书馆的主要优势和特征,数字图书馆的建设与发展是必然趋势,随着国内外数字图书馆理论研究与建设技术的日渐成熟,国内也加大了对数字图书馆的建设与管理,积累了一定的建设与管理经验。

1. 加强统一协调与长期规划　我国目前已建或在建的各种数字图书馆之间,大多都是各自为战、齐头并进,根本不存在分工协作,这样虽然建立了众多的综合性和专题性的、专业的和非专业的数字图书馆,但它们中最普遍的问题是都在追求"大而全""小而全",电子文献资源重复建设的情况随处可见,不仅浪费了大量的人力、物力,本身也是对国家资源的一种浪费。因此,我国未来的数字图书馆建设,需要在一个地区、一个国家的范围内加强统筹规划,制定长期的建设规划,成立强有力的组织进行协调,形成多方参与数字图书馆研究和建设的良好局面。同时,对于各个领域数字图书馆的建设,要进行科学分工,针对不同的学科或不同文献类型进行研究,形成了互不重复、优势互补、资源共享的数字图书馆,进而实现更高目标的经济效益和社会效益。

2. 加强多元合作与共同建设　现今社会,没有任何一个图书馆能够收藏所有的文献资源,传统图书馆如此,数字图书馆也不能摆脱束缚。因为既没有足够大的预算,也难有不受限制的存储空间。面对巨大的数字化成本,单个图书馆不可能全部数字化所有馆藏,电子文献资源的采购精力和成本也会相对有限,所以相对独立的各个图书馆之间利用现有的技术手段、采取合作策略进行数字化馆藏的协同发展。资源建设的一个最大的热点讨论问题便是馆际间的共建共享。目前,国内高校图书馆、公共图书馆和科研院所图书馆分别形成了各自的共建共享系统,很多网络系统基本上都能实现系统内或地区内的公共检索、馆际互借、文献传递、协调采购、联机合作编目等功能。因此,各个图书馆都应当致力于建立和健全有效的数字文献共享平台,改变长期对信息资源封闭、占有、大而全、小而全、单打独斗的传统观念。在技术层面上多考虑如何进一步整合已有的资源,将来源不同、结构不同、用法不同的各种数据库纳入统一检索平台,以便于读者更方便地获取信息。此外,各个图书馆之间应当加强互动与合作,制定、构建一个相互协调、取长补短的共享方案,并研发出一个有效的数字文献资源共享保障体系,最终将各个图书馆的数据库融为一个整体,以提高对数字文献的整体利用率。

3. 加强数字图书馆建设的国家立法　目前全世界已有60多个国家和地区先后制定了250多部图书馆法规,有1/3的国家有了图书馆法,如,美国的《图书馆事业法》《总统图书馆法》,日本的学校图书馆法,澳大利亚的《国家图书馆法》《版权法》,以及各州的图书馆法。我国的上海、深圳、内蒙古等地也都先后进行了地方立法,但至今尚没有一部完善的全国性法规。面对数字图书馆建设过程中所要面对的知识产权、资源共享等方面的问题,法律应该对一些基础性、方向性的问题做出规范;法律的制定可以对数字化馆藏建设中所遵循的标准进行统一;可以统筹规划全国数字图书馆的馆藏建

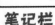

设,避免重复建设,最大限度地发挥数字资源的效用。对此,在立法工作上可以积极借鉴国外先进国家的立法经验,与国内外专家学者进行充的交流和借鉴,从而让我国的数字图书馆建设走上健康、规范、可持续发展的轨迹。

4.加强信息资源的专业化、特色化建设　和传统图书馆的馆藏建设一样,信息资源是数字图书馆建设和发展的关键,它定义了一个数字图书馆的特点,决定了他所能提供的信息服务的内容。近年来,国内各类数字图书馆为了图书自身的特点,特别重视专业化、特色化资源的开发。这一点,已成为国内数字图书馆的共识。有条件的图书馆都能组织人力开发自主的数字资源库,并上传到共建共享数字资源平台,统一整合组织,供会员馆共享,一定会大大提高数字文献的读者整体利用率,也能够有效保障数字化资源建设的针对性和有效性。

第二节　《中国图书馆分类法》的利用

进入图书馆的读者如果能够清楚地了解图书馆文献资源的基本常识和分类原则,就可以更容易、更快速地浏览到其书的排架及目录系统,查找到自己想要的资源。

国内外图书分类法的种类、版本有众多,目前最有影响力、使用最广泛的有以下几部:《杜威十进制图书分类法》(*Dewey Decimal Classification*,简称DDC);《国际十进制分类法》(*Universal Decimal Classification*,简称UDC);《美国国会图书馆分类法》(*Library of Congress Classification*,简称LCC)、《冒号分类法》(*Colon Classification*,简称CC);《美国国家医学图书馆分类法》(*National Library of Medicine Classification*,简称NLMC)等。而在国内现使用最广泛的是《中国图书馆分类法》,简称《中图法》。

一、《中图法》简介

现绝大多数大学图书馆、公共图书馆、专业图书馆都在使用《中图法》进行馆藏文献的分类排架和编制目录。它是图书馆的图书排架、目录检索和资料查询的重要依据。

《中图法》自1975年出版第1版,先后经过多次修改补充,1980年第2版、1989年第3版、1999年第4版,到2010年9月,由国家图书馆出版社出版了《中国图书馆分类法》第5版。此次修订幅度较大,新增1 631个类目,停用或直接删除约2 500个类目,修改类5 200多个。在2012年12月国家图书馆又推出《中国图书馆分类法》第5版使用手册。本手册在一般分类方法和各类文献分类方法的阐述上,保持与《中国图书馆分类法》(第4版)使用手册的连续性和基本一致性,重点增加了《中图法》第5版类目及其类目体系变化较大部分的说明,同时对4版使用手册中阐述过于简略或冗余地方及错误的内容进行了修改。

《中图法》由五大部类、22个基本大类、8个通用复分表、66多个专类复分表、51 881条类目组成了一个比较完整的分类体系。《中图法》基本采用层累标记制,类目按概念之间的逻辑隶属关系,在基本大类的基础上,根据各类文献的特点不同,遵循从总到分、从一般到具体,从理论到实践的方式逐级展开。《中图法》的分类号采用字母与阿拉伯数字相结合的混合小数层累制,除"工业技术"类外,其余各基本大类均用一个大写英文字母标志一个基本大类,以字母顺序反映大类的顺序。

《中图法》的22个基本大类如下:

马克思主义、列宁主义、毛泽东思想、邓小平理论

　　　　　　　　　A 马克思主义、列宁主义、毛泽东思想、邓小平理论

哲学、宗教　　　　B 哲学、宗教

社会科学　　　　　C 社会科学总论

　　　　　　　　　D 政治、法律

　　　　　　　　　E 军事

　　　　　　　　　F 经济

　　　　　　　　　G 文化、科学、教育、体育

　　　　　　　　　H 语言、文字

　　　　　　　　　I 文学

　　　　　　　　　J 艺术

　　　　　　　　　K 历史、地理

自然科学　　　　　N 自热科学总论

　　　　　　　　　O 数理科学和化学

　　　　　　　　　P 天文学、地球科学

　　　　　　　　　Q 生物科学

　　　　　　　　　R 医药、卫生

　　　　　　　　　S 农业科学

　　　　　　　　　T 工业技术

　　　　　　　　　U 交通运输

　　　　　　　　　V 航空、航天

　　　　　　　　　X 环境科学

综合性图书　　　　Z 综合性图书

以上22个基本大类作为一级类目,再往下展开,在字母后用阿拉伯数字表示各子类分别为二级类目、三级类目、四级类目、五级类目,依此类推。当分类号的数字超过3位时,加上小圆点"."便于区分。

考点:
在《中图法》中R类代表哪类图书?

举例如下:

R	医药、卫生	(第一级类目)
R1	预防医学、卫生学	(第二级类目)
R18	流行病学与防疫	(第三级类目)
R183	传染病预防	(第四级类目)
R183.3	呼吸道传染病预防	(第五级类目)

此外,在查找有关不同学科的同一类图书时,在分类号末尾会增加一个带有统一连字符的复分号,形成新的更专指的分类号。这样是为了与一般图书有所区别,例如,《中国外科年鉴》的分类号是"R6-54",其中"R6"是"外科学"的分类号,"-54"就是复分号,表示"年鉴、年刊"。

二、图书馆图书排架

(一)图书上架的架位预留

图书上架时的架位预留是非常重要的,合理的架位预留可以避免日后频繁地倒架工作。图书馆在前期应做好调研分析工作,并进行数据分析和藏书预测,合理分配架位,这样可以大致确定好相应类别图书架位的整体布局。有的图书馆在调研分析时,虽然可以对图书馆数量进行估算,但是对于藏书的大小、厚薄的差异却很难估计,所以日后仍然无法避免倒架。如 H 类图书一般来说比较薄,所占空间相对较少,而 K 类图书一般较厚,极易造成预留架位的不足。图书馆在上架过程中要根据图书的厚薄适当地删减或增加相应类别的图书架位。

(二)图书排架的方式

传统的排架方法有许多种,常用的有分类排架法、序号排架法、细分粗排法、粗分细排法、坐标法和汉语拼音排架法 6 种方法。

1. 分类排架法　该方法将图书按其所属的学科体系来排架这种排架法的优点主要表现在以下两个方面,一是藏书体系的逻辑性强,能够使馆藏按学科门类成为具有内在逻辑联系的知识体系,能把内容相同或相近的图书相对集中,将内容不同的文献区别开;二是符合读者按分类目录检索图书的习惯,便于读者和管理人员迅速从书架上查找和存取图书,分类排架体现了方便、有序的原则,便于了解藏书、研究藏书,是目前图书馆最广泛采用的排架方法。

2. 序号排架法　该方法是将每册图书按入书库先后时间顺序编制固定的排架序号,并按此排架序号的顺序组织排架的方法。这种方法简单,顺序清楚,易记易排,无须管理人员进行预留架位和经常倒架等繁重的管理工作,但是由于无法实现同类别图书的有效集中和整理,不利于后期的检索使用,在现实中也很少使用。

3. 细分粗排法　细分,是指利用中图分类法对图书类目进行设置,并且根据本馆的藏书量和藏书种类确定分配相应的分类号。粗排,是指按本馆分类体系,以一定的类目等级为依据,对一类图书集中排序。该方法的优点是上架量大、快速、书目整齐划一,厚薄有序;缺点是不能完全体现分类体系的排列次序,可能会给读者的图书检索造成障碍。

4. 粗分细排法　粗分,用于图书排架的分类号,根据馆藏实际情况,对本馆藏书量及读者进行分析,类分文献到一个具有一定涵盖量、分类号简短、易辨认的深度。细排,是指上架时准确无误地按分类号和种次号先后顺序排列。该方法能有效控制开架借阅带来的乱架现象,减少倒架次数,更准确地预留书架,提高工作人员归架整架的工作效率,但是由于分类比较粗,常常无法更好地揭示新兴学科的内容属性。

5. 坐标法　坐标法是先将所有书架按每一格为单位进行坐标编号,即确定书架每一格在图书馆中的坐标号,然后按图书所在书架的具体位置进行排架坐标号能清楚地反映该书所在的第几排第几条第几层书架位置。该方法简单、直观,而且取书、归架、清架都很方便,但是它不能反映图书的学科内容及专业特征,不方便图书的查找。

6. 汉语拼音排架法　汉语拼音排架法是按照汉语拼音字母表的顺序排列字头在26 个字母中,除 I、U、V 3 个字母外,共分23 部排列时先按字音的第一个字母排,第一个字母相同再按第二个字母的顺序排,依此类推读音相同的,再按声调(阴平、阳平、上声、去声)排列。该方面简单易懂,适应性强,检索准确率高,但是不能很好地反映馆藏图书的学科体系。

三、图书馆图书目录的查询与使用

图书馆图书目录,就是一种能够揭示、识别、检索馆藏文献的工具。具体地说,图书馆目录是通过每一条款目,对文献内容和形式的描述,使读者对馆藏文献的内容有所了解,并成为向读者提供鉴别、选择、确认索取和借阅文献的重要依据。图书目录的出现,帮助读者很好地解决了文献检索的问题。随着图书馆学思想的发展,图书目录的形式也在不断变化,从最初的书本式目录到卡片式目录,从现代的机读目录到未来的以检索网络信息资源为目的的网络目录,都是以图书的查询与使用为目的。

(一)图书馆图书目录的发展

最早期的图书目录形式是书本式目录,主要功能是典藏清单,即是作为图书馆财产的清单,则书本式目录强调完整的馆藏而非选择性馆藏,至于目录所记载内容的完整与否,以及目录的排列方式等,都是围绕着"藏"书来组织的。

后来的卡片式目录起源于1861年的美国,后来传入我国并于近代流行,尤其是随着文献的出版数量也与日俱增,人们面对浩如烟海且不断膨胀的文献无法尽览,卡片式目录借助其易排检、易检索、使用方面、可多角度揭示馆藏结构的优点,引起了我国传统图书馆目录的变革。

机读目录是机器可读目录(machine readable catalogue,MARC)的简称,是计算机编目的产品。它是以代码形式和特定格式结构记录在计算机存贮载体上,能够被计算机识别并编辑输出书目信息的目录形式。机读目录最早产生于美国。20世纪60年代,计算机开始应用于图书馆业务。进入20世纪七八十年代,许多国家纷纷采用MARC格式,这项工作被认为是图书馆自动化进程中的里程碑,我国也于1979年开始着手这项工作,检索途径增多、检索效率明显提高、目录体积微型化、有利于资源共享等优势,促进了机读目录对卡片式目录的取代,这也是当代图书馆目录最常用的形式。未来的图书馆目录,将会逐渐向"网络目录"的方向发展,网络目录可以用于描述信息资源或数据对象、描述万维网网页和其他因特网资源,实现识别资源、评价资源、追踪资源等功能,以及简单、高效的大量网络化数据管理,便于信息资源的有效发现。

(二)图书馆图书目录的查询

在图书馆自动化和数字化的年代,图书馆的联机公共查询目录(online public access catalog,OPAC)开始逐渐取代传统卡片目录,走向了基于Web的联机公共查询目录。OPAC是数字化图书馆最基础的一项建设,不论到馆读者还是网络用户,目前最熟悉最常用的工具之一就是OPAC。OPAC从它的第一代"词组标引或先组式系统"到第二代"关键词或后组式系统",经过30多年的发展,目前已经承认为基于网络的OPAC(Webbased OPAC,Web OPAC)。目前,国内大约67%的省级公共图书馆设有OPAC书目查询系统,读者可以通过因特网在任何时间和地点查询这些馆的馆藏书目信息。

下面以中国国家图书馆的目录查询系统为例,查询有关"糖尿病饮食"的中文图书,其检索步骤如下。

1.通过点击网址 http://www.nlc.cn 进图中国国家图书馆界面。

2.通过点击"馆藏目录检索"进入国家图书馆 Web OPAC 目录查询系统。

3.进入 Web OPAC 目录查询系统系统,显示可以进行普通检索、高级检索,可以查询中外文文献资源。

如果用户只是进行普通检索,可以在对话框中输入"糖尿病饮食",然后点击"书目检索"。

从检索结果中,用户可以发现共检索出多少个图书记录,并可以了解到作者、出版社、图书借阅信息等。用户如果想进行更有针对性、更加高效的检索,可以进行二次搜索,或者返回进行高级。

4.用户在选择图书目标的高级检索时,可以选择多字段检索、多库检索、组合检索、通用名录检索、流量、分类流量等多种检索方式。如在多字段检索形势下,用户就可以进行多种复合信息的同时查询,这样用户可以更加准确地找到需要的图书文献,提高图书目录检索的准确性和高效性。

通过该目录查询系统,用户不仅可以进行图书的馆藏信息、借阅状态等信息,还可以通过用户登录个人账户查询自身图书馆借阅的相关信息,进行图书预约、续借、违章、欠款等业务的处理。

(三)联合目录查询

传统的书目检索系统一般只能检索本地或单一馆藏的图书情报资料,不能对多个馆藏资料进行联合书目检索。提出了一个基于 Web 集成的联合书目检索系统,它能够根据读者提供的检索关键字同时从多个图书馆的 Web 书目检索系统中检索出相应书目信息。联合书目检索系统,就是要根据检索关键字从不同的图书馆中检索出书目数据,然后再整理加工,以统一的方式和界面返回给读者。由于各图书馆采用的自动化管理系统都不同,如系统的运行平台、提供书目数据的方式和数据格式等,因此,联合书目检索系统要考虑的关键问题是如何采用一个统一的方法来访问各图书馆的书目检索系统,并集成在统一的数据库中,再将书目数据以 Web 方式返回给读者。

Z39.50 协议(informational retrieval service definition and protocol specifications for library applications)是一种实现异构平台异构系统之间的互联与查询的网络协议,该协议解决了异构计算机之间的信息检索问题。OPACS(online public access catalogue system)即公共联机书目查询系统,就是通过 Z39.50 协议借助一台接入因特网的电脑去访问 Z39.50 服务器,从而得到符合条件的书目信息。但是 Z39.50 协议过于全面和复杂,服务器和客户端计算机都要安装相应的 Z39.50 软件才能进行书目信息的检索,且客户端同一时间只能连接一台服务器,因此,Z39.50 协议目前主要用于图书馆的联机编目,而对于在网络环境下的图书资源的检索和定位仍然不方便,所以大多数图书馆主要是提供基于 Web 的联合书目检索系统,该联合书目检索系统具有通用性和可行性的特点。

基于 Web 集成的联合书目检索系统是在各图书馆的 Web 书目检索系统的基础上,增加了一个中间层的 Web 服务器作为联合书目检索系统,而原有的读者浏览器和各图书馆的书目检索系统均维持不变,其系统结构如图 2-1 所示。

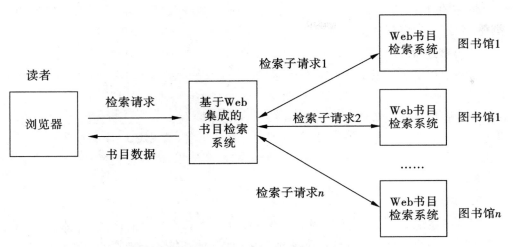

图 2-1　基于 Web 集成的联合书目检索系统

在生物医学领域,比较著名的有全国外文生物医学期刊联合目录、华东地区西文生物医学期刊馆藏联合目录数据库、中国高等教育文献保障系统联合书目数据库、中国科学院国家科学数字图书馆读者网上服务系统等,都能为用户提供有效的联合目录检索服务。如华东地区西文生物医学期刊馆藏联合目录数据库的联合目录查询,用户可以通过如下路径进行查询:登录系统→医科图书馆→读者服务→华东联目→进入检索→选"刊名全称"→输入信息→提取结构。如此一来,用户可以查询到多个图书馆的图书目录信息。

第三节　参考工具书的类型及作用

一、参考工具书的概念

参考工具书是专门提供相关知识答案,而不是用作系统阅读的特种图书。参考工具书是作为工具使用的一种特定类型的书籍。具体而言,它是根据一定的社会需要,以特定的编排形式和检索方法,为人们广泛汇集、迅速提供某方面的经过验证的浓缩的基本知识或知识线索,专供查考的特定类型的书籍。例如,词典、手册、指南、百科全书等工具书。仅供查找有关参考的知识及其查找知识线索。

二、参考工具书的特点

参考工具书是书刊资料的重要组成部分,所以,它除了具备普通书籍的特点之外,还具有下列特点。

(一)查考性

参考工具书的编撰目的具有查考性。作者编写工具书的宗旨,不像普通图书那样,供人们系统阅读,提供系统的知识,而是以其丰富的资料汇集供人们查考,解决疑

笔记栏

难问题,提供知识和文献线索。例如,字典、词典仅供查找解决字、词的音、义、形的问题;年鉴、谱表专供查找知识线索。

（二）概述性

参考工具书的内容,具有概述性。一部工具书,总是广采博收论据,旁证博引群书,力争做到简明、精确、广泛、概括,可为读者提供有关学科,或某一事物的全面系统的梗概。而普通图书却是围绕一定主题、学科或领域,做深入的连贯性的探讨,完整的阐述了著者观点和创见。另外,从工具书内容性质上看,工具书大部分属于二、三级文献,然而,有的工具书却凝聚着著者亲身研究的最新成果,因此,这些工具书又含有一次文献的内容。

（三）易检性

工具书在编辑体制,条目排列上具有易检性。工具书编写的格式(即体例)特殊,且都按照一定的检索层次性的序列编排起来,而普通图书,一般按问题,学科本身的系统,分章节论述与编排。如《英汉词典》,每词一条,每条都以英语词汇、音标、注释和词的用法等固定格式编写,并把各个词条、按字母顺序加以编排。因此,只要人们了解体例,知道编排方法,便可一检即得。

三、参考工具书的作用

参考工具书的作用,大体可归纳以下几个方面。

（一）解决疑难问题

众所周知,在日常读书学习、研究问题、开展工作中,人们往往碰到疑难的字词、重要人物、有关事件、科技名词和述语、所需要数据等问题,查阅有关词典、百科全书、数据手册等参考工具书,即可迎刃而解。

（二）指引读书门径

人们在日常自修学习,或者研究,掌握某学科知识,需要查找哪些文献,应阅读哪些文献信息,才能入室登堂,窥究奥秘。可利用百科全书类参考工具书,便可了解有关学科的基本知识,指出深入研究还须参阅哪些文献,从而,为深入学习和掌握有关知识,提供了最佳途径。

（三）提供参考资料

人们在学习和研究中,除了必须掌握本学科的基本状况,还须掌握相关学科的学术动态、研究水平、发展概况。例如,有些研究项目,国内可能有不少科研人员从各个角度进行研究,国外也可能有成批学者在探讨,或者已引进其他相关学科研究成果加以解决,我们可查国内外出版的年鉴类参考工具书,便可了解近年来研究概况,发展动态,并提供了应该参考的书目、论文等资料。

（四）节省时间精力

各种参考工具书都具有共同功能,就是节省读者查阅获取知识的时间和精力。因为,它们根据一定的社会需要,汇集大量有关文献,提供确实可靠的浓缩知识,并依照特定编排体例和科学排列方式,提供快速查找途径,节省读者的大量时间和精力,从而帮助读者,从浩如烟海的文献中,找到所需的宝贵知识,收到事半功倍的效果。

总之,古今中外学者、专家,莫不把参考工具书视为珍宝,用很生动的语言,赞美它是"良师益友""案头顾问""不说话的导师",是我们"打开人类知识宝库的金钥匙",并对它的作用,概括成四句话:解决疑难问题,指引读书门径,提供参考资料,节省时间精力。

四、参考工具书常用检索方法

(一)部首法

部首法我国古老的传统的检字方法,早在96年,东汉许慎编写的我国第一部字典《说文解字》中,首创了这种方法。部首法依据汉字的形态特征,按部首、偏旁相同的部分归类,如珍、皇、弄等均归"王部";江、河、流等均归"水"部,再按部首、偏旁的笔画多少排列,若部首、偏旁相同的字,再按部首以外的其余笔画多少排列。如《康熙字典》《中华大字典》等用此法排检。本法的优点,是把字形复杂、数量庞大的汉字,划归入一两百个部首里,它符合人们由字形求音、解义的习惯。其缺点是部首位置不固定,难以捉摸,如按字取部首时,或上下,或左右,或在中间,规定不一,同时对同一部首的字,笔画相同,排列时,谁先谁后,又无定论,可见,部首法不是一种完善的检字法。

考点:
首创部首检字方法的人物是?

(二)笔画笔顺法

所谓笔画法,是按汉字的笔画数多少排列,少笔数排前,多笔数排后的检字法;所谓笔顺法,是按汉字笔形顺序,确定排列先后的检字法。如按"、""一""丨""丿""𠃌"为序。使用时,二者往往相结合,成为先按画数多少排,同画数的字再按笔顺次序排列的笔画笔顺法。如图书馆书名目录、著者目录均用该法排检。此法的优点,是排检原理简单,易学、易检,使用方便;其缺点是笔画多少不均,最多的52画,最少为1画,而各画的字数分布不平衡,如一、二、三画的字数很少,四、五、六画字数很多,同时,由于汉字笔顺复杂,人们书写起、落笔的习惯不同,加之,各种工具书对笔画、笔形笔顺的规定不一,因此,给查找工作带来一定困难。

(三)号码法

号码法实际上是形序法的一种变形。它把汉字形体,归纳起来,编成阿拉伯数码,再把所取的笔形数码连接成一体,然后,按号码数量多少加以排列。号码法流行的有4种:四角号码法,中国字庋撷法,起笔笔形法及五笔字型法。其中,四角号码法利用率高,而五笔字形法为计算机专用检字法。在此,仅介绍四角号码法。四角号码法是根据汉字的方块形体,找出相同或相似笔形,归为十种,用0~9的10个数码表示,每个字按四角笔形取号,其顺序为左上角、右上角、左下角、右下角,将所取4个数字连接为四角号码,再按四角号码从小到大编排。同码字再按附号加以区分,附号为右下角上方的一个笔形。为了帮助记忆,有人依照这10种笔形编成顺口溜,其歌诀是:横一垂二三点捺,叉四插五方块六,七角八八九是小,点下带横变零头。

号码法的优点是以笔形编码,取码位置固定,只要记住号码、位置次序,检索迅速,使用便当。其缺点是学习掌握较难,只有经过反复练习,才能运用自如。

(四)音序法

音序法,即是按字音的顺序排检字、词的方法。外文词典类参考工具书皆按此法排检。汉字按音序法排检已有悠久历史,早在隋朝,601 年,《切韵》成书,即采用了韵部排检法(因为古代将汉字按韵母归类,称作"韵部"。按韵部的次序排列,就成为古代一种常用的音序排检法)。以后,有些工具书又使用注音声母排检法(是按照注音字母顺序编排单字或复词的一种排检方法。注音字母法是在《汉语拼音方案》制定之前通行的汉字注音符号。1958 年以后已被汉语拼音法所取代。但台湾、香港出版的部分工具书,仍使用该法编排)。新中国成立以后,很多工具书采用了汉语拼音字母音序排检法。

汉语拼音字母音序排检法,外文词典、百科全书等类参考工具书皆按此法排检,中文字典、词典等类参考工具书,用汉语拼音排检。其具体方法是按照汉语拼音字母 ABC……XYZ 次序排检方法。在 26 个字母中,除 IUV 3 个字母不作为字头,其他 23 个都可作为字头,分成 23 部,排列时,先以首母的 ABC 音序排,若首母相同再按第二个字母音序,以此类推,如果两个字或词相当,再按阴平、阳平、上声、去声、轻声顺序排列。

该法的优点是使用拉丁字母作为拼音字符,简化了编排方法,检索方便、准确,促进语言标准化,利于推广普通话,并且符合国际上工具书的编排规则。其缺点是读者必须学会普通话,语言要求标准,否则发音不准,不易查找,同时,由于汉字为形义字,形体与语言全然分开,人们遇到的字词,往往不知其音,不明其义,无法使用音序法检索,另外,汉字同音字很多,但它们的编排方法不尽相同,有的按笔画多少排,有的按部首排序,必须加以研究解决。

(五)分类法

分类法是将文献或知识内容,按学科体系或按事物性质分门别类加以组织的排检方法。使用工具书时,必须熟悉分类体系,了解排列次序。

该法是书刊资料常用的分类法。如古代的"经、史、子、集"的四部法。现在使用的《中国图书馆分类法》《中国科学院图书馆图书分类法》《中国人民大学图书馆图书分类法》《国际十进制图书分类法》等。这些分类法不仅是图书馆的书刊资料分编、排架的依据,而且大量的工具书,也依此法进行编排、检索。

(六)主题法

主题法是根据代表事物或概念的名词术语的字顺进行排检的方法。它从文献内容中,抽取规范化的自然语言,标引文献中心内容,这些规范语言,按字顺排检。该法不受学科领域限制,能使同一事物的知识相对集中,再利用"参照"项,沟通相关知识。用主题法排检工具书已渐趋普遍,特别是国外有相当数量的工具书用主题法编排正文或辅助索引。如年鉴、百科全书、《列宁全集索引》等,都以此法排检。

(七)时序法

时序法是按事件、事物发生、发展的时间次第性的顺序加以组排的方法。又称为"年代排检法""编年排检法"。这种排检法常用于年表、历表、大事记、年鉴、年谱、史书、传记等工具书。

(八)地序法

地序法是按地理区划或行政区划的顺序编排的一种方法。此法主要用于编制和检索地图、地方文献和地方资料等地区性较强的工具书,有利于突出文献的出版地或内容涉及的地理区域。如中外地图集、地方志、地名录等参考工具书,皆用此法排检。

五、参考工具书的类型

参考工具书因其选材、加工、编排方式不同,答疑解难的范围、角度和要求也不同,形成很多不同的类型。从收录内容上可划分为综合性工具书和专科性工具书,也可分为社会科学工具书和自然科学工具书;按其功能用途可分为字典、词(辞)典、百科全书、类书、政书、年鉴、手册、指南、图录表谱及名录等。下面简单介绍几种常用的参考工具书。

(一)字典、词(辞)典

该种知识性参考工具书,外语中通称词典。汉语中,字典、词典有区别。字典是以收字为主,着重说明字的书写方法、读音、含义及其用法的工具书;词(辞)典是以收词为主,着重解释词语的概念、意义、用法及某个专业领域里的特殊意义的工具书。虽然二者有区别但不能断言分开。在国外,字典和词典一般不严加区分,既表示字又表示词。字典、词典和其他工具书一样,具有释难解疑的功能。如解释某个字词含义、某个定理的内容、某个科技词汇的专指概念和其他文字的译文、某个缩写词的全名等,凡此种种,字典、词典均可以给出准确答案。

字典、词典的类型很多,仅从文种上划分有单种语言、双语及多种语言对照词典;从注释繁简、篇幅长短上区分,有词典、词汇;通常根据取材范围、编辑目的上区分,有综合性、专业性、缩略语等类型。

1. 汉语字典、词典举例 《说文解字》,东汉许慎撰,中华书局 1963 年、1984 年据清陈昌治改刻本缩印出版,这是我国第一部正规字典。《说文解字》分为 540 个部首,汇集 9 353 个当时通用汉字,另有重文 1 163 个字。每字首先说解字义,然后分析文字形体构造,最后注音。《说文解字》是我国系统分析字形从而考究文字本义的重要著作,至今仍是研究古文字学和古汉语重要的工具书。

考点:
　我国第一部正规的字典是什么?

《新华字典》(商务印书馆 1993 年 7 月第 8 版),本字典自 1953 年出版第 1 版以来,经过多次修订,内容日趋丰富和完善,是我国目前最通用的一部小型普通字典。本字典所收单字包括异体、繁体字在内共计 11 100 个,复音词、词组 3 500 个,附录 8 种,综合插图 9 幅,分部首检字和四角号码检字两种本子出版。

《汉语大字典》,徐中舒主编,于省吾、王力、吕叔湘等 17 位国内语言文学专家任学术顾问,四川辞书出版社、湖北辞书出版社 1986—1990 年出版,全书共 8 卷,1993 年出版合订缩印本。收单字 54 678 个,是我国历史上收字多、解释最全面的大型历史性详解汉语字典。《汉语大字典》由于收字多,注释详,再加上用汉语拼音字母标注今音,因而它是我国查检生僻字和古代文献用字的理想字典。

《辞海》(1999 年版),《辞海》编辑委员会编,上海辞书出版社 1999 年出版。该《辞海》收词 12 万多条,近 2 000 万字,全书按部首编排,以字带词,而词又是以字数、笔画为序的。《辞海》已成为一部兼收单字、一般词语和百科条目的著名大型综合性辞典。

《汉语大词典》,《汉语大词典》编纂处编,罗竹风主编,上海辞书出版社 1986 年出版第 1 卷,自第 2 卷起,改由《汉语大词典》出版社出版。全书正文 12 卷,另有《附录·索引》1卷,至1994年全部出齐。1997年出版3卷缩印本。同年,《汉语大词典》出版社和香港商务印书馆又联合推出了《汉语大词典》光盘版。《汉语大词典》在内容上,突出的特点是注重"语文性"和"历史性"。对古今一般汉语语词,系统清理,全面收录。而对没有进入一般语词范围的专科词汇不收录。对词语的解释,义项完备,释义确切,层次清楚,着重从词语的历史演变过程加以全面阐述。对大量在意义上、形式上具有内在联系的词目,还做了关联处理,全面系统地展现了语词在发展过程中的演化与变异。《汉语大辞典》共收录古今汉语语词37万条,是当今世界上收录汉语语词数量最多的汉语语文词典。

2.英语词典举例 《牛津英语词典》(*The Oxford English Dictionary*,简称OED),初版125分册,装订成10卷。1993年重印为12卷,外加补编一卷,共13卷,改称现名。它收录了12世纪中期以来见于文献记载的几乎全部英语语词,包括只出现一次的罕见词、现代书面和口语中的普通词汇、主要专业词汇、大量的方言、俚语和稳定的科技用语,通过定义和例证追溯英语发展的历史。本词典目前被认为最全面和最权威的英语词典,被称之为英语世界的金科玉律。OED在美国英语的收录上略显不足,可以作为其补充的有美国和加拿大按历史原则编纂的词典,如《美国英语历史原则词典》(*Dictionary of American English On Historical Principles*)和《历史原则美语词典》(*Dictionary of Americanisms On Historical Principles*)等。

此外收词量在26万以上的大型词典还有《韦氏三版新国际英语词典》(*Webster's Third New International Dictionary of the English Language*),其收词量为45万条。《蓝登书屋足本词典》(*The Random House Unabridged Dictionary*)是《蓝登书屋英语词典》(*The Random House Dictionary of the English Language*)第2版(1984年)的增订版,共收词32万条,包括人名、地名、事件和作品名称。

除上述大型词典以外,还有一些著名的中小型词典,如《世界图书词典》(*World Book Dictionary*),它是英美很受欢迎的两卷本词典;《牛津现代英语高级学生词典》(*Oxford Advanced Learner's Dictionary*);《郎曼当代英语词典》(*Longman Dictionary of Contemporary English*)。

(二)百科全书

考点:
    我国第一部具有权威性的综合性大百科全书是什么?

百科全书被称为参考性工具书之王,是百科知识的总汇。"百科"指众多学科,"全"是指系统,完整之意,它包括自然和社会科学各个领域最全面、最系统的知识,它是一种大型的综合性工具书。实际上百科全书是人类知识的结晶,称为工具书中的"巨人",它具有简明性、汇编性、系统性、检索性和可读性,人们赞扬它为"没有围墙的大学"。百科全书多采用条目形式对各个学科知识的定义、概念、原理、方法、历史和现状等做出符合其实际面貌、内容的解释和叙述,对一些内容丰富、历史悠久、影响深远的课题,则可用上数页、数十、数百页的篇幅专文论述。百科全书备有完善的检索体系,读者能够迅速而准确地查获答案。其中,我国古代"类书"也属此类。百科全书一般在10卷左右称为"百科全书",20卷以上者称为"大百科全书"。百科全书既可用于查寻事实性信息,如学科理论、流派、分支、术语、人物、事件、机构、地名等,也可用来查寻某些数据,还可用来查找各领域基本的文献书目。

1.中文百科全书举要 《中国大百科全书》,它是我国第一部具有权威性、世界性的综合性大百科全书。全书内容包括哲学、社会科学、文学艺术、文化教育、自然科学、工程技术等 66 个学科和知识门类。共 74 卷,共收 77 859 个条目,约 12 568 万字,总插图 49 765 幅,其中彩图 15 103 幅。《中国大百科全书》采用了分类与字顺相结合的编排方法,即全书按学科分类分卷,同一卷别内的条目按条头的汉语拼音字母顺序并辅以汉字笔画、起笔笔形顺序排列。与生物医学有关的部分有现代医学、中国传统医学、生物学及心理学等。该书于 1995 年出版简明版。

《简明中华百科全书》,中国大百科全书出版社,1994 年出版。它是我国一部有代表性的小型百科全书。该书共 3 卷,收录 8 000 多个条目,概述文章约 15 万字,插图 1 700 幅,全书共约 500 万字,分正文、附录和索引三大部。本书的内容以全面、系统、简明地介绍中国古今文化为主。

《简明不列颠百科全书》,中国大百科全书出版社,美国不列颠百科全书公司合作编译,中国大百科全书出版社 1985—1986 年出版。它是我国编译出版的国外百科全书中最有代表性的一种,是中型综合性百科全书。除中国部分外,主要根据第 15 版《不列颠百科全书》的《百科简编》部分编译而成。全书 10 卷,1~9 卷是正文及附录,第 10 卷为索引,共收条目 71 000 余条,附图片约 5 000 幅。其内容包括社会科学、自然科学、工程技术、文学艺术等各学科的概述,各类专名、术语、事件的介绍,侧重西方文化、科技成就和当代知识。

《中国医学百科全书》,该书是原卫生部组织全国医学专家集体编写的一部具有权威性的大型医学参考工具书。全书简明扼要,内容新颖可靠,共收词条 2 000 余条,有单卷本和综合本两种版本。条目编排以知识体系分类为主,附有字顺索引兼具检索查阅和辅导自学双重功能,文字叙述言简意赅。主要介绍基本概念、重要事实、科学依据、技术要点和成熟的结论。《中国医学百科全书》综合本(1991—1995)的编纂以分卷本为基础,进行综合、移植、增删、合并、归纳、改写。综合本分为中医学(上、中、下)、临床医学(上、中、下)、军事医学、基础医学和预防医学 5 种综合本,是一部具有较高学术水平的医学参考工具书。其他的专科性百科全书还有:《中国农业百科全书》《世界经济百科全书》《中国企业管理百科全书》《中国劳动人事百科全书》《中国军事百科全书》《中国水利百科全书》《中国电力百科全书》《中国冶金百科全书》《中国商业百科全书》《国际经济贸易百科全书》《中国青年百科全书》《中国证券百科全书》《关贸总协定百科全书》《城市问题百科全书》《行为科学百科全书》《中国保险百科全书》《中国公共关系百科全书》《中国教育百科全书》《中国税务百科全书》等。此外地方性百科全书也从 20 世纪 90 年代初开始出现,如《北京百科全书》《黑龙江百科全书》等。

2. 英文百科全书举例 《新不列颠百科全书》(*The New Encyclopedia Britannica*)简称 EB15,是原《不列颠百科全书》的第 15 版。它是世界上最著名的百科全书,它将全部知识按条目字顺编排,全书由 4 个部分,32 卷组成。第 1 部分为《简编百科:便捷参考和索引》(*Micropedia:Ready reference and Index*),由简明的短小条目组成,共约 9 万条目,按条目字顺排列,既是独立的简明百科全书,又是后一部分的"索引"。第 2 部分为《详编百科:知识深义》(*Macropedia:Knowledge in depth*),这是该百科全书的主体,由长篇大条目组成,按字顺排列。对主要学科、人物、事件等都详细介绍,条目后附有相关参考文献。如"中国历史"长达 108 页,详述华夏 5 000 年的历史。第 3 部分为《类目百科:知识纲要和不列颠学科指南》(*Propedia:Outline of knowledge and Guide to*

考点:
世界上最著名的百科全书是什么?

the Britannia)，它相当于前两部分的分类索引，在有关类目下列举前两部分的相应条目。第 4 部分为《索引》(Index)，按主题、人名字顺混排，指向各部分的相应条目。另外，还有作为年度补篇出版的《不列颠世界资料年鉴》(Britannica World Data Annual)。我国已有中文的《简明不列颠百科全书》可供利用。

《美国百科全书》(The Encyclopedia American)简称 EA，它是美国第一部大型综合性百科全书。在英语百科全书中，其权威性仅次于 EB，于 1829—1833 年问世，至今已有 160 多年历史。这部巨著的"数万个条目旨在成为专家和一般读者之间的桥梁"（见 EA 序），即要求撰写者是所属某学科的权威，力争做到深入浅出。EA 对美国、加拿大的历史、地理知识介绍得尤为广泛和深入。传记内容占全书的 40%，有许多文学名著和著名歌剧的梗概。从 1923 年起，每年出版一卷，作为全书补编。其条目逐词排列。插图 22 865 幅，其中 16% 是彩色的。索引达 35.4 万条。对一些具有历史意义的文献，如"奴隶解放宣言""华盛顿告别辞"等全文刊载。

《科利尔百科全书》(Collier's Encyclopedia)简称 EC，该书为 20 世纪中叶才出版的多卷集百科全书，为著名英语三大百科全书 A、B、C 中之 C，内容配合美国大学和中学全部课程。EC 是一部适合非专业人员、青年学生、家庭使用和阅读的百科全书。资料的深度和广度均不如 EB 和 EA。注意事实，理论性阐述较少。该书的写作风格上强调通俗、简洁，注重各科知识的综合平衡。该书的另一特点是将所有参考书集中在最后一卷里，共计 11 500 种，大多是各科的最好著作。每类按由浅入深的顺序编排；然后是 15 页的"学习指南"，按学科指导学生如何查阅书中各科的有关书目；最后是 40 万条分析索引，包括释文中的隐含主题、插图和地图。该书运用对象广泛，雅俗共赏，最为难得。

除上述三大著名英文百科全书之外，还有较重要综合性的英文百科全书有《钱伯斯百科全书》(Chamber's Encyclopedia)、《美国学术百科全书》(Academic American Encyclopedia)、《世界图书百科全书》(World Book Encyclopedia)。单双卷本百科全书有《哥伦比亚百科全书》(The Columbia Encyclopedia)、《蓝登书屋百科全书》(The Random House Encyclopedia)、《剑桥百科全书》(The Cambridge Encyclopedia)。专业性、地方性百科全书有《国际社会科学百科全书》(International Encyclopedia of the Social Sciences)、《麦格劳·希尔科技百科全书》(McGraw – Hill Encyclopedia of Science and Technology)、《范·诺斯特兰德科学百科全书》(Van Nostrand's Scientific Encyclopedia)、《国际教育百科全书》(The International Encyclopedia of Education)、《梅里亚姆·韦氏文学百科全书》(Merriam Webster's Encyclopedia of Literature)、《新科学百科全书》(New Encyclopedia of Science)、《美国宪法百科全书》(Encyclopedia of American Constitution)、《哥伦布百科全书》(The Christopher Columbus Encyclopedia)、《剑桥俄罗斯和前苏联百科全书》(The Cambridge Encyclopedia of Russia and the Former Soviet Union)等。

（三）名录

名录，是汇集人物、事物、组织机构、地域等名称，并按一定顺序排列起来的工具书。名录还有其他称谓，如录、集录、名册、通信录等。名录按其内容一般可分为人名录、地名录、物名录和机构名录等不同类型。它是科技人员考查人名、机构名称、企业名称，了解其基本情况的工具书。

1. 人名录 源于名人传记，它是一定区域，或一定时间，或一定专业范围内，某些知名人物的姓名和简传的汇集。其正文中,每个条目,包括姓名、生卒年月日、出生地、简历、学历、职务、住地、邮政编码、现在通信地址,主要科研成就、科研作品目录等项目。在编排上多以人名为目、简介为文、字顺为序来组织内容。为我们考查某个著名科学家的科学成就、水平和著述,提供了较为系统的资料及其线索,是一种实用性较强的工具书。

《中国当代名人录》,中外名人研究中心编,上海人民出版社1991年版。本书收录当代中国各界有杰出贡献、地位重要及知名度较高的人物7 564人,逐一介绍其生平、籍贯或出生地、主要经历、主要贡献。依据的资料绝大部分由其本人提供,个别部分则参照相关资料或研究成果而编写。该书为连续出版物,每年出一版。所收人物以姓氏笔画为序,书后附有按传主姓氏笔画为序编排的人名索引。

《国际名人录》,它是一部常用的国际性名人录,信息密集。每年出版一次,修订及时。每版有世界各国政治、经济、文艺、法律、外交、教育、宗教、科学界著名人士约2万名,列举其出生年、国籍、父母亲、配偶、子女、学历、职衔、著作、荣誉称号及通信地址等。由于其收录的广泛性,可代替十多种其他国家的名人录如德国和意大利等国的名人录等。该书正文按姓名字顺排列,正文前有"在位皇室名录"等专栏。

《世界名人录》,隔年出版。收录当前国际事务和各重要领域中的著名人物约28 500人,主要是各国政府首脑、外交官员、新闻工作者、慈善事业和文体界人士,基本上以职位和个人成就为主要收选标准。收录人数比《国际名人录》多,且有彼此不收的人物,因此,两者可配合使用,互为补充。

2.地名录　地名录是汇集一定范围地名及简况的名录。其特点是收录地名数量大,但只提供地理位置、所属国别、经纬度等简单资料。内容简单明了,是用于查检某地区的位置的一种参考工具书,如《中华人民共和国地名录》《世界地名录》等。

3.机构名录　是汇集一定范围的组织、机构、企业、单位的名称及简介性资料的名录,它又称为机构名称"指南""辞典""年鉴""手册""名鉴""总览"等。内容一般包括机构全称(简称)、简况、业务类型及范围、人员情况、负责人、单位地址、电话号码、邮政编码等。它们都是为查找不同范围的组织机构概况的工具书。机构名录收选的内容,可以是政府性部门,亦可是非政府性组织,也可是二者兼有。早期的机构名录只包括名称、缩写和地址等,内容比较简单,多按名称字顺编排,类似辞典。现在的机构名录的著录项目较为详细。一般包括机构的全称、简称、国际上流行的译名、创建日期、地址、宗旨、沿革、组织概况、负责人姓名、活动情况、成员情况、会议情况、出版物和奖励办法等。常用的机构名录大体有3种类型,即国际性、国家地区性和单一性。如《美国政府研究中心名录》(Government Research centers Directory)、《中国高等学校简介》《中国图书馆名录》《中国农业科学研究机构》《世界大学名录》《中国科学研究与开发机构名录》等属于机构名录。

(四)年鉴

年鉴又称为年报、年刊,是一种每年一期的连续出版的工具书。它以当年政府公报和文件,以及国家重要报刊的报道和统计资料为依据,及时汇集了一年内的社会科学和自然科学等领域的重大事件,重要时事文献、科学技术的新进展和统计数据,有些还附有大量图表和插图等。它可用来查阅特定领域在当年发生的事件、进展、成果、活动、会议、人物、机构、统计资料、重要文件或文献等方面的信息。年鉴编辑单位具有一定权威性,多为政府有关部门、学术团体或研究机构,也有由报社编辑部门或大百科全书出版社编辑出版的。

年鉴可以说是大百科全书的补充。大百科全书篇幅浩大,内容极其丰富,尽可能反映出科技发展的新水平、新成就,但是,由于出版周期过长,如一部全书至少要 8～10 年才能修订完,因此,为了适应这一发展趋势,弥补缺陷,大百科全书编辑部门,都按年编辑出版年鉴。

年鉴就其编辑内容、性质和用途可分为记事、综述和统计年鉴,就其取材范围又可分为综合性、专门性和区域性年鉴。因为年鉴出版及时,篇幅适中,报道新颖,材料完备、系统,有明显的总结性和连续性的参考价值,从而为广大科技人员,迅速、系统地提供了新资料。成为读者经常查阅的重要参考工具书。

1.综合性年鉴　它是汇集世界、某地区、各国的概况、人物、事件、活动、统计资料,反映其政治、经济、文化、科技发展动态和成果的一种年鉴,涉及范围比较广泛。如《中国年鉴》,新华社主办,中国年鉴社编辑出版。本年鉴是中华人民共和国国家年鉴,1983 年创刊。本年鉴除"概况"(主要介绍中国地理、历史、行政区域和民情风俗)、特载(主要刊载中国领导人的重要讲话和文章)、"大事纪要"之外,主要以"部类"为单元,共设政治、法制、经济、军事、外交、科学、文化、教育、卫生、体育、社会生活、宗教、人物和省、自治区、直辖市等23 个部类,全面反映上一年度中国各方面的新情况。它提供的各种数字均经国家统计局和有关部委确认,资料可靠,数据权威。其他的如《中国百科年鉴》《世界知识年鉴》《世界年鉴》《惠特克年鉴》《欧罗巴年鉴》等。

2.专业性年鉴　它是反映某一专业范围年度性的基本材料和基本情况,多半围绕一定的学科、专业、专题,系统收集和提供有关的情况和资料,一般为专业工作者所使用。包括专科性、专业性、专题性年鉴等。如《中国经济年鉴》《中国工业年鉴》《中国农业年鉴》《中国乡镇企业年鉴》《中国对外经济贸易年鉴》等。

3.统计性年鉴　它是主要用统计数字来说明有关领域或部门的进展情况的年鉴,一般供专业人员使用,既有综合性年鉴,又有专业性和地方性统计年鉴。如《联合国统计年鉴》,它是现有最全面、综合的国际统计年鉴,广泛地汇集了全世界 280 多个国家和地区的统计部门按预定的统计方法和格式收集起来的各个方面的统计资料。其他的如《中国统计年鉴》《广州统计年鉴》《中国人口统计年鉴》等。

4.地方性年鉴　它是反映一国之内某一地方各个方面或某一方面的重要材料和基本情况年度信息的年鉴。地方性年鉴发展很快,既有地方综合性年鉴,又有地方专业性年鉴,还有地方统计性年鉴。如《河南年鉴》《中国特区年鉴》《广州经济年鉴》等。

(五)手册

手册的名称很多,有指南、便览、要览、一览、宝鉴、必备、大全、全书等。不管名称如何,它们都是汇集某一方面的重要文献和基本知识,专供经常翻查文献的随身备用的参考工具书。编排体例简便、易查,一般以分类排列,近代手册都附有字顺索引。手册的主编人员大多是专业知识造诣很深的科学家或职业作家。手册属于二三次文献。但是有的手册还包括了作者的直接经验和科研工作的结晶,因而还具有一次文献的性质。随着科学技术的不断发展,作者必须及时增删,选用时必须择优录用,注意版次。

目前手册出版量很大,种类很多,名称繁杂,手册按所收录的内容一般分类 3 种类型,即综合性手册、专门性手册、常识性手册。

1.综合性手册　汇集所有学科或多个学科的专业知识、常用文献、基本数据、定义公式等利用频率较高的资料,供人们随时查检。如《各国概况》《吉尼斯世界纪录大全》等。

2.专门性手册　反映内容仅涉及某一专门领域知识的手册。如《外贸知识手册》《最新经济合同法全书》《学校教务工作实用手册》等。

3.常识性手册　常识性手册是以介绍人类日常生活实用知识为主要内容的手册,如《家庭日用大全》《育儿手册》等。

(六)图谱

图谱是汇集有关方面(或某一学科)的事物用图象形式绘录和摄制下来,加以分类编排的一种直观性的特种工具书,主要包括地图和事物图谱。如《中华人民共和国分省地图集》《世界地图》《甘肃省土壤图集》《中国年降水量图》《中国气候等级图》《中华人民共和国植被图》《地球资源卫星象片图集》《美国农业地图集》都属于地图类;而《图解现代生物学》《中国高等植物图鉴》《电子显微镜下的病毒》《植物病毒图鉴》《有毒植物的彩色图谱》《天故昆虫图册》《中国蛾类图鉴》《主要作物营养失调症状图谱》《苹果主要品种原色图谱》《家畜解剖图谱》《鸡胚胎发育图谱》《家畜解剖图谱》等均属于图谱类。

(七)表谱

表谱或称表册,是一种表格的专辑。它是汇集某一方面或某一专题的有关资料,一般采用表格形式进行编排的特种参考工具书。主要包括年表、历表和专门性历史表谱。

1.年表　年表是查考历史年代、大事的工具书,年表可分为3类。

(1)历史纪元年表　用以查考历史年代和历史纪元,如荣孟源编《中国历史纪年》;万国鼎编,万斯年、陈梦家补订的《中国历史纪年表》;方诗铭所编《中国历史纪年表》等。

(2)大事年表　除反映纪元外,还记载历史事件的发生和演变过程。供检查历代大事之用,如翦伯赞主编,齐思和、刘启戈、聂崇歧等合编的《中外历史年表》。

(3)专科年表　将有关一种学科或专题的事件按年为纲加以例举,如董作宾等编纂的《甲骨年表》等。

2.历表　历表是一种把不同历法的历日按一定的次序汇编在一起,以相互对照的表格,提供查找和换算不同历法的年、月、日的工具书。著名的历表有陈垣编著的《中西回史日历》和《二十史溯闰表》等。

3.专门性历史表谱

(1)人物生卒年表　用来查找历史人物在世的时间。如姜亮夫编、陶秋英校《历代人物年里碑传综表》等。

(2)职官年表　以政府机构中重要的官制职称为目,按照时代或逐年记载任免这个官职的人物姓名;或系统记述历代职官的名称、职掌和演变。如清黄本骥原编、中华书局上海编辑所《历代官表》等。

(3)地理沿革表　着重反映一个国家的行政区划情况和历史沿革。如清陈芳绩编的《历代地理沿革表》,清段长基编的《历代疆域表》等。

（4）年谱　以谱主为中心,以年月为经纬,比较全面细致地列出谱主一生的事迹,是研究历史人物生平、学术的重要参考资料。杨殿珣编有《中国历代年谱总录》。

（5）讳谱　专门汇录历代帝王的避讳情况。如清陆费墀编的《历代帝王庙谥年讳谱》,张惟骧编的《历代讳字谱》等。

（6）家谱　或称族谱,主要记载某一家族世系和重要人物事迹的家谱档案。

（7）综合性历史表谱　如沈炳震的《廿一史四谱》等。

第四节　技能学习考试就业数据的利用

一、维普 VIPExam 考试学习资源数据库

（一）概述

维普 VIPExam,全称《VERS 维普考试资源系统》(*VIP Exam Resources System*),是由重庆维普资讯有限公司专门针对教师、学生、各种职业考试应试者研发的集日常学习、考前练习、模拟测试、在线考试等功能于一体的大型教育资源数据库。系统采用开放、动态的架构,将传统的试卷考试和试题练习模式与先进的网络应用相结合,可使学生完全根据个性化需要来进行具有针对性的考试学习和模拟练习。同时,学校教辅部门也可根据需要利用 VERS 构建题库、组织在线考试等,从而极大地方便了教师教学工作的顺利开展和学生自主学习兴趣的培养。

对高校图书馆而言,通过 VIPExam 强大而灵活的后台管理功能可以将各种热门考试辅导书籍和习题集数字化后导入到数据库中,从而建成符合本校学生使用的特色题库,为学生进行日常自主性学习和考前练习提供一个快捷、高效的学习平台。

对广大高校学生而言,通过 VIPExam 强大的学习、练习功能,学生不仅可以在平时根据自己个性化需求来进行巩固学习,同时也可以在考前进行专项强化练习和(机考)模拟自测,为参加各种大型国家级认证考试和专业考试做好准备。

（二）功能和使用

VIPExam 题库目前涵盖了英语类、考研类、计算机类、司法类和公务员类等八大专辑 90 余类热门考试科目,总题量已超过 4 000 套。版权清晰透明,试题来源权威,使 VIPExam 系统成为真正意义上的学习资源数据库。

VIPExam 分前台应用系统(即学生应用端)和后台管理系统(即教师管理端)。

前台应用系统包括模拟自测、随机组卷、专项练习、我的题库、学习论坛、网络课堂、在线考试等 7 个主要功能模块。

后台管理系统包括题库管理、试卷管理、模板管理、用户管理、数据统计、组织在线考试等 6 个主要功能模块。

1. 前台应用系统(即学生应用端)

（1）模拟自测　包括八大专辑 90 余小类热门考试的历年全真试卷以及全国 10 余所著名高校教育专家编写整理的模拟预测试卷 4 000 余套,供学生进行考前模拟自

测。测试结束之后,学生可以查看每道试题的正确答案和知识点讲解,并可将试卷保存到"我的题库"中,以便日后重新测试和自我总结。

（2）随机组卷　通过随机组卷功能,学生可以根据系统默认模板或自定义模板,在特定的题库中随机抽取试题组合成模拟试卷进行自我测试。模拟试卷中的全部试题均为历年考试真题或者相关科目教学专家最新编写的模拟试题,具有很强的针对性和很高的模拟练习价值。

（3）专项练习　学生可以通过该功能对自己比较薄弱的某类题型进行有针对性的强化练习。选定某种类型考试的某类题型之后,系统将自动在海量题库中进行随机抽题。

（4）我的题库　学生在"模拟自测""专项练习"或"随机组卷"功能下进行自测练习时,可中途退出练习并将试卷保存到"我的题库"中,方便学生下次登录时继续作答。测试结束后,学生也可将试卷或做错的试题保存到"我的题库"中,以便以后进行自我总结和强化训练。

（5）学习论坛　学习论坛为学生与学生之间、教师与学生之间提供了一个良好的教育和学习的交流平台。论坛分为"我有疑问""学习交流""学习通知""休闲驿站"四大板块。

（6）网络课堂　网络课堂作为日常教学的有益补充,为师生间的授课和学习提供了良好的网络平台。教师可根据教学任务和规划将部分教学课件或教案上传到该平台上,供学生点播下载。

（7）在线考试　通过在线考试功能,被授权的学生可以通过计算机网络参加教师组织的各种随堂考试、正式考试或作业考试。考试结束后,VIPExam 系统将对所有考生的客观题试卷部分自动判分,并自动计算该次考试的平均分、及格率、参考人数、名次等数据。

2. 后台管理系统（即教师管理端）

（1）题库管理　通过题库管理功能,超级管理员和被授权的管理员（教师）可以对特定题库中的试题进行修改、删除、添加（支持批量导入）等操作,以快速构建适合本校学生使用的特色题库。

（2）试卷管理　管理员（教师）可以对系统现有的试卷名称、试卷类型、试卷级别、试卷内容进行添加、修改、删除等操作。

（3）模板管理　VIPExam 系统率先引入了"模板"的概念,即某类考试标准试卷中应该出现的题型种类和各题型下的小题数量。通过模板管理功能,超级管理员可以设定、修改、删除或添加整个 VIPExam 系统下各种类别考试的默认模板,并可以随时设定和修改某模板中各种题型是否选用、各题型下小题的数量、各小题所占分值等。因此,无论考试如何改革,题型如何变化,VIPExam 系统都能永远与考试要求相适。

（4）用户管理　整个系统包含 3 种角色,即普通用户、管理员、超级管理员。超级管理员拥有全部权限,可以对系统的注册用户进行权限编辑或删除操作。同时,超级管理员也可以通过"用户管理"功能查看访问本系统的用户 IP、访问时间、访问次数等数据。

（5）数据统计　在线考试结束后,VIPExam 系统将根据考生的答题情况来自动判卷,并对各考生成绩及名次、参考人数、缺考人数、平均分、考试日期、及格率等数据进

笔记栏

行自动计算。超级管理员和管理员（教师）可以将上述各种数据导入到 Excel 表中，以便对各个班级、各个学生的学习情况有一个清晰的了解。

（6）组织在线考试　管理员（教师）通过 VIPExam 组织在线考试时，可先将参加考试的学生信息（登录账号、真实姓名、登录密码等）添加到系统中，然后通过选择特定题库、特定模板、特定试卷来生成考试试卷。试卷生成后，管理员（教师）可以对试卷内的试题进行二次修改、添加和删除等操作。通过组织在线考试不仅可以极大减轻教师的工作负担，同时通过 VIPExam 系统特有的"打乱题目顺序"和"打乱选项顺序"等功能还能有效防止作弊，保证网络化考试的安全性和严肃性。

二、其他考试测评系统

（一）《银符在线考试模拟平台》

《银符在线考试模拟平台》包含语言类、计算机类、司法类、公务员类、经济类、研究生类、工程类、综合类和医学类九大类考试专辑，共有 448 种考试科目（如大学英语、专业英语、计算机等级考试、研究生入学考试、公务员考试、注册会计师考试、司法考试……），包含 3.5 万多套原版试卷，共 350 多万道试题，提供限时考试、在线评分、答案解析、成绩分析、专项训练等强大功能，能有效地帮助同学们提高考试成绩。

（二）《起点自主考试学习系统》

《起点自主考试学习系统》是一个包含英语、计算机、公务员、司法、会计、研究生、医学、工程、资格类考试的整合性模拟学习平台。系统主要功能包括模拟考场、随机组卷、手工组卷、在线答题、在线评分、自动解答、试题详解、专项练习、我的题库等。系统具有内容丰富、实用性强、界面友好、简洁易操作，功能完善等特点，是无纸化考试，教辅功能新体验。

小　结

本章介绍了图书馆的功能和特点以及数字图书馆的基本情况，介绍了《中国图书馆分类法》和图书馆如何利用分类法进行排架以及读者利用分类法查找图书的方法和途径。介绍了参考工具书的定义、类型、特点和参考工具书的检索方法。介绍了维普 VIPExam 考试学习资源数据库以及其他考试测评系统。

 同步练习

（一）单选题

1.《中国图书馆分类法》（简称《中图法》）将图书分成（　　　）。

　　A. 五大部分 22 个大类　　　　　　　　B. 五大部分 26 个大类

　　C. 六大部分 22 个大类　　　　　　　　D. 六大部分 26 个大类

2.《中国图书馆分类法》（简称《中图法》）是我国常用的分类法，要检索医药卫生方面的图书，需要在（　　　）类目下查找。

　　A. S 类目　　　　　　　B. Q 类目　　　　　　　C. T 类目　　　　　　　D. R 类目

3. 下面哪一项是图书馆的功能属性（　　　）。

A. 教育功能　　　　　B. 信息情报功能　　　　C. 文化传承功能　　　　D. 以上都是

4. 仅供查找解决字、词的音、义、形的问题的参考工具书是(　　)。

A. 年鉴　　　　　　B. 图谱　　　　　　C. 字词典　　　　　　D. 人名录

5. 我国第一部正规字典是(　　)。

A.《康熙字典》　　　B.《说文解字》　　　C.《新华字典》　　　D.《辞海》

6. 我国第一部具有权威性的综合性大百科全书是(　　)。

A.《中国大百科全书》　　　　　　　　B.《简明中华百科全书》

C.《中国医学百科全书》　　　　　　　D.《北京百科全书》

7. 世界上最著名的百科全书是(　　)。

A.《新不列颠百科全书》　　　　　　　B.《美国百科全书》

C.《科利尔百科全书》　　　　　　　　D.《剑桥百科全书》

8. 下面哪一项不属于参考工具书的特点(　　)。

A. 查考性　　　　　　B. 多样性　　　　　C. 概述性　　　　　D. 易检性

(二)思考题

1. 图书馆的功能和类型有哪些?

2. 图书馆图书排架的方式有哪些?

3. 简单阐述《中国图书分类法》的类目体系有哪些特点?

4. 数字图书馆的建设与管理包括哪些方面?

5. 简述参考工具书的特点与作用。

6. 维普 VIPExam 考试学习资源数据库的功能有哪些?

参考答案:

单选题:1. A　2. D　3. D 4. C　5. B　6. A　7. A　8. B

第三章

网络信息资源检索

🌀 学习目标

1. 掌握　百度、谷歌等搜索引擎的使用方法与检索技巧。
2. 熟悉　搜索引擎的分类,国内外主要开放存取资源。
3. 了解　网络信息资源的特点和类型,国内外医学专业搜索引擎及主要医学信息网站。
4. 能力　能够利用合适的搜索引擎,快速准确地获取需要的网络信息资源。

第一节　网络信息资源概述

进入 21 世纪,通过互联网获取各种信息已经成为人们日常生活的一部分。对科技工作者来说,互联网更是重要的科研工具,通过它不仅科研了解科技发展的最新动态,获取最新信息资料,而且可以进行广泛的国际科技协作和学术交流。互联网上的信息资源极其丰富,利用好的搜索引擎可以帮助用户快速高效地获取信息,而开放存取资源则可以提供大量免费的学术文献。

一、网络信息资源的概念和特点

(一)网络信息资源的概念

网络信息资源是指通过计算机网络可以利用的各种信息资源的总和。具体来说是指所有以电子数据形式把文字、图像、声音、动画等多种形式的信息存储在光、磁等非纸介质的载体中,并通过网络通信、计算机或终端等方式再现出来的资源。

随着互联网发展进程的加快,信息资源网络化成为趋势,与传统的信息资源相比,网络信息资源在数量、结构、分布和传播的范围、载体形态、内涵和传递手段等方面都显示出了新的特点。目前网络信息资源以互联网信息资源为主,同时也包括其他没有连入互联网(局域网)的信息资源,其中包括生物学、医学、药学等生物医学信息资源。

网络学术资源是指与学术研究有关的互联网中的资源,主要包括政府信息、科研信息、教育信息和文化信息。政府信息是指国际组织、各国政府及其相关部门发布的信息;科研信息是专业学术机构,包括学会、协会、研究所等设立的网站及其相关信息;教育信息是大学设立的网站及相关信息;文化信息则是指各类信息媒体的网站、世界各地图书馆的数字化馆藏等。

(二)网络信息资源的特点

随着网络技术的发展和网络浏览工具的开发,网络资源发展越来越快,网络信息资源数量大、表现形式多样化等特征愈发明显,与传统信息资源相比具有以下几方面特点。

1.存储数字化　信息资源由传统纸张上的文字变为磁性介质上的电磁信号或者光介质上的光信息,使信息的存储、传递和查询更加方便,而且所存储的信息密度更高,容量更大,甚至可以无损耗地被重复使用。以数字化形式存在的信息,既可以在计算机内高速处理,又可以通过信息网络进行远距离传送。

2.表现形式多样化　传统信息资源主要是以文字或数字形式表现出来的信息,而网络信息资源则可以是文本、图像、音频、视频、软件、数据库等多种形式存在的,涉及领域从经济、科研、教育、艺术,到具体的行业或个体,包含的文献类型从电子报刊、电子工具书、商业信息、新闻报道、书目数据库、文献信息索引到统计数据、图表、电子地图等。

考点:
　网络信息资源的特点有哪些?

3.使用方便,共享性强　不同国家区域的人都可以利用网络传播信息,超级链接使查找信息灵活方便,组织形式多样,信息获取快捷。网络信息资源还具有很强的交互性和共享性,人们可以就一个话题或研究课题展开交流和讨论,也可以让所有的网民共享自己的研究成果。

4.数量巨大,增长迅速　中国互联网络信息中心(China internet network information center,CNNIC)一年发布两次的《中国互联网络发展状况统计报告》显示,截至2014年6月底,中国网民数量达到6.32亿,域名注册总量为1 915万个,网站数量273万个。可见,互联网的极速发展推动了网络信息资源呈指数增长,数据庞大。

5.传播方式的动态性和时效性　网络环境下信息的传递和反馈快速灵敏,具有动态性和实时性等特点。信息在网络中的流动非常迅速,电子流取代了纸张和邮政的物流,加上无线电和卫星通信技术的充分运用,上传到网上的任何信息资源,都只需要短短的数秒就能传递到世界各地的每一个角落。

6.信息源复杂,管理困难　网络的共享性与开放性使得人人都可以在互联网上索取和存放信息,目前由于缺乏健全的质量控制和管理机制,这些信息无法经过严格编辑和整理,信息质量良莠不齐,大量不良和无用的信息充斥在网络上,形成了一个纷繁复杂的信息世界,给用户选择和利用网络信息带来了障碍。

二、网络信息资源的种类

网络信息资源多种多样,可按不同的标准划分为不同的类型。下面主要介绍按信息来源、信息内容、网络传输协议、信息交流方式和信息表现形式划分的类型。

(一)按信息来源划分

网络信息资源按信息来源可分为政府信息资源、公共信息资源、商业信息资源等类型。

1. **政府信息资源** 即各国政府在因特网上发布的有关该国与政府的各种公开信息,主要包括新闻报道、政策法规文件、统计信息、政府部门介绍、政府档案、政府成就等。政府信息资源的获取主要通过政府门户网站和部分公益部门的研究报告。例如,中国政府网(http://www.gov.cn)是国务院和国务院各部门,以及各省、自治区、直辖市人民政府在国际互联网上发布政府信息和提供在线服务的综合平台。

2. **公共信息资源** 即为社会公共服务的机构所拥有的信息资源,主要包括公共图书、科技信息、新闻出版、文化共享、环境保护、地理、海洋、气象、食品卫生、科学数据及广播电视信息资源等。公共信息资源大部分由政府资助的研究机构发布,具有公益特征,可以免费获取。如瑞典隆德大学图书馆开放存取期刊列表(DOAJ,http://www.doaj.org)、中国的全国文化信息资源共享网——中国文明网(http://www.wenming.cn)等。此外,一些私营企业也会参与公共信息的收集与制作,一些公共机构则会参与数据资源的经营,形成电子出版物市场。用户通过付费购买的方式能够获得质量较好、信息集中的信息资源,目前高校图书馆使用的学术信息资源大部分都是这类信息资源。

3. **商业信息资源** 即商情咨询机构或商业性公司为生产经营者或消费者提供的有偿或无偿的商用信息,主要包括产品介绍、企业机构名录、商贸信息、金融信息和经济统计信息等。这类信息资源时效性比较强,分析性资源居多,大部分对特定的目标用户开放。例如,金融界网站(http://www.jrj.com.cn)就是目前全球最大的中文财经金融网站,以专业服务与用户共享中国经济发展成果。

(二)按信息内容划分

网络信息资源按信息内容可分为网络资源指南和搜索引擎、联机书目检索系统、网络数据库、电子出版物、网上参考工具书、其他网络信息(新闻、会议、政策等消息,电子邮件、娱乐、培训、软件等)等类型。

1. **网络资源指南和搜索引擎** 网络资源指南是一种按主题进行等级排列的类索引,用户通过逐层浏览类别目录、逐步细化的方式来寻找合适的类别直至具体的信息资源。网络搜索引擎强调检索功能,允许用户在索引中查找词语或短语。顶级搜索引擎的索引列表涵盖数亿个网页,每天响应数千万次查询,是专用的万维网服务器。

2. **联机书目检索系统** 许多机构通过联机书目检索系统(OPAC)将自己的馆藏书目信息、期刊目录信息、数字资源信息放在网上,供用户了解馆藏资源。联机书目检索系统是利用计算机网络终端来查询图书馆馆藏资源的一种现代化检索方式,包括各类图书馆和信息机构提供的馆藏书目信息检索系统、地区或行业的图书馆的联合目录检索系统等,例如,全国高等教育文献保障系统(CALIS)提供多所高校的馆藏书目和期刊的联合查询。

3. **网络数据库** 网络数据库是在网络上创建、运行的数据库,是数据与资源共享技术结合的产物。网络数据库所存储的信息都是经过严格人工筛选、整理和组织的具有较高学术价值、科研价值的信息资源。许多从事传统信息服务的机构开发了网络数据库,如 EBSCO 公司的 ASP 数据库、ISI 公司的 WebofScience、中国知网、万方数据资源系统等,这些网络数据库都是由专门的信息机构或公司来制作和维护的。

4. **电子出版物** 电子出版物是以数字代码形式将文字、图像、声频、视频等信息存储在磁、光、电介质上,通过网络传播,并通过计算机或相关设备阅读的出版物,包括电子图书、电子期刊和电子报纸等。现有的电子出版物有的是传统纸本文献的电子版本,有的是完全以数字化形式编辑、制作、出版和发行的出版物。

5.网上参考工具书　因特网上有众多的指南、名录、手册、索引等传统的和现代的参考工具书。这些网络版参考工具书使用起来非常便捷,用户只需输入待查的词语、短语、名称、概念、公式等,就可以找到相关的解释、叙述、定义、数据等事实信息。

6.其他网络信息　网络的开放性和交互性使得网上有很多动态性很强的信息,如网上新闻、BBS、政府机构发布的信息、政策法规、会议消息、研究成果等。网上还有大量的电子邮件,以及娱乐游戏、教育培训、应用软件等信息,这些信息非常丰富,而且大多免费提供使用。

（三）按网络传输协议划分

按网络传输协议划分,网络信息资源可分为 WWW 信息资源、FTP 信息资源、Telnet 信息资源、用户服务组信息资源、Gopher 信息资源等类型。

1. WWW 信息资源　WWW（world wide web,WWW 或 Web）信息资源是基于超文本传输协议 HTTP（hyper text transfer protocol）建立在超文本、超媒体等技术基础上,集文本、图形、图像、声音于一体,以直观的用户界面展现和提供信息的网络资源形式。通过超文本链接,用户在 WWW 上查找信息时可以从一个文档跳到另一个文档,而不必考虑这些文档在网络上的具体位置。由于 WWW 信息资源使用简单、功能强大、传递迅速,因而成为互联网上的主流资源。

2. FTP 信息资源　FTP 信息资源是指利用文件传输协议 FTP（file transfer protocol）可以获取的信息资源。FTP 可以实现不同操作系统的本地计算机和远程计算机之间的文件传输,不仅允许从远程计算机上获取、下载文件,也可以将文件从本地计算机复制、传输到远程计算机上。FTP 是互联网上传递文件的主要方式。

3. Telnet 信息资源　Telnet 信息资源是在远程登录协议 Telnet（telecommunication network protocol）的支持下,可以访问共享的远程计算机中的资源。使用 Telnet,用户可以与全世界许多信息中心、图书馆及其他信息资源机构联系。

4.用户服务组信息资源　互联网上各种各样的用户通信或服务组是最受欢迎的信息交流形式之一,包括新闻组、邮件列表、专题讨论组、兴趣组等。这些讨论组都是由一组对某一特定主题有共同兴趣的网络用户组成的电子论坛,在电子论坛中所传递与交流的信息就构成了互联网上最流行的信息资源之一。

5. Gopher 信息资源　Gopher 是一种基手菜单的网络服务,它为用户提供了丰富的信息,并允许用户以一种简单、一致的方法快速找到并访问所需的网络资源。在一级级菜单的指引下,用户在菜单中选择项目和输览相关内容,即可完成对因特网上远程联机信息系统的访问,无须知道信息的存放位置或掌握有关的操作命令。

（四）按信息交流方式划分

按信息交流方式划分,网络信息资源可分为正式出版信息、半正式出版信息和非正式出版信息 3 种类型。

正式出版信息是指各种数据库、联机杂志和电子杂志、电子版工具书、报纸、专利信息等。半正式出版信息是指各种学术团体和教育机构、企业和商业部门、国际组织和政府机构、行业协会等单位的网址或主页上可以查到的"灰色"信息,非正式出版信息是指电子邮件、专题讨论组和论坛、电子会议、电子布告板、新闻等。

（五）按信息表现形式划分

按照信息表现形式划分,网络信息资源可分为全文型、事实型、实时型和其他类型的信息资源。

全文型信息资源是指各种网络报纸,专门在网上发行的电子期刊、印刷型期刊的电子版、网上出版的学术论文、会议论文、标准全文等。事实型信息资源是指城市或景点介绍、工程实况及记录、企事业机构名录、指南、字词典、百科全书、年鉴、手册等。实时型信息资源是指各类投资行情和分析、娱乐、聊天、网络新闻组讨论、BBS、网上购物等。其他类型信息资源是指图片、动画、音乐、影视、广告等。

三、网络信息安全

考点:

信息安全的概念是什么?

互联网为个人信息的传播提供了一个前所未有的发展空间,在互联网普及的背景下,信息的传递方式与传统的以纸质媒介为主的传递方式相比,发生了革命性的改变:迅捷、即时、多呈现方式(语音、视频、文稿等)成为网络信息传递的重要特点。但是由于网络信息系统问题和网络的虚拟性,导致信息是否真实、是否得到安全保障等问题出现,带来了许多新的信息安全问题。

（一）信息安全的概念

信息安全,主要是针对网络系统内的信息和数据库做到保密和相对的完整性,对于那些系统之外的信息,要对其进行一定的辨别,以及确定信息是否安全的一种控制手段。计算机网络最重要的方面是向用户提供信息服务,及其所拥有的信息资源。它是用来保证网络用户的安全要求,预防各类信息对网络系统的攻击和威胁,从而保证整个系统能够安全稳定、正常的运行。

网络安全,是指网络信息的安全。网络安全是对网络信息保密性、完整性、可用性、真实性的保护。其本质是在信息的安全期内,保证信息在网络上流动时或者静态存放时不被非授权用户非法访问,但授权用户可以访问。

（二）信息和网络信息系统面临的安全威胁

网络系统的应用,面临着很大的威胁。网络信息安全的目的是将计算机网络系统的脆弱性降低到最低程度。其脆弱性体现在以下几点。

1. **软件的脆弱性**　随着软件规模的不断扩大,各种系统软件、应用软件不断出现漏洞。软件的漏洞有两类:一类是有意制造的漏洞,另一类是无意制造的漏洞。有意制造的漏洞是指设计者为日后控制系统或窃取信息而故意设计的漏洞,包括各种后门、逻辑炸弹。例如,2017 年 5 月 12 日 20 时左右,国家网络与信息安全信息中心紧急通报:新型病毒从 5 月 12 日起在全球范围传播扩散,已影响到包括我国用户在内的多个国家的用户。该勒索病毒利用 Windows 操作系统 445 端口存在的漏洞进行传播,并具有自我复制、主动传播的特性。勒索病毒感染用户计算机后,将对计算机中的文档、图片等实施高强度加密,并向用户勒索赎金。随后,WannaCry(永恒之蓝)勒索蠕虫全球爆发,传播迅速,愈演愈烈,超 150 个国家,10 万家企业、政府机构中招,全球"沦陷",俨然一场空前的大灾难。无意制造的漏洞是指系统设计者由于疏忽或其他技术原因而留下的漏洞。比如,使用 C 语言的字符串复制函数,因未做合法性检查而导致缓冲区溢出。总之这些漏洞成为黑客攻击的便利途径,所以我们要及时对系统和应用程序打上最新的补丁,及时更新软件。

2. 协议安全的脆弱性　计算机的运行及网络的互联,都是基于在各种通信协议基础之上的,但是因特网设计的初衷是为了计算机之间交换信息和数据共享,缺乏对安全性整体的构想和设计。协议的开放性、复杂性,以及协议设计时,缺乏认证机制和加密机制。这使得网络安全存在着先天性的不足。当前计算机系统使用的 FTP、EMAIL、NFS 及互联网,赖以生存的 TCPIP 协议等,都包含着许多影响网络安全的因素,存在着许多漏洞。例如,IP 欺骗就是利用了 TCP/IP 网络协议的脆弱性。

3. 数据库管理系统安全的脆弱性　数据库主要应用于客户/服务器(C/S)平台。在 Server 端,数据库由 Server 上 DBMS 进行管理。由于 C/S 结构允许服务器有多个客户端,各个终端对于数据的共享要求非常强烈,这就涉及数据库的安全性与可靠性问题。当前大量的信息都存储在各种各样数据库中,然而在数据库系统安全方面考虑得却很少,有时数据库管理系统的安全与操作系统的安全不配套,导致了数据库不安全性因素的存在,对数据库构成的威胁主要有对数据的破坏、泄露和修改等。

4. 传统恶意软件　传统恶意软件将仍是感染互联网上计算机的主要途径。F-Secure在 2009 年公布的一份报告中指出,2007～2008 年间检测到的恶意软件数量增长了 3 倍,在之前 5 年间增长了 15 倍。McAfee 公司披露的数据表明,全球每天新出现约 5.5 万个恶意软件,这种指数增长模式贯穿 2010 年,而且会一直继续下去。木马仍将是恶意软件传播的主要媒介。在很多情况下,它们将伪装成文档(如 PDF 文件)。

5. 高级持续威胁　网络攻击将变得更高级,以针对特定机构获取特定数据为目标。这类攻击通常被称为高级持续威胁(APT),旨在潜入组织、越过防火墙并获取目标数据。一旦该软件突破防火墙,它将在组织周围四处调查和收集有关内部系统的信息。然后,它将利用这些信息来获得访问关键信息的权限,包括交易处理、客户名单或者人力资源记录等,并且开始窃取敏感数据。如果没有进行适当监控,组织可能会在受到攻击数周甚至数月后才发现自己受到攻击。

6. 移动设备漏洞增多　据 3M 委托进行的《2010 年可视数据泄漏风险评估研究》报告指出,70% 的公司仍然没有制定明确的政策来列举出当员工在公共场所工作时可以使用哪些设备连接网络。由于远程工作和远程访问信息的人员日益增多,现有漏洞的威胁等级将不断提升,并且还将出现新的漏洞。

7. 一种新型威胁的黑客行为　恶意攻击对计算机的网络安全具有很大的潜在危害。一般来说,其可以分为两种:被动攻击以及主动攻击。第一种被动攻击指的是在不被用户察觉的情况下,窃取和破译重要的信息;第二种主动攻击指的是攻击者对用户的信息进行破坏以及窃取。无论是哪一种情况都是我们不愿意看到的,因为都会对用户带来很大的威胁以及困扰。网络不可避免地具有一些漏洞,黑客们正是利用这些漏洞对用户进行攻击,对国家和人民的生活和财产都会造成极大的损失。

黑客行为最明显的例子是在 MasterCard、Visa 和 PayPal 公司切断对 WikiLeaks 的金融服务后,Anonymous 最近对这些公司进行的攻击。我们会看到更多这类代表政治和环境组织集团进行的攻击。

8. 自然灾害　自然灾害也是威胁计算机网络信息安全的一个因素。这是因为雷电、电磁干扰、水灾、火灾甚至是潮湿都有可能对计算机网络信息造成重大影响。在防护的过程中,要充分考虑到计算机信息系统所处的环境,同时要对不可抗力进行充分防护,尽量将损失降到最低。

9. 操作失误 操作失误主要针对的主体是用户自身。有些用户的安全意识很差,所用的密码并不复杂。这就有可能造成用户信息泄露,进而对网络信息安全造成影响。

10. 网络可能随时随地泄露我们的隐私 随着网络的发展、技术的进步,信息安全面临的挑战也在增大。一方面随着硬件技术和并行技术的发展,针对网络的攻击层出不穷。另一方面网络应用范围的不断扩大,使信息网络中存在的各种信息资源数据在存储和传输过程中可能被盗用、暴露或篡改,从而使网络用户的利益受到严重的威胁和损害。

网络创造了一个虚拟的新世界,在这个新世界里,每一名成员可以超越时空的制约,十分方便地与相识或不相识的人进行联系和交流,从而为人们情感需求的满足和信息获取提供了崭新的交流场所。但由于计算机已经成为人们交流的主要方式,也是一个国家的经济、军事等活动的重要工具,给很多想窃取隐私的人有了可乘的机会,很多人想从中窃取隐私。大量的个人信息和社会隐秘信息的泄露,给社会和个人都造成了巨大的损失。

(三)网络信息安全技术措施、防护策略

安全是信息和网络信息赖以生存的基础。只有安全得到保障,网络的各种功能才能得以不断发展和进步。我们可以采取有效的措施保护信息和网络信息安全。一般来说,计算机网络信息的安全防护策略有以下几种。

1. 安装防火墙和杀毒软件 所谓网络防火墙,是能够有效组织外部网络用户入侵本机的技术。它能够对计算机与计算机之间的网络进行有效的控制。在计算机与计算机之间进行网络的信息传递时,网络防火墙会按照一定的安全策略对数据进行检查。网络防火墙可以分为很多种类型,比如监测型和过滤型等。

采用防火墙技术是解决网络安全问题的主要手段之一。防火墙常被安装内部受保护的网络连接到外部 Internet 的节点上,用于逻辑隔离内部网络和外部网络。它是一种加强网络之间访问控制的网络设备,它能够保护内部网络信息不被外部非法授权用户访问。防火墙已被广泛地应用于内部网络和外部公共网络的互联环境中,是内、外部网络之间的第一道屏障。

防火墙具有如下的功能:它可以扫描流经它的网络通信数据,对一些攻击进行过滤,以免其在目标计算机上被执行。防火墙可以通过关闭不使用的端口来禁止特定端口的流出通信,封锁木马,还可以禁止来自特殊站点的访问,从而防止来自非法闯入者的任何不良企图。可以记录和统计有关网络使用滥用的情况。但是防火墙技术只能防外不防内,不能防范网络内部的攻击,也不能防范病毒。防火墙技术属于典型的被动防御和静态安全技术,网络管理员可将防火墙技术与其他安全技术配合使用,这样可以更好地提高网络的安全性。

2. 数据加密技术 数据加密技术是其他一切安全技术的基础和核心。此方法可以将被传送的信息进行加密,使信息以密文的形式在网络上传输。按照接收方和发送方的密钥是否相同,可将加密算法分为对称算法和公开密钥算法。在对称算法中,加

密密钥和解密密钥相同或者加密密钥能够从解密密钥中推算出来,反之也成立。最具代表性的对称算法便是 DES 算法。对称算法优点是速度快,但是其密钥必须通过安全的途径传送,因此,其密钥管理成为系统安全的重要因素。在公开密钥算法中,加密密钥和解密密钥互不相同,并且几乎不可能从加密密钥推导出解密密钥。RSA 算法是公开密钥算法中最具影响力和最为典型的算法,是第一个能同时用于数字签名和加密的算法。在维护网络安全的工作中,我们可以适当地采取数据加密这种主动防御的技术,来提高信息通信的安全性。

3. 更换管理员账户　管理员账户是计算机用户中拥有最大权限的用户,能够对计算机的所有重要信息做出更改及设置。如果黑客在入侵的过程中获取了管理员账户的密码,那么计算机中所有用户的信息都会受到威胁。为了防止黑客轻易窃取管理员账户,管理员的密码应该足够复杂。

4. 入侵检测和网络监控技术　入侵检测系统(intrusion detecfion system,IDS)是从多种计算机系统及网络系统中收集信息,再通过这些信息分析入侵特征的网络安全系统。IDS 被认为是防火墙之后的第二道安全闸门,它能使在入侵攻击对系统发生危害前检测到入侵攻击,并利用报警与防护系统驱逐入侵攻击,在入侵攻击过程中能减少入侵攻击所造成的损失;在被入侵攻击后收集入侵攻击的相关信息作为防范系统的知识添加入策略集中,增强系统的防范能力,避免系统再次受到同类型的入侵。入侵检测的作用包括威慑、检测、响应、损失状况评估、攻击预测和起诉支持。

5. 及时安装漏洞补丁　软件和系统具有漏洞是不可避免的,这是因为设计者和程序员不可能考虑到所有方面。但是黑客会轻易通过漏洞对计算机信息网络造成严重影响。我们普通用户在使用计算机网络时,应该及时更新系统最新补丁,这样黑客就不会轻易有机可乘。同时我们也可以通过 QQ 管家或者 306 安全卫士等更新软件和下载扫描漏洞。

网络信息安全是动态的,新的因特网黑客站点、病毒与安全技术与日俱增。如何才能停留在知识曲线的最高点,用技术手段把握住安全网络的大门,这将是对新一代网络管理人员的挑战。

6. 提高网络信息安全防范意识和措施

(1)我们要了解基本的网络安全知识。比如如何使用杀毒软件、如何设置防火墙。如果你有重要的数据要在网络上传输的话,怎么进行数据加密、如何设置密码保护等。攻击者一般是利用系统漏洞来进行攻击的。网络中的安全漏洞无处不在。即便旧的安全漏洞补上了,新的安全漏洞又将不断涌现。网络攻击正是利用这些存在的漏洞和安全缺陷对系统和资源进行攻击。

(2)电子邮件的使用者也不断增加,这样也给攻击者又有了新的攻击方式,一些攻击者在邮件的附件里安置了木马程序,从而导致电脑中毒。因此,不要随意打开来历不明的电子邮件及文件,不要随便运行不太了解的人给你的程序;尽量避免从因特网下载不知名的软件、游戏程序;密码设置尽可能使用字母数字混排,单纯的英文或者数字很容易穷举;及时下载安装系统补丁程序;不随便运行黑客程序,不少这类程序运行时会发出你的个人信息。

(3)IP 是大部分人经常忽略的重要信息,很多人在不经意时会泄露自己的 IP,这样又给自己信息带来不安全因素。保护自己的 IP 地址是很重要的。事实上,即便你

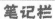

的机器上被安装了木马程序,若没有你的 IP 地址,攻击者也是没有办法的,而保护 IP 地址的最好方法就是设置代理服务器。代理服务器能起到外部网络申请访问内部网络的中间转接作用,其功能类似于一个数据转发器,它主要控制哪些用户能访问哪些服务类型。

(4)当外部网络向内部网络申请某种网络服务时,代理服务器接受申请,然后它根据其服务类型、服务内容、被服务的对象、服务者申请的时间、申请者的域名范围等来决定是否接受此项服务,如果接受,它就向内部网络转发这项请求。

(5)我们还要定期地对电脑进行杀毒,对来历不明的文件,不要进行双击,如果含有木马程序,你的电脑就会中毒,有的病毒杀毒软件杀不了,甚至还会修改注册表,每当电脑启动时就会运行木马程序,这样会使你的个人信息或机密文件泄露。互联网给我们带来了大量的信息,也给我们带来了很大的便利。但是对于网络上了负面影响,我们只有尽量地去避免,一些不权威的网站不要进,尤其不要在这些网站上下载资料,也许你下载的资料你就有一个木马程序。因此,信息和网络信息安全对我们越来越重要了,我们要保护好自己的电脑不受病毒侵犯,保护好自己的信息。

四、网络信息资源的评价

网络信息资源的迅速发展和广泛的使用,尤其是信息传播渠道十分复杂,信息源在时间和空间的分布极为广泛,使得其质量问题已成为人们关注的焦点。进行网络信息资源评价是为了从信息海洋中经过甄别,挑选出有学术价值或利用价值的精华部分,帮助网络用户有针对性地选择自己所需的网络信息资源,较好地屏蔽一些信息污染或检索噪音,更好地满足用户对网络信息资源的需求,使网络信息的组织和管理更加规范有效。

网络信息资源评价是指根据一定的标准,通过定性或者定量的分析方法,确立科学的评价指标体系,对网络上的信息资源进行搜集、甄别和评估,即通过网络信息资源(包括网站资源、网页资源等)各方面的属性,以全面、综合地掌握评价对象的基本情况。网络信息资源评价就是对网络信息资源进行考核,评价方法有定性评价方法、定量评价方法和综合评价方法。

(一)定性评价方法

定性评价方法是根据网络信息资源评价目的和用户需求,依据一定的评价原则和要求,确定相关的评价指标,建立指标体系和各赋值标准,再通过评价者或用户等打分或评定,给出网络信息资源评价的结果。定性评价方法主要侧重评价网络信息资源的内容和表现形式。

1.用户评价法 主要是由网络信息资源评价机构向用户提供相关的评价指标体系、评价指南和方法,由用户根据自身特定的信息需求从中选择符合其需要的评价指标和方法,对网络信息资源进行评价和优选的方法。

2.专家评价法 邀请有关学科专家、医学信息资源管理者和医学信息专家等依照一定的指标体系对网站进行投标评比,将评比结果相加后,依高分向低分顺序排列,或按星级进行评级。如 Medical Matrix 对信息资源的选择、评价是由医学信息专家和医学专家共同参与进行的,有较严格、详细的评价准则。

3. 第三方评价法　第三方评价法主要是相对于网络信息资源的发布者及网络信息资源用户而言的。由第三方根据特定的信息需求和目的,建立符合需求的网络信息资源评价指标体系,按照一定的评价程序或步骤,对网络信息资源进行优选和评价的方法,是目前较常用的评价网络资源的方法,主要有两种形式:网络资源评价网站进行的评价,学术性信息服务机构进行的评价。

(二)定量评价方法

定量评价方法是指利用数量分析方法和网上自动搜集、整理网站信息的评估工具,从客观量化的角度对网络资源进行优选和评价的方法。目前网络信息资源评价的定量评价方法主要是利用网络技术实现网站访问量统计和链接情况统计。比如在一些搜索引擎中,有的能把网页搜索软件发往每一个站点,记录每一页的所有文本内容并统计检索词的出现频率,如 Excite。有的可以测定站点的链接数量,如谷歌就是根据网页的链接数量来评定其重要性的。有的可以自动统计网站的点击率,如 MegaSpider(http://www.megaspider.com)。一般来说,站点被用户访问的次数越多,说明该网站上的信息越有价值,同样网站被链接的数量越多,说明该网站的内容比较重要。某特定主题的词汇在一个网站出现的频率越高,反映出该网站的专业化程度。这样将有关网站的访问次数、下载情况、链接数量等统计数据进行分析整理和排序,就可以对网站的影响力、站点所提供信息的水平和可信度等做出评判。

(三)综合评价方法

综合评价方法是定性评价和定量评价相结合的一种方法。它在分析和研究网络信息资源评价及建立评价指标体系时,既要有定性指标,又要有定量指标;从定性和定量两个角度对网络信息资源进行优选和评价。理想的综合评价方法应该是以定性评价方法的全面性和成熟性来弥补定量评价方法的不稳定性,以定量评价方法的科学性和客观性来弥补定性评价方法的主观性,从而达到综合、全面和科学评价网络信息资源的目的。

(四)网络信息资源评价的指标

这些指标包括:①内容的正确性、独特性、客观性、信息发布者的权威性、时效性、可获得性、稳定性;②网站设计的结构、外观、交互性和响应速度;③网站的电子文件量(主要指 Word、Excel、PPT、PDF 等文件的总量)、访问下载量和链接量。

第二节　网络信息检索工具应用

在网络环境下,搜索引擎所扮演的角色几乎等同于传统的手工检索工具在印刷版时代所扮演的角色,二者都是对信息资源进行搜集和整理,并提供多种查询途径的检索工具,广义上可以把搜索引擎称为"网络检索工具"。

一、搜索引擎的概念和种类

(一)搜索引擎的定义

搜索引擎是指根据一定的策略、运用特定的计算机程序从互联网上搜集信息,在对信息进行组织和处理后,为用户提供检索服务,并将用户检索的相关信息展示给用户的系统。它是网络信息资源最主要的检索工具,包括信息存取、信息组织和信息检索,并具有信息检索服务的开放性、超文本的多链接性和操作简单的特点。

(二)搜索引擎的原理

搜索引擎并不是真正搜索互联网,它搜索的实际上是预先整理好的网页索引数据库。真正意义上的搜索引擎首先是通过网络机器人搜集信息,并对网页中的每一个关键词进行索引,建立网页索引数据库。在用户提交关键词后,网页索引数据库中相关的关键词都将作为搜索结果检索出来,通常搜索引擎会根据网页中关键词的匹配程度、出现的位置或频次、链接质量等,按照与关键词的相关度由高到低进行先后排序,再返回给用户。搜索引擎的工作原理如图3-1所示。

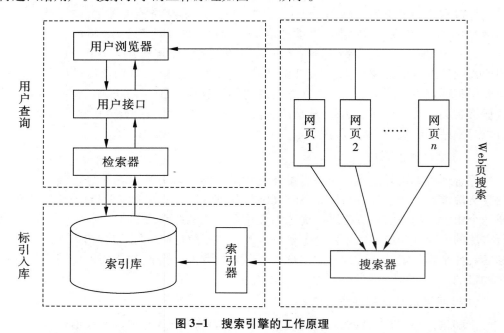

图3-1 搜索引擎的工作原理

搜索引擎的信息搜集是通过网络机器人或是网络蜘蛛来自动完成的。网络机器人或网络蜘蛛从一组已知的文档出发,通过这些文档的超文本链接确定新的检索点,然后用"机器人"或"蜘蛛"周游这些新的检索点,标引这些检索点上的新文档,加入索引数据库组成倒排文档。

搜索引擎的自动信息搜集功能分两种:一种是定期搜索,即每隔一段时间(如谷歌一般是28 d),搜索引擎主动派出"蜘蛛"程序,对一定 IP 地址范围内的互联网站进行检索,一旦发现新的网站,它会自动提取网站的信息和网址加入自己的数据库,同时去除死链接,并根据网页内容和链接关系的变化重新排序。这样,网页的具体内容和变化情况就会反映到用户的查询结果中。另一种是提交网站搜索,即网站拥有者主动向搜索引擎提交网址,引擎在一定时间内(2 d 到数月不等)定时向其网站派出"蜘蛛"程序,扫描其网站并将有关信息存入数据库,以备用户查询。由于近年来搜索引擎索引规则发生了很大变化,主动提交网址并不能保证自己网站进入搜索引擎数据库,因此,目前最好的办法是多获取一些外部链接,让搜索引擎有更多机会找到自己并自动将自己的网站收录。

大型搜索引擎的数据库存储了互联网上几亿至几百亿个网页索引,数据量达到几千吉字节甚至几万吉字节。但即使最大的搜索引擎建立超过两百亿网页的索引数据库,也只能占到互联网上普通网页的30%左右。而互联网上更多的内容,是搜索引擎无法抓取索引的,也是用户无法用搜索引擎检索到的。如何有效利用搜索引擎搜索到网页索引数据库里存储的相关内容是用户最为关心的问题。互联网虽然只有一个,但由于各搜索引擎的能力和偏好不同,所以抓取的网页各不相同,排序算法也各不相同。有数据表明,不同搜索引擎之间的网页数据重叠率一般在70%以下。这就需要用户学习搜索技巧,灵活运用不同的搜索引擎去搜索不同的内容,从而大幅度地提高搜索能力和增强搜索效果。

(三)搜索引擎的分类

按搜索功能、搜索内容和搜索机制的不同,将搜索引擎分为以下几类。

1. 按搜索功能分类

(1)全文搜索引擎　全文搜索引擎是指能够对网站的每个网页或网页中的每一个单词进行搜索的引擎。在使用全文搜索引擎时,输入检索词后数据库将与检索词相关的网页地址链接信息迅速反馈给用户。其优点是数据库大、内容新、搜索范围广泛和检全率高;缺点是检准率低,缺乏清晰的层次结构,搜索结果中重复链接多。一般来说,全文搜索引擎适合于检索特定的信息及较为专深、具体且类属不明的课题。其代表为AltaVista、谷歌和百度等。

(2)目录式搜索引擎　采用人工方式搜集某一领域或某个主题的信息资源,然后按照既定的概念体系结构分门别类地加以组织成主题目录,用户搜索时可以按相应类别的目录逐级浏览。当检索一个范围较广的题目,并希望浏览一下与该题目相关的推荐网站时,目录式搜索引擎是非常有用的。但这类搜索引擎从严格意义上不能称为真正的搜索引擎,只是按目录分类的网站链接列表而已。用户完全可以不用进行关键词查询,仅靠分类目录即可找到需要的信息。最具代表性的目录式搜索引擎是Yahoo,国内的搜狐、网易搜索也都属于这一类。

(3)垂直搜索引擎　垂直搜索引擎是2006年以后逐步兴起的一类搜索引擎。不同于通用的网页搜索引擎,垂直搜索专注于特定的搜索领域和搜索需求,如机票搜索、旅游搜索、生活搜索、小说搜索、视频搜索等,在其特定的搜索领域有更好的用户体验,其满足用户特定需求更好。

2. 按检索内容分类

(1)综合性搜索引擎　主要以Web网页和新闻组为搜索对象,在采集和标引信息资源时不限制资源的主题范围和数据类型,包罗万象,用户可利用它检索任何方面的信息资源。信息覆盖范围广,适用的用户广泛,如谷歌、雅虎、百度等均属于综合性搜索引擎。

(2)专业性搜索引擎　这是专门采集某一学科或某一主题范围的信息资源,并用更为详细和专业的方法对信息资源进行筛选整理、重新组织而形成的专业性的信息检索系统。能针对用户的特定需求来提供信息,特定用户只要登录到相应的搜索引擎即可迅速、准确地找到符合要求的精准信息。因此,它在提供专业信息资源方面要远远优于综合型搜索引擎,高质量的专题性搜索引擎是学科专业领域的研究人员获取网上信息资源的重要工具,如医学专业搜索引擎 Medical Matrix、Medscape 等。

3.按检索机制分类

(1)独立搜索引擎 独立搜索引擎也叫单一搜索引擎,它局限于在单个搜索引擎建立的数据库中进行信息查询,而且各个搜索引擎拥有自己的索引数据库,有一套完整的信息搜集、整理和查询机制,查询语言及规则必须符合数据库的特定要求。

(2)元搜索引擎 元搜索引擎也称为集成搜索引擎,是基于若干个独立搜索引擎之上的搜索引擎,它没有自己的数据库,而是以自己设置的统一检索界面,通过链接多个独立搜索引擎,接收、分析与处理用户的信息需求与检索提问,作为自己的结果返回给用户。著名的元搜索引擎有 Metacrawler、InfoSpace、Dogpile 等。

二、综合性搜索引擎

(一)百度搜索引擎(http://www.baidu.com)

1.简介 百度 1999 年年底成立于美国硅谷,2000 年落户中国。经过多年努力,百度已成为全球最大的中文搜索引擎,也是中国最受欢迎、影响力最大的中文网站。中国在所有提供搜索引擎的门户网站中,超过 80% 以上都是由百度提供搜索引擎技术支持的,百度主要提供基于全球因特网的中文网页检索服务。百度搜索引擎除网页搜索外,还提供新闻、视频、MP3、图片、地图等多样化的搜索服务,率先创造了以文库、空间、百科、贴吧、知道等为代表的搜索社区服务,百度还根据中文用户搜索习惯,开发出关键词自动提示、中文搜索自动纠错、百度快照、简繁体中文自动转换、相关搜索词、天气查询等特色网页搜索功能。

2.百度搜索引擎的使用方法

(1)基本检索 直接在首页的搜索框内输入查询词,点击"百度一下"按钮或敲回车键,百度就会自动找出相关的网站和资料。查询词可以是字、词或短语。

(2)检索语法和规则

1)多个检索词 在百度搜索中,不支持"and"符号的使用,多个检索词之间只需用空格分开,系统会自动在词之间添加 and。如输入"高血压诊断治疗"就相当于用检索式"高血压 and 诊断 and 治疗"。

2)精确匹配检索——双引号和书名号

双引号:如果输入的查询词很长,百度在经过分析后,给出的搜索结果中的查询词可能是拆分的。如果给查询词加上双引号,就可以让百度不拆分查询词。如搜索"心血管疾病保健"的相关信息,输入检索词直接搜索,搜索结果中的查询词,可能是拆分的(图3-2),但如果加上双引号,其结果就不同了(图3-3)。

书名号:是百度独有的一个特殊查询语法。有两层特殊功能,一是书名号会出现在搜索结果中;二是被书名号括起来的内容不会被拆分。书名号在某些情况下特别有效,如查询词为"肿瘤",如果不加书名号,很多情况下出来的是关于肿瘤方面的疾病,而加上书名号后,查询结果就都是有关《肿瘤》杂志信息的(图3-4)。

心血管疾病保健

网页　新闻　贴吧　知道　音乐　图片　视频　地图　文库　更多»

百度为您找到相关结果约7,070,000个　　　　　　　　　　　　▽搜索工具

心血管疾病保健_39心血管疾病_39健康网
39心血管疾病网详细介绍心血管病的保健,如心脏病吃什么好,心脏病用什么药等。... 39心血
管疾病网详细介绍心血管病的保健,如心脏病吃什么好,心脏病用什么药等...
heart.39.net/care/bj... ▼ - 百度快照

你知道如何进行心血管疾病保健吗？39健康网_心血管病
2017年9月4日 - 心血管文章排行榜2011-04-0739健康网社区分享到微信朋友圈"扫一扫"分享 核
心提示:了解所患疾病的有关保健及治疗常识,明确所患疾病的名称、种类、...
heart.39.net/a/110407/... ▼ - 百度快照

▣ 心血管疾病保健知识讲座_图文_百度文库
2015年10月10日 - 心血管疾病保健知识讲座_临床医学_医药卫生_专业资料。心血管疾病保健
知识 坚持健康生活方式 远离心血管疾病西安市第九医院心血管内科 前 言进入21世...
https://wenku.baidu.com/view/f... ▼ ▽₃
　　心血管疾病的预防与保健.ppt　　　　　　　　　评分:0/5　　　　　27页
　　心血管病常见保健品及副作用.doc　　　　　　　评分:0/5　　　　　5页
　　心血管病人的自我保健.ppt　　　　　　　　　　评分:0/5　　　　　30页
　　更多文库相关文档>>

心血管_39健康保健_39健康网
本栏目主要针对心血管病的预兆、心血管病的预防以及心血管疾病的日常保健和心血管疾
病患者的日常注意事项进行介绍,旨在让网友了解心血管病并有针对性地进行心...
care.39.net/jbyf/x... ▼ - 百度快照

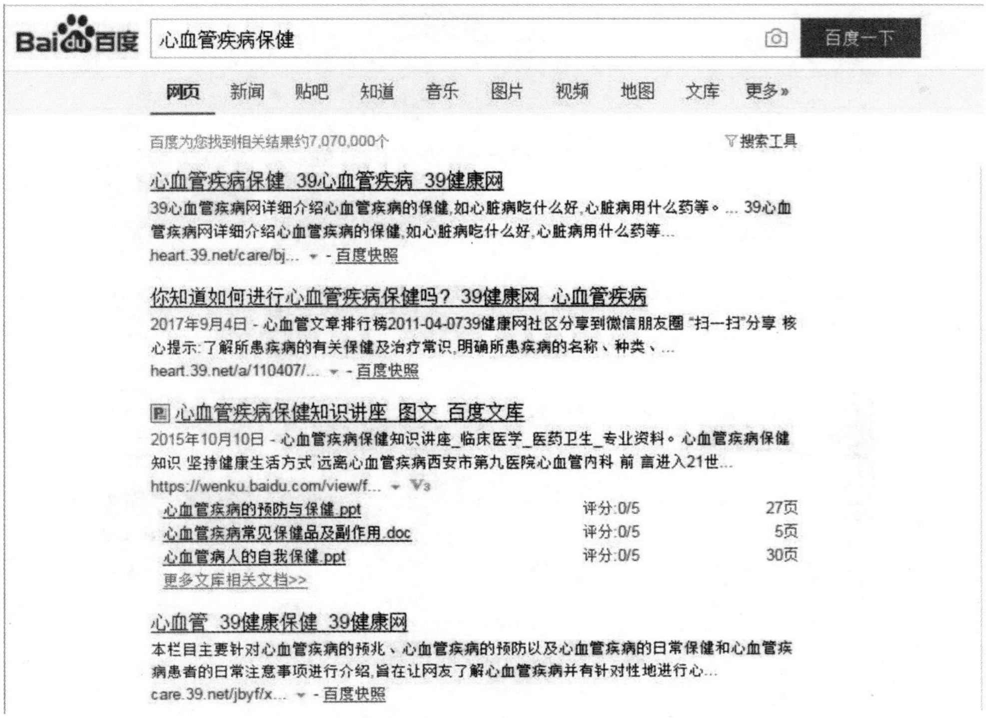

图 3-2　百度搜索结果界面 1

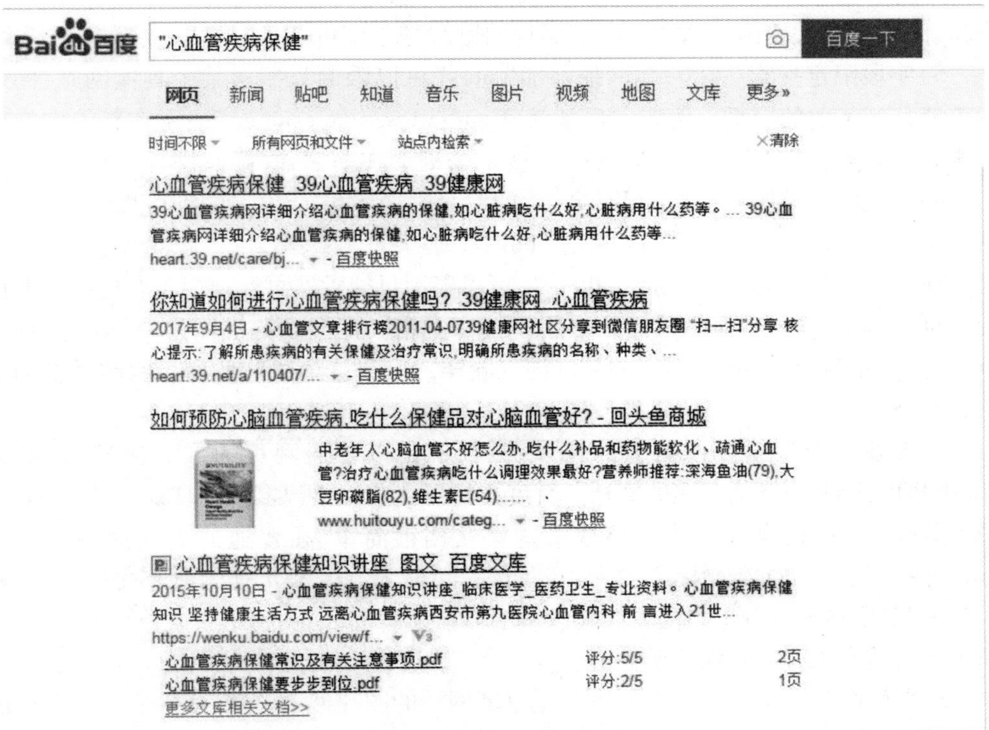

"心血管疾病保健"

网页　新闻　贴吧　知道　音乐　图片　视频　地图　文库　更多»

时间不限 ▼　　所有网页和文件 ▼　　站点内检索 ▼　　　　　　　　　×清除

心血管疾病保健_39心血管疾病_39健康网
39心血管疾病网详细介绍心血管病的保健,如心脏病吃什么好,心脏病用什么药等。... 39心血
管疾病网详细介绍心血管病的保健,如心脏病吃什么好,心脏病用什么药等...
heart.39.net/care/bj... ▼ - 百度快照

你知道如何进行心血管疾病保健吗？39健康网_心血管病
2017年9月4日 - 心血管文章排行榜2011-04-0739健康网社区分享到微信朋友圈"扫一扫"分享 核
心提示:了解所患疾病的有关保健及治疗常识,明确所患疾病的名称、种类、...
heart.39.net/a/110407/... ▼ - 百度快照

如何预防心脑血管疾病,吃什么保健品对心脑血管好? - 回头鱼商城
中老年人心脑血管不好怎么办,吃什么补品和药物能软化、疏通心血
管?治疗心血管疾病吃什么调理效果最好?营养师推荐:深海鱼油(79),大
豆卵磷脂(82),维生素E(54)...
www.huitouyu.com/categ... ▼ - 百度快照

▣ 心血管疾病保健知识讲座_图文_百度文库
2015年10月10日 - 心血管疾病保健知识讲座_临床医学_医药卫生_专业资料。心血管疾病保健
知识 坚持健康生活方式 远离心血管疾病西安市第九医院心血管内科 前 言进入21世...
https://wenku.baidu.com/view/f... ▼ ▽₃
　　心血管疾病保健常识及有关注意事项.pdf　　　　评分:5/5　　　　　2页
　　心血管疾病保健要步步到位.pdf　　　　　　　　评分:2/5　　　　　1页
　　更多文库相关文档>>

图 3-3　百度搜索结果界面 2

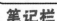

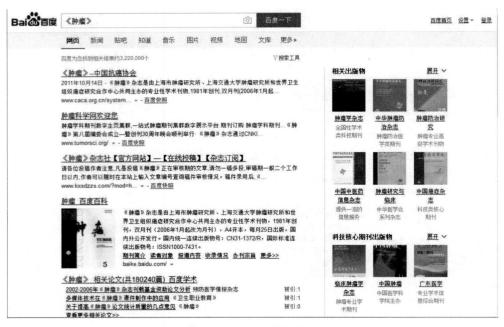

图3-4 加书名号的搜索结果

考点:
百度的书名号检索能做到精确检索吗?

3) 支持"-"操作 逻辑"非"用"-"来表示,但"-"之前必须留一空格。如"心律失常-早搏"表示搜索不含早搏的有关心律失常的资料。

4) 并行搜索 使用"|"表示逻辑"或",例如,您要查询"肝癌"或"肝肿瘤"的相关资料,无须分两次查询,只要输入"肝癌|肝肿瘤"搜索即可。

5) 字段限定搜索 在一个网址前加"site:"可以限制只搜索某个具体网站、网站频道或某域名内的网页。例如,"医学教育 site:www. sim. com. cn"表示在新浪网站内搜索和"医学教育"相关的资料。注意:搜索关键词在前,"site:"及网址在后,关键词与"site:"之间须留一个空格隔开,site 后的冒号":"半角、全角下的都可以,百度会自动辨认。"site:"后不要加前缀或后缀"http://或/"。

在一个或几个关键词前加"intitle:",可以限制只搜索网页标题中含有这些关键词的网页,"intitle:"和后面的关键词之间不要有空格。把搜索范围限定在 url 链接中,"imirl:"后跟需要在 url 中出现的关键词。同样,"irmrl:"语法和后面所跟的关键词不要有空格。

6) 专业文档搜索 网络上的许多资料,不是以普通网页的形式出现,而是以 Word、PDF、TXT 等格式存在的文档。百度支持对这些文档(如 Word、Excel、PPT、PDF、TXT、RTF 等)进行全文搜索。要搜索这类文档很简单,在普通的查询词后加一个"filetype:"进行文档类型限定,如果"filetype:"后输入"all"表示搜索所有文件类型、输入"doc"表示搜索 Word 文档。如输入"心血管疾病 filetype:PDF",查询结果全部是 PDF 格式的有关心血管疾病的内容。

3. 百度图片搜索引擎 百度图片是百度网站的图片搜索引擎,从中文网页中提取各类图片,建立了庞大的中文图片库,使用先进的人工智能技术,为用户甄选海量的高清美图。

百度图片搜索引擎的使用方法很简单,在搜索框中输入您想查看的图片的关键字(如脑血管),再点击"百度一下"按钮,即可搜索出相关的图片。如果想看到更多的图片,可以点击页面底部的翻页来查看更多搜索结果。

百度图片搜索支持图片尺寸选择,您在输入关键词后,可以"图片筛选"的单选框中选择大中小及壁纸等不同尺寸的图片。

大图片:指图片的最长一边大于 640 像素的图片(包括 640 像素)。

中图片:图片的最长一边在大于 200 像素并小于 640 像素之间的图片。

小图片:指图片的最长一边小于 200 像素的图片(包括 200 像素)。

百度图片搜索支持格式为 JPEG、GIF、PNG 和 BMP 的图片,在搜索时您可以选择搜索全部图片,这样将最大范围地搜索到您要找的图片,也可以选择仅搜索某一格式的图片。

看到搜索结果后,单击要查看的图片的缩略图,就会看到原始大图片,同时也可得到与这张图片相似的其他图片资源(图 3-5)。如果点击图片下方的"查看源网页",可以查看原始图片所在的网页。

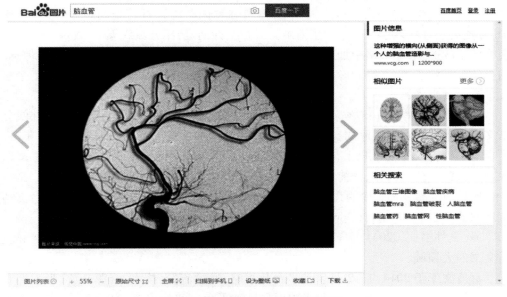

图 3-5　百度图片的相似图片功能

4. 百度搜索引擎特色功能　百度提供百度百科、百度知道、百度文库、百度快照、百度视频等特色服务,下面简单介绍几种。

(1)百度百科(http://baike.baidu.com)　百度百科是百度公司推出的一部内容开放、自由的网络百科全书平台。其测试版于 2006 年 4 月 20 日上线,正式版在 2008 年 4 月 21 日发布,截至 2017 年 9 月,百度百科已经收录了超过 1 500 万的词条,参与词条编辑的网友超过 630 万人,几乎涵盖了所有已知的知识领域。

百度百科旨在创造一个涵盖各领域知识的中文信息收集平台。百度百科强调用户的参与和奉献精神,充分调动互联网用户的力量,汇聚上亿用户的头脑智慧,积极进行交流和分享。同时,百度百科实现与百度搜索、百度知道的结合,从不同的层次上满足用户对信息的需求。百度百科的目标是成为全球最大的中文网络百科全书。

百度百科的特色专题包括:

医疗词条"彩虹计划":通过对4万个医疗类常用百科词条进行锁定、邀请权威医学专家进行认证编辑的方式,为广大网友提供更为权威、专业的医疗卫生知识分享平台,锁定后的医疗类词条不再接受普通网民的修改。

城市百科:是百度百科与地方政府共建"城市百科"中的一个落地项目,每个城市根据自身情况,在各自的城市百科中涵盖历史、文化、旅游、人物、美食、建设等多方面内容,政府还可通过百度城市百科发布城市热点新闻和资讯信息。所有内容均经由政府认证,保证了城市百科内容的权威性和准确度,用户只需在百度搜索查询具体的城市百科名称,就能看到该城市的网络名片页面。

科学百科:为贯彻落实《全民科学素质行动计划纲要实施方案(2011—2015年)》,中国科协与百度共同进行科普中国百科科学词条编写,向公众提供科学准确的百科词条。

高校百科:推出全国高校集合页,收录了全国所有本科和专科院校,并支持按地区、办学性质、学校分类等查找。对本科专科高校词条内容进行全面更新梳理,利用tab分类展示,内容更丰富,条理更清晰。对招生计划、历年分数线等,一改传统一张长表格展示的形式,在表格中加入交互,可以按生源地、文理科、年份快速查找所需信息,用户体验得到了很大的提升。在校园展示上,除了传统的图文介绍,更是采用了全景技术这一富媒体形式。

(2)百度文库(http://wenku.baidu.com) 百度文库是百度发布的供网友在线分享文档的平台。百度文库的文档由百度用户上传,需要经过百度的审核才能发布,百度自身不编辑或修改用户上传的文档内容。百度文库的文档包括教学资料、考试题库、专业资料、公文写作、法律文件、文学小说、漫画游戏等多个领域的资料。

用户只需要注册一个百度账号,就可以在线阅读和下载这些文档。当前平台支持主流的doc(.docx)、.ppt(.pptx)、.xls(.xlsx)、.pot、.pps、.vsd、.rtf、.wps、.et、.dps、.pdf、.txt文件格式。2011年12月文库优化改版,内容专注于教育、PPT、专业文献和应用文书四大领域。

百度文库于2014年12月启动平台化战略,通过流量、技术、资源开放,吸引拥有知识文档的个人专业用户和专业机构用户进驻平台,通过合作共享的模式,向用户提供知识文档,未来希望成为全网最大的互联网学习平台。在技术开放方面,百度文库将提供技术资源,通过开放接口技术,提供文档多格式智能转化技术等,帮助合作伙伴搭建和完善基础资源,实现各资源平台无缝对接。

(3)百度知道(http://zhidao.baidu.com) 百度知道是一个基于搜索的互动式知识问答分享平台,是用户自己根据具体需求有针对性地提出问题,通过积分奖励机制发动百度知道界面其他用户,来解决该问题的搜索模式。同时,这些问题的答案又会进一步作为搜索结果,提供给其他有类似疑问的用户,达到分享知识的效果。

百度知道的最大特点就在于和搜索引擎的完美结合,让用户所拥有的隐性知识转化成显性知识,用户既是百度知道内容的使用者,同时又是百度知道的创造者,在这里累积的知识数据可以反映到搜索结果中。通过用户和搜索引擎的相互作用,实现搜索引擎的社区化。

（4）相关搜索　如果无法确定使用哪个检索词才能找到满意的资料,可以先输入一个简单词语搜索,然后百度搜索引擎会提供"其他用户搜索过的相关搜索词"以供选择或启发用户,点击任何一个相关搜索词,都能得到相关的搜索。

（5）拼音提示　如果只知道某个词的发音,却不知道怎么写,这时你只要输入查询词的汉语拼音,百度就能把最符合要求的汉字提示出来,拼音提示显示在搜索结果上方。

（6）错别字提示　我们在搜索时经常会输入一些错别字,导致搜索结果不佳,百度会提示纠正。错别字纠正提示显示在搜索结果上方。例如,输入"甲状线",提示如下:以下为您显示"甲状腺"的搜索结果,您也可能点击仍然搜索"甲状线"。

（二）谷歌搜索引擎

1. 简介　谷歌搜索引擎创建于 1998 年 9 月,是目前规模最大、网络信息资源丰富、用户最多、全球公认的最佳搜索引擎。谷歌用户界面出色,功能强大、支持多种语言进行搜索,检索速度极快,特点突出、技术先进、谷歌使用的 PageRankTM（网页级别）技术可确保始终将最重要、最有用的网页搜索结果首先呈现给用户。

2. 谷歌的使用方法与检索技巧

（1）基本搜索　谷歌界面简洁,主页默认的检索方式为基本检索,基本检索状态下,只需在搜索提问框中输入查询内容,敲回车键或单击"谷歌搜索"即可得到相关查询内容的结果。谷歌的搜索主页排列了搜索图片、地图、新闻等检索服务,默认是网页搜索。"手气不错"按钮直接链接到谷歌推荐的最佳相关网站。

（2）检索规则　为提高谷歌的检索效果,应掌握以下检索规则。

1）布尔逻辑运算　谷歌默认"空格"表示逻辑"与"的关系,如果要缩小搜索范围,只需增加检索词即可,但最多不能超过 10 个检索词,例如,搜索有关"高血压并发糖尿病患者的饮食"方面的信息,在检索框中输入"高血压糖尿病饮食"即可。

逻辑"或":谷歌用大写的"or"来表示逻辑"或",如搜索癌症或肿瘤方面的信息,检索式应该为"癌症 or 肿瘤"。

用减号表示逻辑"非"的操作,值得注意的是号,应是英文字符,而且在减号之前必须留一个空格,但操作符与所作用的关键字之间,又不能有空格。例如,搜索成人肾结石有关的信息,需输入检索式为"肾结石-儿童"。

2）短语检索　如果检索词是词组或短语,必须用半角双引号引进来,表示进行精确短语匹配检索,例如,搜索有关肝炎治疗方面的信息,需输入"hepatitis therapy",而且前后次序不能颠倒。谷歌也将"—""\"和"…"等标点符号识别为短语连接符,短语搜索时默认以精确匹配方式进行。

3）指定范围检索　检索词后面用位置代码（Site 网站、Link 链接指向某个 URL 地址的网页、因特网网址、Intitle 标题、Filetype 文件类型）加冒号（为英文字符,冒号后不用留空格）,可限制检索词出现在相应的位置。例如,在中文教育科研网站（edu. cn）上搜索有关医学教育方面的信息,应输入"医学教育 site:edu. cn"。

此外,谷歌对字母无大小写之分,默认全部为小写,如搜索英文"外科",输入"SURGERY"和输入"surgery"搜索的结果是一样的。

（3）高级搜索　点击首页右下方"设置"选项中的高级搜索，即可进入高级检索界面。在高级搜索页面，用户只需在相应的菜单选项中输入检索词或选择限定项即可。

（4）学术搜索（http://scholar.google.com）　谷歌学术搜索是一个可以免费搜索学术文章的谷歌网络应用。用户可以从一个位置搜索众多学科和资料来源，包括来自学术著作出版商、专业性社团、预印本、各大学及其他学术组织的经同行评论的文章、论文、图书、摘要和文章。谷歌学术搜索的检索功能非常灵活、强大，尤其是支持多种字段检索、特定文件类型检索等，高级检索界面设置了4个选项限定内容，包括查找文章、作者、出版物、日期限制，并可以按用户的习惯设置检索界面。

（5）图片搜索（http://images.google.com）　谷歌的图片搜索是互联网上最好用的图片搜索工具。据报道，谷歌能搜索近10亿张的图片。在谷歌首页点击"图片"链接就可以直接进入谷歌的图像搜索界面，在搜索框中输入描述图片内容的关键词，就会搜索到大量的相关图片，图片文件以相似度排列。例如，查找有关心脏形态的图片，在搜索框中输入"心脏"进行检索即可。

（6）图书搜索（http://books.google.com）　谷歌图书是一个由谷歌研发的搜索工具，工作方式与网页搜索类似。谷歌为所有图书创建了参考页面，所拥有的图书远远超过世界上任何一个图书馆的藏书，可以方便用户快速找到各类相关信息，如书评、网络参考、地图及更多的内容。如果找到了喜欢的图书后，点击书名即可查看该书的一些相关的信息，如概述、预览、书评、购买信息、如何获本书及相关图书等信息。

例如，查找有关心脏病治疗方面的图书，步骤如下：

搜索步骤1：在搜索框中输入"心脏病治疗"点击搜索图书按钮，即搜索到62万种内容包含"心脏病治疗"的图书（图3-6）。

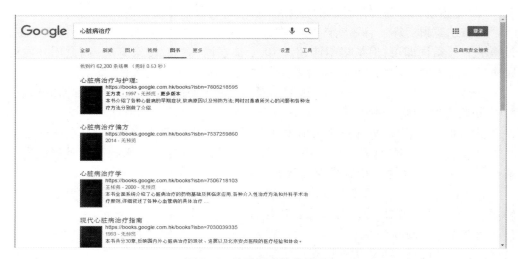

图3-6　谷歌图书搜索界面1

搜索步骤2：选择点击第三条记录"心脏病治疗学"这本图书，即显示如图3-7所示的搜索结果，页面中右侧为本书的部分内容预览，左侧是有关该书的书评、获取方式、图书信息等链接。

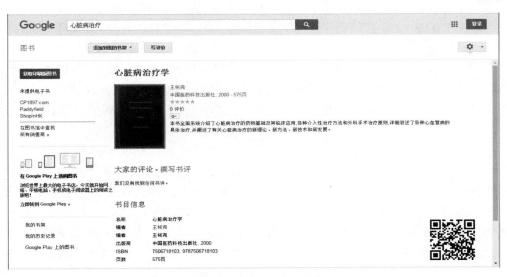

图 3-7　谷歌图书搜索界面 2

（7）其他功能　如谷歌翻译、网页特色搜索、地图搜索、谷歌购物搜索、谷歌实时搜索以及工具栏等。

（三）360 搜索

360 搜索（http://www.so.com）是奇虎公司推出的独立搜索品牌,属于全文搜索引擎,是目前广泛应用的主流搜索引擎。360 搜索包括新闻、网页、问答、视频、图片、音乐、地图、百科、良医、购物、软件、手机等应用,这里对主要功能做简单介绍。

1. 网页搜索　360 搜索致力于为用户提供更精准、更快捷、更安全的搜索服务,在搜索引擎返回结果的基础上,对搜索结果做了许多优化,包括:判断用户最可能的需求,令用户最关心的内容最先最大地得到展现;搜索结果也按照结果属性做了结构化展示,帮助用户减少决策成本。

除此之外,360 搜索还开发了各类完善搜索行为的功能,包括搜索词自动补全、相关搜索及搜索推荐等,为用户营造一个准确、全面、完善的搜索体验。

2. 360 问答　360 问答是一个基于搜索的互动式知识问答分享平台,致力于建立一个友善、温暖的知识分享社区,为用户打造一个干净、安全、可靠的问答环境。360 问答平台于 2012 年 9 月 22 日上线,当前累计提问数已经超过 3.6 亿,为 3 亿用户提供了帮助。

作为 360 搜索品牌的重要组成部分,360 问答与搜索引擎及各大企业客服相结合,利用用户贡献和专业客服回答累积的知识数据反映到搜索结果中,通过用户和搜索引擎的相互作用,实现搜索引擎的社区化,快速地满足用户个性化的知识需求。

3. 360 图片　360 图片收录 500 亿高清美图,提供多个频道组图浏览,收录最全面的图解电影资源,精彩图文解说 10 min 品味一部电影。

360 识图是 360 图片搜索开发的以图搜图产品,通过上传图片、鼠标拖拽、输入 URL 地址等多种方式,找到与这张图片相似的其他图片。通过图像识别、图像聚类和人脸识别等技术,提供数十亿图像数据的实时以图搜图,包括近似相同图像搜索和相似类别图像搜索,搜索效果和效率均为业界领先水平。

4.360百科　360百科是互联网中文百科全书,是一个自由开放、人人可编辑的百科平台,其测试版于2013年1月5日上线,是好搜品牌的重要组成部分。360百科以用户为中心,聚合亿万智慧,秉承"让求知更简单"的理念,收录了超过2 000万词条,内容涵盖几乎所有领域的知识,帮助用户更加及时、便捷地获得准确、权威的知识与信息。同时,360百科与360搜索及各专业网站相结合,不断提升内容的全面性和专业性,满足用户全方位的知识需求。

5.360良医　360良医是360公司涉足互联网医疗的战略业务,360良医的愿景是中国医学工作者的最佳执业助手。不同于既有的"轻问诊"与"网上挂号",360良医力推"医疗P2P"模式,即Patient to Professional。基于这样的理念,360良医推出三甲医院直通车服务,通过互联网的技术和手段,在不增加现有医疗资源供给的情况下,优化现有医疗结构,将患者和专家直接对接,有效地缩减中间环节,大大提高医患双方的满意度。360良医同时郑重承诺,推出的所有服务都是由三甲医院医生提供,可放心就诊。

6.360学术　360学术搜索汇聚海量中英文学术期刊、论文,给科研人员最好的专业搜索服务。在360学术上搜索文献关键词,或文献标题,好搜会从海量数据库中调取相应的文献。用户可以根据发表时间进行筛选,也可按照相关性、引证文献和发表时间进行自定义排序。每篇文献,都追踪其印证文献、查看其相关文章、根据它进行全网搜索,和查看当篇文章的更多版本。

(四)搜狗搜索

搜狗搜索是搜狐公司于2004年8月3日推出的全球首个第三代互动式中文搜索引擎,目的是增强搜狐网的搜索技能。目前,搜狐主攻新闻、资讯和博客,搜狗主攻搜索引擎、网址导航、浏览器和输入法。搜狗搜索提供网页搜索、新闻搜索、音乐搜索、图片搜索、视频搜索、地图搜索、博客搜索、问问、购物和百科等搜索服务。

1.基本搜索　搜狗基本搜索的查询页面简洁方便,用户只需在主页的搜索框内输入查询关键词并按一下回车键,或点击"搜狗搜索"按钮即可得到最相关的信息。搜狗搜索中不区分英文字母大小写。

2.高级搜索　在搜狗搜索主页,点击搜索框右边的"高级搜索"即可进入高级检索界面,高级搜索可以更轻松地限定搜索范围,如可以选择"不拆分关键词""去除""搜索词位于""搜索结果排序方式""指定文件格式""每页显示"来逐一进行限定

(五)有道

有道搜索(http://www.youdao.com)作为网易自主研发的全新中文搜索引擎,致力于为互联网用户提供更快更好的中文搜索服务。作为门户网站的搜索,有道提供的搜索服务有网页搜索、图片搜索、音乐搜索、视频搜索、有道热闻、博客搜索等。特色产品主要是有道词典、有道云笔记、惠惠网、有道翻译、有道购物搜索。

(六)必应

必应(http://cn.bing.com)是一款由微软公司推出的用以取代Live Search的全新网络搜索引擎,集成了多个独特功能,包括每日首页美图,与Windows10深度融合的超级搜索功能,以及崭新的搜索结果导航模式等。

（七）其他中外文综合性搜索引擎

1. Yahoo!（http://www.yahoo.com）。

2. My Excite(http://www.excite.com)。

3. Lycos(http://www.lycos.com)。

4. HotBot(http://www.hotbot.com)。

5. 中搜(http://www.zhongsou.cn)。

三、医学专业搜索引擎

（一）国内医学搜索引擎

1. 医学导航　医学导航网(http://www.meddir.cn)是北京金叶天翔科技有限公司医学系列产品之一,网站收录大量医学实用和常用网址,为用户深入了解医学网络资源提供有力的帮助。网站内容分为七大主题,包括了大众健康、医学学术、求学求职、组织机构、资源分类、生活医疗和医学期刊。根据医务工作者对医学信息的需求,每一个主题又设置了若干小类。如资源分类下包括了医学数据库、医学软件、医学论坛、医学视频、医学搜索等子类。网站的类目达300余个,每个类目下精心编排众多专业、实用的医学网址,网站设有专业搜索,并及时对网址链接进行添加和更新。

2. 360良医搜索　360良医(http://ly.so.com)是360推出的专业医疗、医药、健康信息的垂直搜索引擎,除收录了114余家的正规、知名医疗健康网站的1.5亿个高质量网页内容外,还收录了1 716家知名医院的官方网站内容。360良医搜索将会成为360搜索的一个长期的子频道,和新闻、图片、音乐、手机应用、视频等垂直搜索一样,成为一个长期为网民服务的垂直搜索引擎。提供网页搜索、专家视频和网上购药等搜索。

在搜索页面,还按照医学科目以分类目录的形式列举了常见疾病,点击相关病症进入搜索结果。

3. 39健康网　39健康网(http://so.39.net)是一个采用垂直搜索引擎技术的非营利性网站,智能搜索自动从著名健康门户网站采集相关的内容,供大家参考,通过人工整理分类,设立了新闻、疾病、医生、保健、购物等,为非专业的人士上网进行健康知识搜索提供便利。

4. 好大夫在线　好大夫在线(http://www.haodf.com)创立于2006年,创立之初,好大夫在线聚焦于为中国患者提供就医参考信息,建立了互联网上第一个实时更新的门诊信息查询系统。经过几年的快速发展,好大夫在线已经成为中国最大的医疗分诊平台。百度、腾讯、新浪、搜狐、新华网、人民网等数十家门户网站和好大夫在线结为战略合作伙伴,指定好大夫在线作为医院信息独家提供商。

5. 120ask有问必答　有问必答(http://www.120ask.com)网是全国最大的健康咨询平台,旨在为用户提供最全面、最及时、最优惠和最准确的健康医疗信息。

（二）国外医学搜索引擎

1. Medical Matrix　Medical Matrix(医源,http://www.medmatrix.org)是美国医学信息学会建立并负责维护的世界著名医学搜索引擎,也是目前最重要的医学专业搜索引擎。它是一个以医学主题词(MeSH)为基础的智能型检索引擎,主要提供临床医学资源分类目录浏览和医学主题词检索的功能,是临床工作者重要的网上资源导航系统。同时还提供诸如医学教育、医学软件、求职等相关信息,所以也可以把它看作一个综合性的生物医学资源库。

Medical Matrix 目前是收费网站,提供 24 h 免费注册使用,每台计算机只能免费注册一次,该网站提供免费的 Mailing List(邮件列表),定期发布网上医学资源变化情况的通知。Medical Matrix 收集的内容专业、全面,而且对每一内容都有评论和分级,为用户提供质量较高的信息。

(1)检索方法 Medical Matrix 提供分类目录浏览和关键词搜索两种查询方式。

1)分类目录浏览 分类目录浏览是 Medical Matrix 的主要特色,按各种医学信息分为八大类,每一大类下再根据内容的性质和属性分为几个亚类。点击其分类目录,可以了解该类目下收录的所有网站情况,例如,在疾病分类的每一疾病类目中,都包含有 News、Journals、Textbooks、Patient Education 等亚类。只要根据需要,挑选合适的类目,依次进入下一级类目,最终便可找到自己需要的信息。通过 Medical Matrix 的分类目录浏览可提高查全率,因为这类信息一般较难构建准确的关键词,无法通过关键词搜索到理想的结果。

2)关键词检索

基本检索:只要在检索框内输入检索词,点击 SEARCH 按钮即可得到相应的检索结果。也可利用右侧的下拉式菜单选择合适的匹配方式:Exact Phrase(精确短语)、All words(and)、Any words(or),系统默认为 Exact Phrase,来执行检索。

高级检索:点击"Advanced Searching Options"后便可进入高级检索界面。在高级检索中,可以限定查询的资源类型,可以单选或多选。

Medical Matrix 为了将检索结果资源类型限定在某范围内,提供了 7 种资源种类,检索时打开检索框选择最后点击 SEARCH 按钮,便可执行检索。

另外,为了帮助用户提高关键词输入的正确性,还提供了在线单词拼写检索功能,如果用户对某个词的拼写不确定,在主页面上点击"Medical Spell Checker(医疗拼写检查器)"后,还可获得网上字典的帮助。

(2)检索结果 包括检索记录的序号、主页名称、星级、内容简介、详细内容等项目。其中主页名称和详细内容都是超文本链接,点击后便可得到相关材料。同时,Medical Matrix 提供免费的邮件列表,只要订阅了它的邮件列表,即可定期收到网上新增医学节点的通知。

Medical Matrix 收集的内容专业、全面,而且对每一内容有评论和分级,便于使用者决定是否进入其网页进一步浏览,以节省时间,这一点对我国的使用者尤为有用,是首选的医学专业搜索引擎。

2. HON HON(http://www.hon.ch)("健康在线基金会"Health On the Net Foundation)是 1995 年建立于瑞士的一个非营利性、非政府性的国际组织,经联合国经济及社会理事会认可。HON 一直专注于提高网上医学健康信息的质量,方便患者和医学专业人员快速检索到最新的相关医学研究成果,并保护公民的健康信息免受误导。HON 因在健康道德规范领域制定了 HONcode(道德行为准则)而闻名,目前有 102 个国家的 7 300 多个认证合格的网站使用 HONcode。HONcode 用来评价网络资源,让使用者了解网站信息的来源和目的,保证资源的可靠性和可信性。

HON 网站有英文、法文、德文、中文、西班牙语、波兰语和荷兰语 7 种语言版本（图3-8），提供了丰富的资源和特色服务。单击主页上方的"CN"即可进入其中文界面（图3-9）。

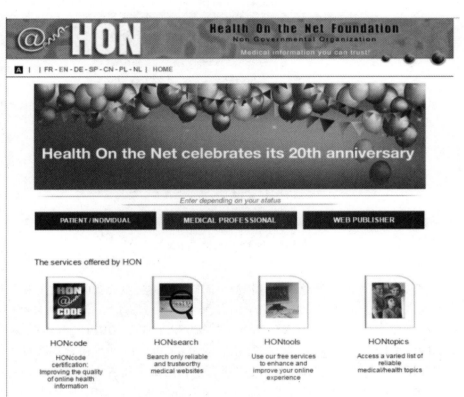

图3-8　HON 网站首页英文版

HON 的特色服务包括医学网站搜索（MedHunt）、医学专业搜索引擎（HONselect）、医学图像资源（HONmedia）、专题档案（HONdossier）及医学新闻。一般来说，若检索相应的医学站点、医院等信息可选择 MedHimt；若检索相应的医学主题、医学期刊、医学多媒体等信息可选择 HONselect。其中，HONselect 是一个多功能智能型的搜索引擎，它采用 MeSH 词表组织网络医学信息资源，允许查询 MeSH 词的释义和等级结构，并通过 MeSH 词表将 4 个独立的数据库（MEDLINE、HONmedia、DailyNews、MedHunt）集成在一起，采用统一的检索界面对 MeSH 词、网站、论文、新闻、会议、多媒体资源和临床试验等提供一体化检索，可以集中和加快搜索信息。

HON 针对不同的对象有不同的界面，用户可以选择"PATIENT/INDIVIDUAL（普通病人/个人）""MEDICAL PROFESSIONAL（医护人员）"或"WEB PUBLISHER（网站管理员）"身份进入相应界面。

3. Medscape　Medscape（医景, http://www.medscape.com）搜索引擎由美国 Medscape 公司 1994 年研制，1995 年 6 月投入使用，由功能强大的通用搜索引擎 AltaVista 支持，可检索图像、音频、视频等资料，是互联网上最大的免费提供临床医学

笔记栏

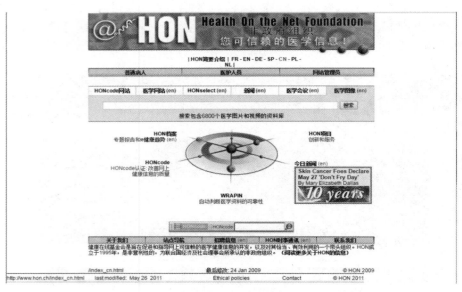

图 3-9　HON 网站首页中文版

全文文献、药物数据库和医学继续教育资源（CME）的站点，主要为临床医生和其他医学工作者提供高质量的、及时的专业医学信息。

Medscape 主页（图 3-10）上部有 NEWS & PERSPECTIVE、DRUGS & DISEASES 和 CME & EDUCATION 3 个标签，可以进行相应的浏览，也可以进行检索。网页顶部的 MULTISPECIALTY 包含 30 多个专业，几乎所有生物医学工作者都可以找到相对应的专业主页，每一个专业都提供该专业的相关信息及深度报道。CME 是 Medscape 中最值得关注的内容，目前网上有超过 300 个继续教育课程可按专业查找，皆为近年来的医学论文。在阅读完每篇文章后可立即在网上进行测试，若能答对 70% 的试题便可获得美国医学会认可的继续教育学分（网上有追踪软件可自动记录浏览时间及测试分数，并可实时打印出学分证明）。

Medscape 内容广泛而丰富，各个数据库之间的检索方式不尽相同。Medscape 自有信息的检索方法包括自由词检索、年代限定检索，最简单的方法为按照专业的浏览方式检索。Drug info 数据库支持模糊检索。每种检索结果都提供文献、新闻、继续教育课程、图像 4 个类别的限定。利用 Medscape 网站的资源需要注册成为其成员，免费注册后，登录默认进入"Medscape today"界面，Medscape 根据用户的专业提供来自路透社、专业期刊的最新的个性化信息，也可免费订阅每周一期的精选信息 MedPluse，还可根据个人需要定制自己的 Medscape 界面。

4. Oncolink（http://oncolink.org/index.cfm）　由美国宾夕法尼亚大学癌症中心（UPCC）1994 年在网络上开发的一个免费全文癌症检索系统，这是目前因特网上最好的肿瘤学信息资源网站之一。主要为医护人员、癌症患者及其家属免费提供癌症的有关信息，内容涉及肿瘤的病因、诊断、治疗、普查和预防，以及肿瘤学最新研究进展等。

Oncolink 最大的特色是，提供了大量的肿瘤学相关文献综述，可免费浏览全文；提供了包括癌症的类型、治疗信息等在内的主题分类目录，单击后即可浏览相关信息。

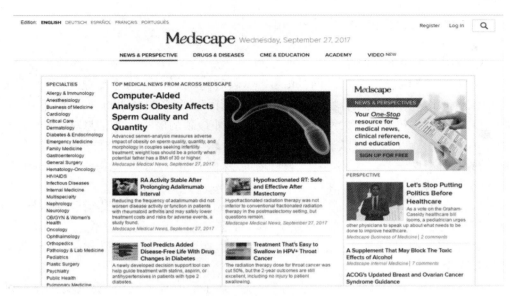

图 3-10　Medscape 网站首页

其关键词搜索包括快速搜索和高级搜索,结果按相关性排序。

5. MedHelp　MedHelp(http://www.medhelp.org)由美国 Med Help International 研制,1994 年进入联机检索系统,1995 年初联入因特网,收集 25 000 多个医学站点,每月访问人数达百万次。旨在帮助患者查找高质量的医学信息,同时让患者在最短时间内利用各种手段对疾病做出治疗方案的选择。提供了图书馆检索、10 余个类目的医生咨询、患者网络、每日医学新闻,还提供了 100 多个医学站点的链接,可查找完整的医药卫生信息。检索结果按医学图书馆论文、咨询医生问答、临床实验、医学词汇、赞助机构、精选因特网上其他医学站点论文等分别显示。对所有链接每隔 90 d 更新一次。简单注册后可进行免费全文检索,关键词检索时大小写无差别,缺省值为 OR。

6. Medical World Search　Medical World Search (MWS, http://www.mwsearch.com)由美国 The Polytechnic Research Institute 1997 年建立。采用统一医学语言系统,融和了 30 余种生物医学此表和分类法,可以使用 500 000 多个医学术语,免费全文检索,免费检索 MEDLINE。可以自动调整检索词,使其符合其他检索工具如 Hotbot、infoseek、AltaVista 等的检索要求。历史记忆功能强大,对注册的用户能自动记住最近的 10 次检索和进入 10 个网页,以供随时调用。

7. MedicineNet　MedicineNet(http://www.medicinenet.com)是美国的一个由医生提供医疗及健康权威信息的网站,不提供医学建议、诊断或治疗,内容包括疾病症状、治疗、用药、健康与生活、宠物健康等,通过幻灯片和图片的形式展示各类病症,以帮助人们远离疾病和建立健康的生活方式。自从 1996 年成立以来,MedicineNet 一直在不断地扩大团队阵容,组建了一支经验丰富的员工队伍,在医药、保健、网络技术和商业方面都有任命合格的管理者,为用户提供综合性最强,最热门的医疗保健信息。

四、常见医学信息网站介绍

（一）国内医学信息网站

1. 37度医学网　37度医学网（http://www.37med.com）是一个专业性、学术性强的大型医学、医疗和健康综合性网站，为广大临床医生、医学科研人员、医务管理者、医学院校师生、众多患者和广大网民提供各类国内外最新的医学动态信息、内容丰富的医学资料文献，以及医学继续教育服务及各类专题学术会议等全方位的医学信息服务。网站提供：医学资讯、医学参考、教育培训、保健养生、寻医问药、医学图谱、医学视频、资源下载等栏目。

考点：
目前国内规模最大的医药行业网络传媒是什么？

2. 丁香园　丁香园（http://www.dxy.cn）是国内规模最大的医药行业网络传媒，为医药专业人士提供专业的讨论交流平台。目前丁香园旗下网站包括：丁香园论坛、丁香博客、用药助手、丁香医生、丁香通、文献援助、医药数据库、丁香人才、丁香导航及丁香会议等。

丁香园论坛：含100多个医药生物专业栏目，采取互动式交流，提供实验技术讨论、专业知识交流、文献检索服务、科研课题申报、考硕考博信息等服务。

丁香医生：为慢性病患者提供疾病相关的发病原因、症状、诊断、检查、治疗、用药、护理、自我监测等方面的疾病知识，同时邀请实名认证的医生入驻，为患者交流答疑，帮助医生打造个人品牌。

丁香通：是丁香园旗下专业的生物医药商业信息平台。

用药助手：丁香园用药助手收录了数千种药品说明书，可通过商品名、通用名、疾病名称、形状等迅速找到药品说明书内容。提供基本检索和高级检索，输入检索词可以从"药品名称、适应证、用药禁忌、保健食品、保健功能"途径查询（图3-11）。

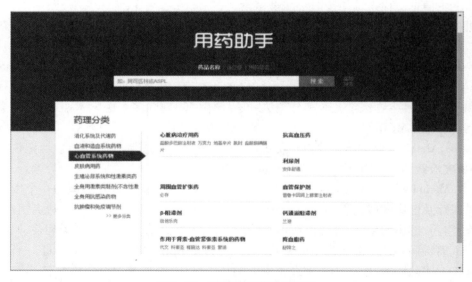

图3-11　丁香园用药助手平台

如查找"阿莫西林"的药物信息，检索步骤如下。

检索步骤1：在检索框中输入"阿莫西林"点击检索，即显示药品搜索结果列表（图3-12），每条结果显示药品的名称、商品名、成分和适应证。

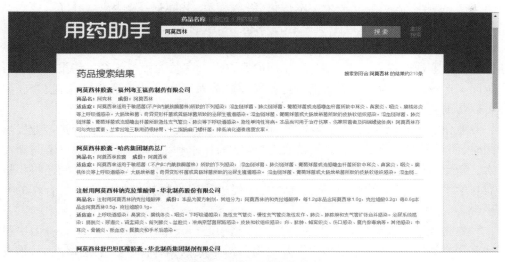

图3-12　用药助手搜索界面1

步骤2：点击药品名称，进入下一个检索界面，显示有关此药物的详细信息（图3-13）。

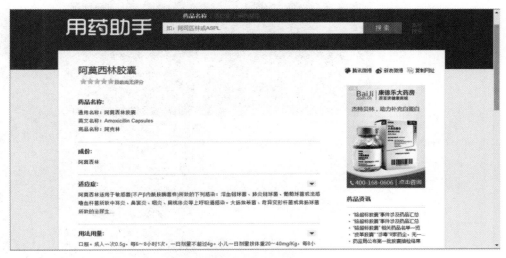

图3-13　用药助手搜索界面2

3. 中国医药信息网　中国医药信息网（http://www.cpi.gov.cn）是由国家食品药品监督管理局信息中心建设的医药行业信息服务网站，共建有20余个医药专业数据库，专注于医药信息的搜集、加工、研究和分析，为医药监管部门、医药行业及会员单位提供国内外医药信息及咨询、调研服务。

4. 中国生物技术信息网　中国生物技术信息网（http://www.biosino.org.cn）是由中国科学院生命科学与生物技术局、中国生物工程学会、中国科学院微生物研究所共同合作建设,定位于建设中国生物技术领域最权威、最及时、最专业的信息资讯类门户网站,及时、全面、快速地展示生物最新资讯。为我国生物技术类相关的政府部门、科研院所、企业等人员建立一个学术探讨、经验交流、共同提高的场所。目前,该网站已经在国内生物技术领域产生了一定的知名度和影响力。

该网站以生物技术类综合信息为主,还包括学术专题、专家频道、产业动态、文献导读等栏目。通过综合服务发展模式,面向客户提供完善的服务体系。情报中心栏目紧跟国家产业政策,为企业深度剖析行业发展趋势及新兴产业投资热点;科技查新服务可以帮助企事业在技术立项前为项目发展状况及专利保护范围。

专业化的信息网络平台与生物产业的发展有着密不可分的关系,在促进产业发展的同时,面对生物产业发展新的挑战,信息网络的技术和手段也需要新的思考与新的探索。新年伊始生物技术信息网首次改版,在对工作不断完善的同时,我们还将积极拓展与学术界、产业界的合作,努力建设一个促进我国生物技术领域交流与合作的知识平台。

5.生物医学大数据中心　生物医学大数据中心(http://www.biosino.org)由中科院计算生物学研究所建设,聚焦于提升生物与医学大数据存储、管理、挖掘能力,推动国家生物医学大数据基础设施建设(图3-14)。

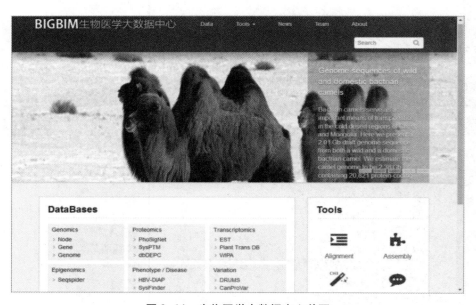

图3-14　生物医学大数据中心首页

大数据中心由以下5部分构成。

(1)网络计算平台　主要负责大数据中心存储、服务器、网络等硬件设施的管理与维护。

(2)多维组学数据平台　主要负责DNA组学、转录组学等组学数据的产生与标准化。

(3)Uli-Schwarz量化生物学平台　主要负责生物大数据研究结果的实验验证和相关设备管理维护。

（4）生物信息服务平台　主要负责对外生物医学大数据管理与分析服务。

（5）生物医学数据库　主要负责生物大数据数据库维护和工具开发。

6. 药用植物图像数据库　药用植物是中医药文化的主要物质基础,其历史源远流长,种类繁多。为了推进药用植物的普及和信息共享,香港浸会大学中医药学院和图书馆共同合作创建了药用植物图像数据库(http://library. hkbu. edu. hk/electronic/libdbs/mpd/index. html)。数据库以植物图片附加文字说明的形式,用中英文双语对千余种药用植物进行了系统的归类和介绍,并提供便捷的检索平台帮助中医药爱好者对不同种类的药用植物获得直观和系统的认知(图3-15)。

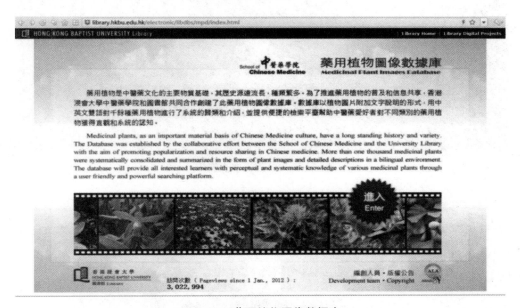

图3-15　药用植物图像数据库

7. 中药标本资料库　香港浸会大学中医药学院与大学图书馆通力合作完成中药标本资料库(http://library. hkbu. edu. hk/electronic/libdbs/scm_specimen. html),旨在促进大众对中药材品种、鉴别及运用的认识。现时资料库储存标本中心所有中药材展品之记录及相关资料,供同学、老师及市民参考(图3-16)。

（二）国外医学信息网站

1. 美国国立卫生研究院　美国国立卫生研究院(National Institutes of Health, NIH)网址为 http://www. nih. gov,隶属于美国卫生与人类服务部,是美国最大、最重要的医学与行为学研究机构,其任务是探索生命本质和行为学方面的基础知识,充分运用这些知识开展疾病和残障的预防、诊断和治疗活动,其网站是医学科研人员常用的综合医学网站之一(图3-17)。

NIH 是集医学科研、行政管理、医疗实践于一身的著名机构,是代表美国最高水平的医学科研机构,代表美国联邦政府以基金的形式对医学科研进行指导和调控医学科研的行政部门,下属医院还是美国开展具体医疗卫生实践的重要场所。NIH 共拥有20 个研究所,7 个研究中心和一个国立医学图书馆,其中包括著名的美国国立肿瘤研究所、国立人类基因组研究所、美国国立医学图书馆等。

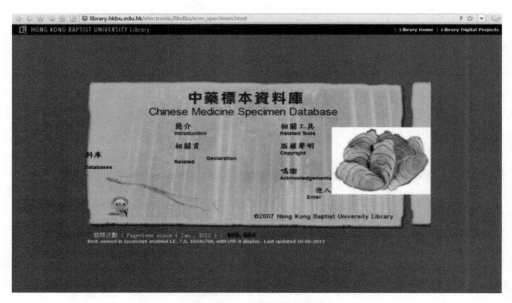

图3-16　中药标本资料库

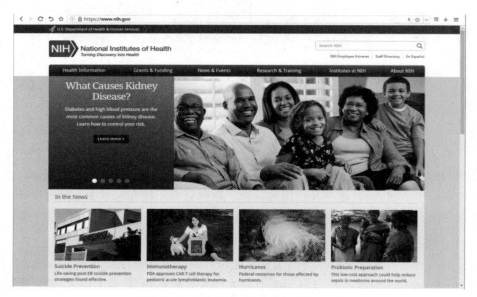

图3-17　美国国立卫生研究院网站

美国国立卫生研究院网站的主要栏目如下。

（1）Health Information　该栏目下的信息专题和数据库主要有 Search Health Topics（卫生信息查找）、Clinical Trials（临床试验数据库）、MedlinePlus Health Info（MedlinePlus 数据库）等。

（2）Grants&Funding　该栏目对 NIH 提供的科研基金项目的基金类别、申报流程、授予条件、基金项目指南、管理政策等信息进行详细介绍,为有申请科研项目和有进修意向的医务及研究人员提供了详细丰富的讲解及申报流程向导。

(3)News&Events NIH新闻网页是综览美国卫生科学研究的重要窗口,本栏目报道以下各种新闻与事件:NIH本院及所资助院外研究项目的最新成果,这些成果常同时在国际知名刊物发表全文;近期重要活动,如会议研讨学术活动日程;美国卫生科学研究政策与重点资助项目;重大卫生问题的健康教育,如高血压、糖尿病、老年病等。用户点击感兴趣条目,可免费获取详细摘要和许多相关链接点。

(4)Research&Training 该栏目包括科技亮点、NIH实验室及临床研究资源、培训机会、科研安全规范指南等。从本栏目可以了解NIH各研究机构正在进行的科研项目,也可以了解NIH校内外及临床学生培养计划。

(5)lnstitutes at NIH NIH下属28个机构网页,用户可在此了解NIH的工作内容与特色,点击各研究所可以直接进入该研究所、研究中心网站。

2.美国国立医学图书馆 美国国立医学图书馆(National Library of Medical,NLM)网址为 http://www.nlm.nih.gov,隶属于NIH,负责开展医学和健康信息的研究,在世界范围内开展医学与健康信息服务。NLM是世界上最大最著名的医学图书馆,也是世界上资源最丰富的生物医学文献信息中心,馆藏文献700多万册,资源丰富、涉及面广,网上生物医学信息资源丰富多样,提供包括PubMed在内的几十种数据库供用户免费使用(图3-18)。

考点:
世界上最大最著名的医学图书馆是什么?

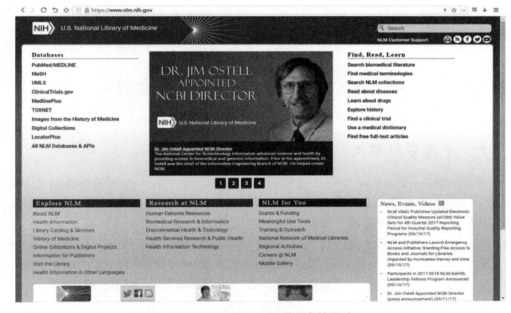

图3-18 美国国立医学图书馆网站

3.美国国立生物技术信息中心 美国国立生物技术信息中心(National Center for Biotechnology hiformation,NCBI)网址为 http://www.ncbi.nlm.nih.gov,隶属美国国立医学图书馆,是生物遗传学信息的著名网站,提供近40个数据库供用户免费使用。

4.美国疾病控制与预防中心 美国疾病控制与预防中心(Centers for Disease

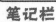

Control and Prevention,CDC)网址为 http://www.cdc.gov,隶属于美国卫生与人类服务部(DHHS),是保障美国公民健康的国家权威机构,其使命是通过对疾病、预防、残疾的预防和控制来促进健康和生命质量。其网站主要栏目包括健康与安全专题、数据与统计、新闻、出版物等。

CDC 资源的检索:可以从主页右上角的检索框中直接键入关键词即可查找网站内的相关信息,此外还设有 A～Z index 主题索引,可以根据需要对词首进行浏览查找,从而深入到各个特定主题,并可以免费阅读到 CDC 出版的 3 种电子期刊的全文。

5.世界卫生组织　世界卫生组织(World Health Organization,WHO)网址为 http://www.who.int,是联合国下属的一个专门负责指导协调国际卫生工作的权威机构,网站设有包括英文、法文和中文等 6 种语言版本。主页上的链接有 Health Topics(健康主题)、Data and statistic(数据和统计数字)、Media centre(媒体中心)、Publications(出版物)、Countries(国家)、Programmes and projects(规划和项目)、About WHO(关于世卫组织)。

6.在线医学词典　在线医学词典(http://www.online-medical-dictionary.org)搜索引擎是免费的,可以研究和了解医疗术语、药品、医疗设备、医疗条件、医疗设备、医用缩略语等内容,用户可以通过浏览或搜索的方式查找医学术语。本医学词典的词条内容来源于超过 40 000 部公开可用的字典、百科全书的资料以及研究文章和书籍。

7.免费医学书　免费医学书(http://freebooks4doctors.com)网站由 Flying Publisher 建立,主要提供网上免费医学图书目录,现已收集 650 余种免费医学图书,提供较专业分类的图书目录。包括英文、法文、德文、西班牙文等语种,同一文种下按书名字母顺序查找。

第三节　网络免费医学信息资源

一、开放存取概述

开放存取(open access,OA)是在网络环境下发展起来的一种新的重要学术交流模式,是由国际科技界、学术界、出版界、信息传播界发起的新的出版模式,旨在利用网络自由传播和推动科研成果。其核心精神是体现信息交流和学术传播的自由、共享理念。采用“发表付费,阅读免费”的形式,通过自归文档和开放获取期刊两种途径实现开放期刊、图书、课件和学习对象仓储等内容的知识共享。目前在国内对“Open Access”还没有统一的译名,又称为“开放获取”“开放共享”“开放访问”等。

根据《布达佩斯开放存取计划》的定义:对某文献的‘开放存取’即意味着它在因特网公共领域里可以被免费获取,并允许任何用户阅读、下载、拷贝、传递、打印、检索、超链接该文献,用户在使用该文献时不受经济、法律或技术的限制,只需在存取时保持文献的完整性。对其复制和传递的唯一限制应是使作者有权控制其作品的完整性和作品被正确理解和引用。

广义上讲,开放存取资源不仅包括开放获取期刊,而且还有大量的机构仓储,开放获取的图书、文库开放软件、开放课件,博客也是开放获取的重要组成部分。目前被学术界认同,并广泛应用的两种途径是:①开放存取期刊,即出版的费用由作者支付,任何人可以免费获取开放出版期刊上的论文全文,包括新创办的开放获取期刊和由原有期刊改造转变而来的开放存取期刊。②开放存取仓储,开放存取仓储包括基于学科的开放存取仓库和基于机构的开放存取仓库,它不仅存放学术论文,而且还存放其他各种学术研究资料,包括实验数据和技术报告等。

目前,医学开放存取资源的数量随着开放存取的深入发展稳步增加,医学开放存取期刊的影响因子也逐年提高,并得到了网络搜索引擎及传统文献索引服务商(如PubMed 数据库)的认可,并成为其收录的对象。医学开放存取学术资源也将成为图书馆馆藏的有益补充。

二、国内外开放存取资源举要

(一)国内主要开放存取资源

1. 中国科技论文在线　中国科技论文在线(http://www. paper. edu. cn/)是经教育部批准,由教育部科技发展中心主办的科技论文网站。该网站打破传统出版物的概念,免去传统的评审、修改、编辑、印刷等程序,给科研人员提供一个方便、快捷的交流平台,提供国内优秀学者论文、在线发表论文、各种科技期刊论文(各种大学学报与科技期刊)的全文。中国科技论文在线是一个完全公益性的科技论文网站,网站论文按自然科学国家标准学科分类与代码分为 43 类,并提供了多个栏目供读者查看(图3-19)。

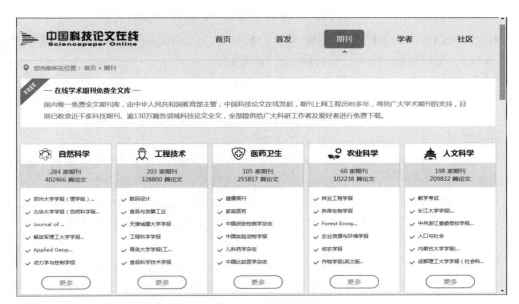

图3-19　中国科技论文在线

(1)主要栏目简介

首发论文:采用"先发布、后评审"的方式,作者自愿投稿的文章,经基本学术、规范格式初审,并确认无政治错误问题、涉密问题、署名问题,并未在任何媒介发表过。

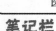

符合本站发布要求后,一般在7个工作日内发布出来,发布后作者可自愿选择请同行专家对论文学术水平进行评审,进一步完善课题研究,与同行学者展开讨论,为广大科学工作者提供一个快速发表和共享最新科技成果的平台。首发论文目前已收录近4万篇科技论文,已成长为一个大型学术论文数据库,提供快速检索和全文检索功能,为用户快速取用所需文章提供准确便捷的服务。

优秀学者:以优秀学者的个人学术专栏为主体,围绕其提供多种浏览和检索形式,并辅以"学者访谈"和"专题聚焦"两个独立版块,对学术界的热点人物、热点话题进行深入的跟踪报道,为年轻的科研人员提供示范和指导。

名家推荐:收录了由知名学者推荐的国内外精品论文信息,为用户提供一个快速了解本专业最具代表性学术成果的渠道。

学者自荐:目的是为致力于科学研究且已取得一定科研成绩的年轻学者免费建立个人学术专栏,为年轻学者展示、交流标志性成果和优秀论文提供一个便捷的网上平台,以提高年轻学者在学术界的影响力,促进学术交流与发展。

科技期刊:收录了由各大学主办的学报的所有论文,并分别按照期刊名称、学科分类编排,方便科研人员查阅并扩大学报的影响,提高论文的引用率和期刊的影响因子。

博士论坛:与教育部学位与研究生司合作,自2006年起对全国博士生学术论坛进行报道,按年度分学科展示了全国博士生学术论坛上进行交流的论文,为博士生用于交流的论文提供了网上发布的平台。

专题论文:报道各个学科高水平学术会议情况,收录会议论文,促进学术会议论文免费交流共享,便于查阅各个学科最新的前沿信息与成果。

电子杂志:电子杂志每月两期,集成中国科技论文在线网站所有栏目的最新动态,精选并推送最新发表的论文、科技新闻及最新会议、基金项目、科技奖励以及招聘信息等,方便用户及时了解研究领域的最新进展和信息。

(2)检索方式

高级检索:用户可根据所知信息输入检索词,按题目、关键字、作者和摘要在全库、在线发表论文库、优秀学者论文库、高校期刊论文库等数据库中进行检索。同时为了适当地限制检索范围,要求对检索的论文进行时间指定。

全文检索:在不清楚或记不得文章的题目、作者、关键词等信息时,只要您还记得文章中的一句内容,您就可以通过全文检索查询到包含有这句内容的文章。

分类浏览:按学科分类逐级浏览,即可获得所需论文。如在网站首页选择点击"临床医学",显示二级学科页面,再点击"麻醉学",最终检索到57篇有关麻醉学的文献(图3-20)。

2.中国预印本服务系统 网址为 http://prep.istic.ac.cn。预印本是指科研人员的研究成果还未在正式出版物上发表,出于和同行交流的目的,而自愿先在学术会议上或通过互联网发布的科研论文、科技报告等文章。与刊物发表的文章及网页发布的文章相比,预印本具有交流速度快、有利于学术争鸣、可靠性高的特点。

中国预印本服务系统是由中国科学技术信息研究所与国家科技图书文献中心联合建设的,以提供预印本文献资源服务为主要目的的实时学术交流系统。学科范围涵盖自然科学、农业科学、医药科学、工程与技术科学、人文与社会科学。它由国内预印本服务子系统和国外预印本门户(SINDAP)子系统两大部分构成。

笔记栏

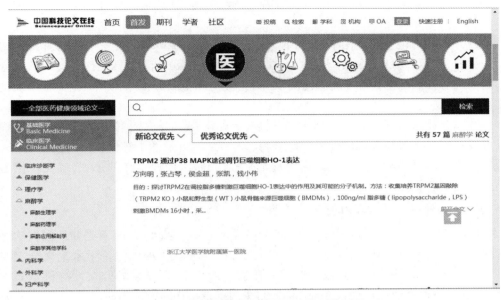

图3-20 中国科技论文在线分类浏览页面

国内预印本服务子系统主要收藏的是国内科技工作者自由提交的预印本文章,一般只限于学术性文章,尤以自然科学的文章居多,系统具有用户自由提交、检索、浏览预印本文章全文、发表评论等功能,提供全文检索和按学科分类浏览检索功能。

国外预印本门户子系统是由中国科学技术信息研究所与丹麦技术知识中心合作开发完成的,它实现了全球预印本文献资源的一站式检索。通过 SINDAP 子系统,用户只需输入检索式一次即可对全球知名的 16 个预印本系统进行检索,并可获得相应系统提供的预印本全文。目前,国外预印本子系统含有预印本二次文献记录约80 万条。

3. 中国科学院文献情报中心机构知识库(http://ir. las. ac. cn) 中国科学院文献情报中心机构知识库(NSL OpenlR)以发展机构知识能力和知识管理能力为目标,快速实现对本机构知识资产的收集、长期保存、合理传播利用,积极建设对知识内容进行捕获、转化、传播、利用和审计的能力,逐步建设包括知识内容分析、关系分析和能力审计在内的知识服务能力,开展综合知识管理。用户可以在这里找到论文、工作文档、预印本、技术报告、会议论文及不同数字格式的数据集。

4. Socolar Socolar(http://www. socolar. com)是由中国教育图书进出口公司自主研发的 Open Access 资源一站式服务平台,是国内首个综合性的开放式获取资源平台。通过 Socolar,可以检索到来自世界各地、各种语种的重要 OA 资源,并提供 OA 资源的全文链接。Socolar 力求最终实现以下功能:全面系统收录重要的 OA 资源,包括重要的 OA 期刊和 OA 仓储,为用户提供题名层次(title-level)和文章层次(article-level)的浏览、检索及全文链接服务;根据用户的个性化需求,为用户提供 OA 资源各种形式的定制服务和特别服务;建立权威的 OA 知识宣传平台和活跃的 OA 知识交流阵地;为学者提供学术文章和预印本的 OA 出版和仓储服务。

Socolar 支持各种搜索方式,其中包括普通搜索、浏览式搜索、专家逻辑检索、通配

考点:
国内首个综合性的开方式获取资源平台是什么?

笙记栏

符（﹡）搜索、高级搜索（基于文章名、作者、文摘、关键字、刊名、出版商、出版年度和学科）。

5. 开放图书馆　开放图书馆（http://www.oalib.com/Medic）是一个集合开源论文的数据库，囊括 2 011 936 余篇学术论文供读者免费查阅或下载，数据库的文章数量会不断增加。开放图书馆除了可以搜索文章，还提供以下服务：出版文章、论文检索及论文存储。

顺应布达佩斯开放存取计划中的"未来十年建议"，开放图书馆提供技术手段确保世界每个地方每个领域的学者都能获得 OA 资源。开放图书馆提供"一站式"服务，为在发展中国家的学者提供大量免费发布服务，同时以商业运作的形式，确保提供给学术界持续的服务。

（二）国外主要开放存取资源

1. HighWire Press　HighWire Press（http://highwire.stanford.edu）是斯坦福大学著名的学术出版商，目前已成为全世界 3 个最大的、能够联机提供免费学术论文全文的出版商之一。HighWire Press 收录的期刊覆盖生命科学、医学、物理学、社会科学等学科，通过其检索界面还可检索 MEDLINE 的文摘题录。HighWire Press 针对 3 种用户分别提供不同的功能页面：FOR RESEARCHERS（面向研究人员）、FOR LIBRARIANS（面向馆员）、FOR PUBLISHERS（面向出版社）（图 3-21）。

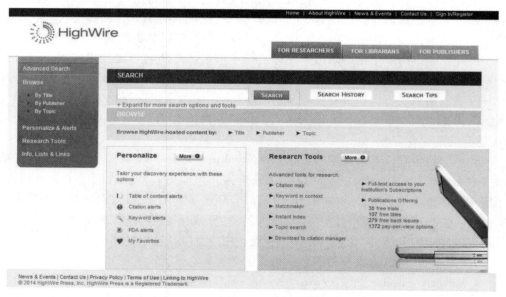

图 3-21　HighWire Press 研究者检索界面

HighWire Press "FOR Researchers" 的主页上主要有 Search, Personalize, Research Tools 3 个版块。用户可以按 Title（文章题目）、Publisher（出版社）、Topic（学科主题）浏览期刊论文，也可以根据自己的需求在 Search 版块输入关键词检索。需注意的是，HighWire Press 收录的期刊并不都是免费的，其检索结果右侧标有美元符号的为收费文献。只有标明"this article is free"才是免费全文。

HighWire Press 提供期刊目录浏览与论文检索两种检索途径。网站提供多种期刊浏览方式,可以从期刊字顺(By Title)、主题(By Topic)、出版社(By Publisher)等途径浏览期刊或论文。在学科浏览中先分出 Biological Sciences、Humanities、Medical Sciences、Physical Sciences、Social Sciences 等大类目,各类目下再细分,点击"Topic Map",可检索更多的学科名。

HighWire Press 具有较强的检索功能。可输入作者、关键词、年、卷、页等限制进行检索,关键词输入框右侧的 3 个选项:any 表示输入的两个或两个以上的词之间逻辑关系为"或",all 表示输入的两个或两个以上的词之间逻辑关系为"与",phrase 表示输入的两个或两个以上的词作为短语检索。检索范围有 3 个选择:High Wire-hosted only 表示只在 HighWire 出版社的期刊中检索,My Favorites only 表示在用户自己定制的期刊中检索(属于定制服务须免费注册后开通),Including PubMed 表示同时也检索 PubMed 的数据。此外,用户还可以将检索结果限定为综述文献,也可以选择出版时限。点击检索结果后的文摘、全文、期刊网站、引用图链接,可以分别获得文摘、全文(PDF 格式)、该期刊的网站主页和该文被引用的情况。

2. BioMed Central   BioMed Central(http://www.biomedcentral.com)简称 BMC,译为生物医学中心,是英国一家独立的学术出版机构,致力于提供经过同行评审的生化研究的公开取阅途径,BMC 发表的所有原创研究文章在发表之后立即可以在网上永久性免费访问。BMC 收录的期刊范围涵盖了生物学和医学的各个主要领域,包括57 个分支学科,所有期刊都经过充分严格的同行评议来保持其高水平。这些期刊有 3 种类型,一是完全免费,二是免费试用,三是付费阅读,不过发表在 BMC 刊物上的所有研究文章全部可以随时在网上免费阅读,无任何限制。

BMC 提供快速检索、高级检索、刊名字顺浏览、主题类别浏览等检索方式(图3-22)。

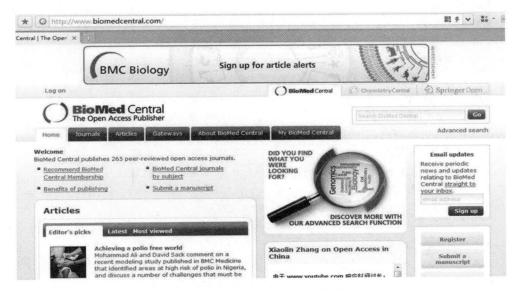

图 3-22   BioMed Central 主页

3. Free Medical Journals（http：//www.freemedicaljournals.com） 该网站是由法国的 Bernd Sebastian Kamps 建立的免费医学期刊信息网站，是互联网上免费提供生物医学全文最多的期刊集合网站，其宗旨是促进医学期刊的免费交流。该网站目前共收录英语、德语、法语、意大利语、西班牙语等 19 种语言 4 000 余种免费全文生物医学期刊，提供"Topic"（主题）、"FMJImpact"（影响因子）、"Free Access"（免费类型）、"Title"（刊名）4 种期刊浏览方式。

另外，该网站还提供了 359 册医学教科书，并按"Topic"（主题）、"FMJImpact"（影响因子）、"Language"（语种）、"Year"（出版年）、"Stars"（推荐等级）5 种方式浏览。

4. DOAJ 开放存取期刊目录（directory of open access journals，DOAJ）是瑞典隆德大学图书馆建立的开放获取期刊的检索系统，网址为 http：//doaj.org。DOAJ 收录的期刊均为学术性、研究性期刊，必须经过同行评议或编辑质量控制，均允许用户可以免费、方便、直接地进行浏览、下载和打印。DOAJ 提供刊名检索、期刊浏览及文章检索功能。

小 结

本章简要介绍了网络信息资源的特点和类型以及网络信息资源的评价方法；从搜索引擎的分类引出国内外主要的搜索引擎，并重点讲述了百度和谷歌两个搜索引擎的使用方法和检索技巧；对主要的国内外医学信息网站也做了简要介绍；最后讲述了开放存取资源的概况，并简单介绍了国内外开放存取的门户网站情况。

 同步练习

（一）单选题

1. Google 属于（   ）。

    A. 综合性搜索引擎   B. 专题搜索引擎

    C. 特殊搜索引擎   D. 专业型搜索引擎

2. 美国国立医学图书馆的 URL 是（   ）。

    A. www.nlm.nih.gov   B. www.alm.nih.com

    C. www.nstl.gov.cn   D. www.nlm.nih.com

3. 对元搜索引擎以下（   ）描述是错误的。

    A. 自身没有数据库   B. 不是集成搜索引擎

    C. 是独立的搜索引擎   D. 有关键词检索功能

4. 百度是一种（   ）工具。

    A. 网络信息资源检索   B. 编程

    C. 下载   D. 电子邮件

5. 百度逻辑或的运算符号为（   ）。

    A. +   B. -   C. | D. *

6. NCBI 的全称是（   ）。

    A. 美国国立图书馆   B. 美国国家生物技术信息中心

    C. 中国国家自然科学基金会   D. 美国国立卫生研究院

7. 利用 Google 准确搜索乳腺癌药物治疗有关资料应使用（   ）。

A. "乳腺癌" + "药物治疗"   B. 乳腺癌 药物治疗
C. "乳腺癌药物治疗"   D. 乳腺癌药物治疗

8. 在 Google 中欲检索"非动物的禽流感的网页"时,表达式应为(   )。
   A. 禽流感 + 动物   B. 禽流感 − 动物
   C. 禽流感−动物   D. 禽流感 动物

9. 收录开放获取期刊数量最多的是(   )。
   A. DOAJ   B. BMC   C. PMC   D. PLoS

10. 利用百度搜索信息,要将检索范围限制在网页标题中,应该使用的语法是(   )。
   A. site：   B. intitle：   C. inurl：   D. info：

11. 检索关于"心脏介入治疗"的 word 文档信息,以下操作正确的是(   )。
   A. 心脏介入治疗 filetype：word   B. 心脏介入治疗 filetype：doc
   C. 心脏介入治疗 filetype：文档   D. 心脏介入治疗 filetype：word 文档

(二)思考题

1. 网络医学信息资源有哪些种类?

2. 什么是搜索引擎?

3. 什么是开放存取?

4. 试在开放存取资源中查找 3 种皮肤科相关学术期刊。

参考答案：

单选题:1. A   2. D   3. A   4. A   5. C   6. B   7. C   8. C   9. A   10. B   11. B

第四章

中文医学检索工具

📖 学习目标

1. 掌握　中国学术期刊网络数据库、维普资讯全文期刊数据库等数据库的检索方式。
2. 熟悉　中国学术期刊网络数据库、维普资讯全文期刊数据库等数据库的检索方法和检索结果的输出。
3. 了解　中国学术期刊网络数据库等几个中文数据库的产品概况和检索体系。
4. 能力　能够根据课题需要,通过利用以上数据库,熟练检索、获取所需信息资源。

第一节　中国学术期刊网络数据库

一、概况

考点:
　世界上全文信息规模最大的网络数据库是什么?

中国学术期刊网络数据库是中国知识基础设施工程(China national knowledge infrastructure,CNKI)的系统数据库产品之一。CNKI正式立项于1995年,目前已建成世界上全文信息规模最大的"CNKI数字图书馆",主要包括知识创新网和基础教育网。知识创新网设有国内通用知识仓库、海外知识仓库、政府知识仓库、企业知识仓库、网上研究院和中国期刊网。涵盖了我国自然科学、工程技术、人文与社会科学期刊、博硕士论文、报纸、图书、会议论文等公共知识信息资源。其主要数据库产品有中国期刊全文数据库、中国优秀博士硕士论文全文数据库、中国重要报纸全文数据库、中国基础教育知识仓库、中国医院知识仓库、中国重要会议论文全文数据库和中国企业知识仓库等。《中国学术期刊(网络版)》是世界上最大的连续动态更新的中国学术期刊全文数据库,是"十一五"国家重大网络出版工程的子项目,是《国家"十一五"时期文化发展规划纲要》中国家"知识资源数据库"出版工程的重要组成部分。

中国学术期刊网络数据库是CNKI中的一个巨大信息资源,是国内的大型学术期刊数据库,由清华同方光盘股份有限公司出版发行。数据库以学术、技术、政策指导、高等科普及教育类期刊为主,内容覆盖自然科学、工程技术、农业、哲学、医学、人文社会科学等各个领域。收录国内学术期刊 8 000 种,全文文献总量 4 900 万篇。按学科范围分为基础科学、工程科技Ⅰ、工程科技Ⅱ、农业科技、医药卫生科技、哲学与人文科学、社会科学Ⅰ、社会科学Ⅱ、信息科技、经济与管理科学 10 个专辑(表 4-1),共 168 个专题文献数据库。医药卫生专辑收录生物医学全文期刊 1 181 种,涵盖基础和临床医学各学科。其产品的出版形式有:《中国期刊全文数据库(WEB)版》《中国学术期刊(光盘版)》(CAJ-CD)和《中国期刊专题全文数据库光盘版》3 种形式。更新频率:中心网站版、网络镜像版,每个工作日出版,法定节假日除外;网络镜像版、光盘版,每月 10 日出版。

　　该系统作为一个大型的全文检索导读咨询系统,读者既可以直接上机检索、阅览、选摘,也可以通过设立的各个中国期刊网全文数据库检索咨询站的图书情报单位,针对读者的不同需要,提供产品化的专项文献咨询服务。阅读该库电子期刊全文必须使用 CAJ Viewer 或者 Acrobat Reader 浏览器,该浏览器可免费下载。

考点:
　　CNKI 中学术期刊网站的更新频率是什么?

表 4-1　中国学术期刊网全文数据库 10 个专辑细目表

专辑代码	专辑名称	专题名称
A	基础科学	自然科学理论与方法、数学、非线性科学与系统科学、力学、物理学、生物学、天文学、自然地理学和测绘学、气象学、海洋学、地质学、地球物理学、资源科学
B	工程科技Ⅰ	化学、无机化工、有机化工、燃料化工、一般化学工业、石油天然气工业、材料科学、矿业工程、金属学及金属工艺、冶金工业、轻工业手工业、一般服务业、安全科学与灾害防治、环境科学与资源利用
C	工程科技Ⅱ	工业通用技术及设备、机械工业、仪器仪表工业、航空航天科学与工程、武器工业与军事技术、铁路运输、公路与水路运输、汽车工业、船舶工业、水利水电工程、建筑科学与工程、动力工程、核科学技术、新能源、电力工业
D	农业科技	农业基础科学、农业工程、农艺学、植物保护、农作物、园艺、林业、畜牧与动物医学、蚕蜂与野生动物保护、水产和渔业
E	医药卫生科技	医药卫生方针政策与法律法规研究、医学教育与医学边缘学科、预防医学与卫生学、中医学、中药学、中西医结合、基础医学、临床医学、感染性疾病及传染病、心血管系统疾病、呼吸系统疾病、消化系统疾病、内分泌腺及全身性疾病、外科学、泌尿科学、妇产科学、儿科学、神经病学、精神病学、肿瘤学、眼科与耳鼻咽喉科、口腔科学、皮肤病与性病、特种医学、急救医学、军事医学与卫生、药学、生物医学工程
F	哲学与人文科学	文艺理论、世界文学、中国文学、中国语言文字、外国语言文字、音乐舞蹈、戏剧电影与电视艺术、美术书法雕塑与摄影、地理、文化、史学理论、世界历史、中国通史、中国民族与地方志、中国古代史、中国近现代史、考古、人物传记、哲学、逻辑学、伦理学、美学、心理学、宗教

笔记栏

续表 4-1

专辑代码	专辑名称	专题名称
G	社会科学Ⅰ	马克思主义、中国共产党、政治学、中国政治与国际政治、思想政治教育、行政学及国家行政管理、政党及群众组织、军事、公安、法理、法史、宪法、行政法及地方法制、民商法、刑法、经济法、诉讼法与司法制度、国际法
H	社会科学Ⅱ	社会科学理论与方法、社会学及统计学、民族学、人口学与计划生育、人才学与劳动科学、教育理论与教育管理、学前教育、初等教育、中等教育、高等教育、职业教育、成人教育与特殊教育、体育
I	信息科技	无线电电子学、电信技术、计算机硬件技术、计算机软件及计算机应用、互联网技术、自动化技术、新闻与传媒、出版、图书情报与数字图书馆、档案及博物馆
J	经济与管理	宏观经济管理与可持续发展、经济理论及经济思想史、经济体制改革、经济统计、农业经济、工业经济、交通运输经济、企业经济、旅游、文化经济、信息经济与邮政经济、服务业经济、贸易经济、财政与税收、金融、证券、保险、投资、会计、审计、市场研究与信息、管理学、领导学与决策学、科学研究管理

二、检索方法

登录网址 http://www.cnki.net，进入 CNKI 首页（图 4-1）。该页面"资源总库"中将 CNKI 所有数据库分为六大部分，分别为源数据库、行业知识库、特色资源、作品欣赏、国外资源、指标索引（图 4-2）。

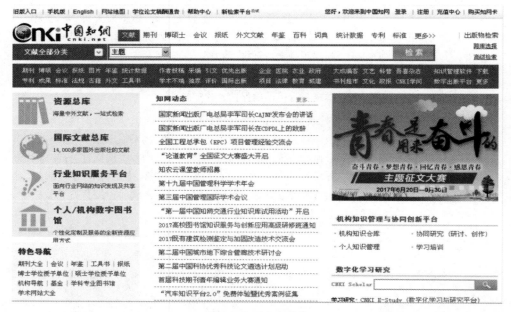

图 4-1　CNKI 首页

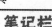

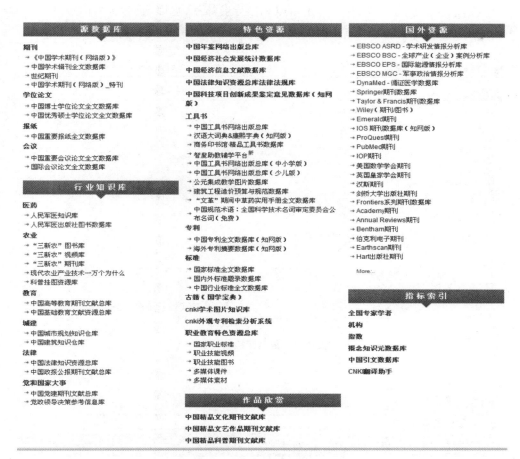

图 4-2 CNKI 资源总库界面

  CNKI 数据库都提供免费题录检索,用户直接单击相应数据库,进行检索,检索结果只显示到文献的题录,无法阅读全文。由于 CNKI 的全文数据库均为收费检索数据库,购买了使用权的个人用户可以从中国期刊网中心网站注册得到账号和密码,团体用户(企业、单位等)付费后通过识别提供的 IP 地址段进行下载。在首页填入正式注册的账号和密码或者直接识别已付费机构电脑 IP 地址后,选中购买了使用权的全文数据库,即可进入全文数据库检索界面。中国期刊全文数据库检索界面如图 4-3。

  中国期刊全文数据库一共为用户提供了 5 个检索功能入口,见图 4-3 界面的左上角部分,分别是高级检索、专业检索、作者发文检索、句子检索和一框式检索。在这些检索结果的基础上还分别为用户提供了可更进一步的二次检索。

(一)一框式检索

  登录系统后,系统默认的主页界面为一框式检索界面(图 4-4)。

  在界面的左栏类导航,包括十大专辑,168 个专题,可进行分类检索。

  分类检索主要是使用是文献分类导航区,首先,在总目录下的分类目录中选择想要检索的某个专辑类目,逐层点击,最后显示出该子类目包含的全部文献标题、刊物名称、出版年等供读者浏览,点击文献篇名前的磁盘形状的图标链接,可下载文章的全文。从其他途径进行检索的时候,也可以利用导航体系,可以全选,也可以选择多个专辑或多个下位的子栏目,然后在此范围内输入检索词或检索式进行检索。

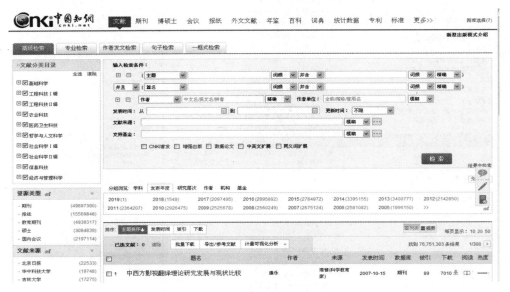

图4-3 数据库检索界面

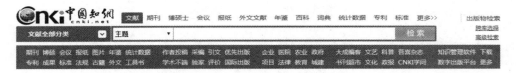

图4-4 一框式检索界面

　　一框式检索提供主题、全文、篇名等10个检索入口(图4-5),用户可以根据需要选择相应的检索入口完成检索。当输入检索词时,系统支持智能提示检索,系统会根据用户输入的检索词,自动提示相关的词,用户通过鼠标或键盘选择相关词也可实现相应的检索(图4-6)。

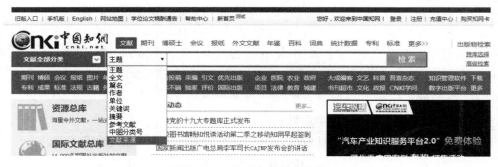

图4-5 一框式检索界面检索

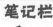

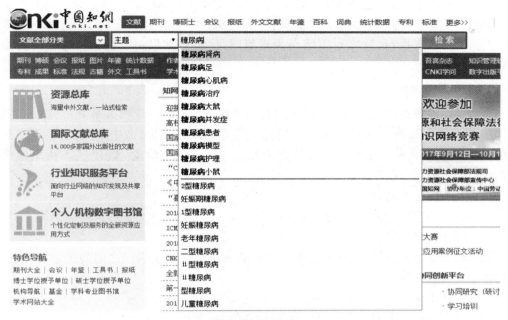

图4-6　智能提示检索

一框式检索是系统默认的初始界面,该检索方式能够进行快速方便的检索,适用于简单课题检索或不熟悉多条件组合检索的用户,它为用户提供了详细的导航及最大范围的选择空间。但是,其检索结果有很大的冗余,专指性不强,查准率较低,还需配合二次检索或高级检索提高查准率。值得注意的是,在初级检索中不能使用逻辑组配符进行检索。

其检索步骤如下。

1.选择确定检索范围　根据所查课题的学科领域,利用界面左侧的学科分类导航区,选择确定合适的学科专辑。可以是一个或多个专辑,系统默认的是全部专辑。

2.选择检索字段　点击检索区的检索项下拉按钮,显示可供检索的字段,包括篇名、作者、关键词、机构、中文摘要、引文、基金、全文、中文刊名、ISSN、年、期及主题词等可检索字段。点击选中的字段,表示用户输入的检索词只要在该字段出现,则该条记录便为命中记录。

3.输入检索词　在检索词输入框中直接输入检索词。

4.选择确定检索时间　系统默认的检索年限为1994年至今,用户可根据课题的需要在2个年份下拉框中分别选择确定检索文献的起止年份。

5.选择排序方式　此为检索结果的输出排序,有无序(为检索结果无序排列)、相关度(以检索词在检索字段内容里出现的命中次数排序,出现次数越多排序越靠前)和日期(以数据更新日期排列,更新日期越新越靠前)3个选项,可根据需要进行选择。

6.检索　上述的准备工作完成后,点击"检索"按钮,系统便根据以上确定的条件进行检索,并在界面右边显示检索结果。

7.进行二次检索　在完成上面的第一次检索操作后,如果觉得检索范围较大,用户可以在此基础上执行二次检索。方法是在显示栏下边,点击"二次检索"按钮前面

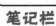

的"检索项"下拉按钮,选择检索字段,然后在"二次检索"输入框内输入检索词,点击"二次检索"按钮,系统将按默认的运算符"and"进行检索并显示检索结果。二次检索可根据需要多次执行,这样可以缩小检索范围,使检索结果越来越靠近自己想要的结果。

(二)高级检索

高级检索是通过逻辑关系的组合进行的快速查询方式。逻辑关系有:"并且""或者"及"不包含"3 种。该检索方式的特点是检索结果冗余少,命中率高,适合于专指性较强的课题检索。可点击初级检索界面上方的"高级检索"链接进入高级检索界面。

其具体操作方法如下。

1.选择确定检索范围、检索年限。

2.选择检索字段。

3.输入多个检索词,确定各检索词之间的关系。各个检索词之间的关系有并且、或者和不包含3 种。

4.选择排序。

5.点击"检索"按钮进行检索。需要注意的是:查询框的内容要依次填入,中间不能空缺,否则将不能查询到结果。

6.如果需要进行二次检索,其操作方法与初级检索相同。

(三)专业检索

专业检索为用户提供一个按照自己需求来组合逻辑表达式以便进行更精确检索的功能入口。

具体检索步骤如下。

1.单击页面右上角的链接,即可进入专业检索界面,如图4-7 所示。

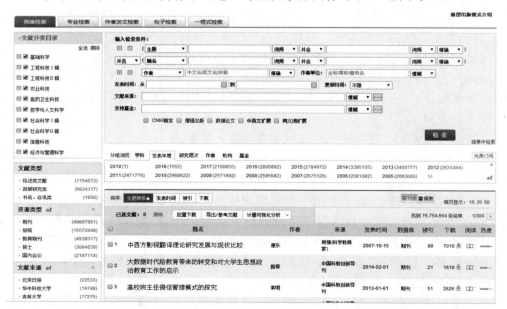

图4-7　专业检索界面

2.选择检索范围　在窗口下面的"检索导航"选项组中指定检索范围,这里分类列出了9个总目录,在每个总目录的下面又分别设有详细的子目录可供用户进一步缩小选择范围。

3.填写检索条件　根据专业检索中给出了一个检索规则填写。

表中分别列出了所有检索项与其代码的一一对应关系,在填写检索条件的时候,只需根据上面所示检索项的中文或英文简写拼写出类似 SQL 语句的 Where 条件部分即可。例如,要检索出"篇名"包括"中医"或者是"中医外科"的所有刊物,则检索条件拼写为:TI = '中医' or TI = '中医外科',或者将检索项的英文代码改为中文代码也一样可以:篇名 = '中医' or 篇名 = '中医外科'。

（四）作者发文检索

作者发文检索主要用于检索某作者发表的文献,检索比较简单,只需要用户输入相应作者的姓名和单位就可以。同时可以点击"+"和"－"按钮增加删除检索条件（图4-8）。

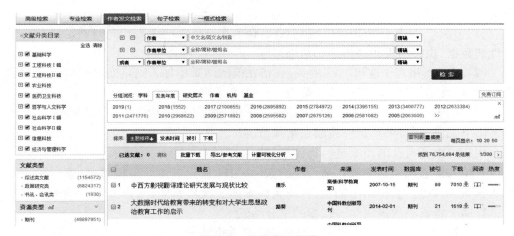

图4-8　作者发文检索

（五）句子检索

句子检索主要用来检索文献正文中包含的某一句话,或者某一个词组文献,可以点击"+"和"－"按钮,在同一句或者同一段中检索（图4-9）。

（六）二次检索

通过简单检索、高级检索及专业检索,在这些检索结果上还可以继续进行操作,这就是二次检索。

二次检索是指在前一次检索结果的范围内继续进行检索。使用二次检索可以逐步缩小检索范围,最终找到所需的信息,此外它还简化了检索表达式的书写,通过简单检索与二次检索完全可以满足复杂检索表达式达到的检索精度,这对于非专业人士尤为有用。相关的步骤如下。

1.由简单检索、高级检索或专业检索产生检索结果　在检索结果界面上可以继续进行二次检索,3个检索功能的二次检索入口略有不同。

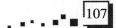

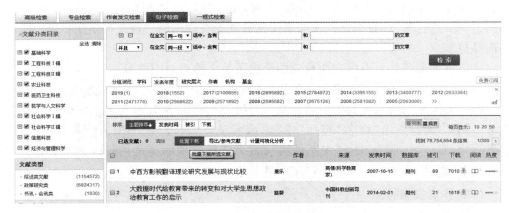

图4-9 句子检索

2.选择操作方式 操作方式有3种选择,即并且、或者、不包含,每一种方式说明如下。

(1)并且 相当于逻辑"与"的关系,指在前次结果中继续查找同时满足新的检索条件的数据,执行结果最终将缩小结果范围。

(2)或者 相当于逻辑"或"的关系,指在前次结果中加入满足新的检索条件的结果记录,执行结果最终将扩大结果范围。

(3)不包括 相当于逻辑"非"的关系,指在前次结果中排除符合新的检索条件的数据结果记录,执行结果最终将缩小结果范围。

用户可根据自己的需要进行具体选择。

3.输入检索词 这个跟在第一次检索中一样,首先选定一个检索项,然后输入对应的检索词即可。需要指出的是,在高级检索的二次检索中,用户可以对检索结果同时进行两个检索项的逻辑与、或、非的组合检索。

专业检索的二次检索只需在"检索项"文本框中输入用户的自定义检索条件即可,拼写规则与专业检索完全一样。

4.检索 单击"检索"按钮,执行检索。

提示:Cookie会保存用户上一次的结果显示方式及列表。

三、检索结果的输出

用户通过多种途径查找到了大量的内容后,可以根据需要对检索结果进行处理,其处理方式有在线浏览、下载和打印等。

(一)在线浏览

检索步骤完成后,在界面的浏览区内会显示出所有满足条件的记录,但经常会由于检索结果较多,不能全部显示(每页最多只能显示50条记录),这时可利用页面上的翻页功能键(首页、上页、下页、末页)或跳转功能键(在页码输入框中输入想跳转的页码,点击"转到"按钮即可)定位到指定的页码浏览有关记录。若想了解某记录的基本情况,可点击该条记录的篇名,在页面下方的细览区就会显示该条记录的篇名、作者、作者单位、刊名、聚类检索、摘要等项内容。点击刊名可进一步浏览本系统收录的该刊的所有文章,点击年期号则可浏览本期的所有文章;聚类检索可提供与本篇文章具有相同分类号的文章;引文链接可链接到该篇文章的引用文献;被引链接可链接到引用该篇文章的文献。若想浏览该篇文章的全文,本机需装有 CAJ 浏览器,点击篇名后的原文下载或点击概览区该条记录的篇名前面的磁盘标识即可在线浏览全文。

(二)下载和打印

下载可分题录下载与全文下载两类,题录下载存盘的方法是通过在每篇文章前面的标记框中打勾可以选择多篇文章,选好之后点击"存盘"功能键按钮,系统自动弹出一个浏览窗口,在该窗口显示被选中的文章列表,包括该篇文章的篇名、作者、关键词、机构、刊名及中文摘要等有关信息,通过该窗口的"文件"菜单选择文档的存放路径,可将该窗口显示的内容(题录和摘要)下载存盘。全文下载提供两种格式的文件下载,一是 CAJ 格式,一是 PDF 格式,直接点击篇名后的"CAJ 原文下载"或"PDF 原文下载"即可下载全文(图 4-10)。

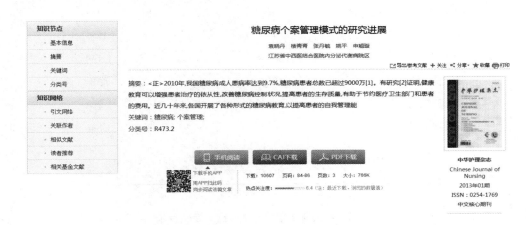

图 4-10　下载和打印

下载的文件需要在相应的浏览软件 CAJ Viewer 或 Acrobat Reader 里打开。在这两种软件里可以用工具栏或菜单完成复制、取图、打印及 OCR 识别等操作。

第二节　维普资讯全文期刊数据库

一、概况

维普资讯全文期刊数据库(维普全文库 http://www.cqvip.com),是由重庆维普资讯有限公司开发的产品。重庆维普资讯有限公司是科学技术部西南信息中心下属的一家大型的专业化数据公司,其产品丰富多样,从中文期刊、外文期刊到中文报纸,覆盖自然科学、社会科学、工程技术、医药卫生、教育研究和农业科学等各个科研领域。维普目前的主要产品有中文科技期刊数据库、外文科技期刊数据库、中国科技经济新

考点：
　　维普资源数据库是属于哪类型数据库？

闻数据库和中文科技期刊数据库(引文版)。

　　中文科技期刊数据库是目前国内最大的综合性中文期刊全文数据库之一。它收录了自1989年以来的14 000余种期刊,其中现刊9 456种,核心期刊1 983种,刊载5 900余万篇文献,并以每年100万篇的速度递增。其收录期刊的学科范围覆盖社会科学、自然科学、工程技术、农业科学、医药卫生、经济管理、教育科学和图书情报8个学科。所有收录的文献按《中国图书馆分类法》第4版进行分类,并分为8个学科专辑,27个专题数据库。该数据库的非正式用户可通过维普网站免费检索获取有关文献的题录信息(表4-2,表4-3)。

表4-2　各专辑收录情况

专辑	现刊(种)	文献量(万条)
社会科学	2 078	1 213
经济管理	918	1 223
图书情报	135	188
教育科学	1 594	1 164
自然科学	962	438
医药卫生	1 242	1 204
农业科学	614	384
工程技术	2 518	1 950
总计	9 456	5 928

表4-3　中文科技期刊全文数据库专辑目录

专辑	所含专题
工程技术	一般工业技术,矿业工程,石油,天然气工业,冶金工业,金属学与金属工艺,机械,仪表工业,武器工业,能源与动力工程,原子能技术,电工技术,无线电电子学,电信技术,自动化技术,计算机技术,化学工业,轻工业,手工业,建筑科学,水利工程,交通运输,航空,航天,环境科学,安全科学
医药卫生	预防医学,卫生学,中国医学,基础医学,临床医学,内科学,外科学,妇产科学,儿科学,肿瘤学,神经病学与精神病学,皮肤病学与性病学,耳鼻咽喉科学,眼科学,口腔科学,外国民族医学,特种医学,药学
农业科学	农业基础科学,农业工程,农学(农艺学),植物保护,农作物,园艺,林业,畜牧,动物医学,狩猎,蚕,蜂,水产,渔业
自然科学	自然科学总论,数理科学和化学,天文学,地球科学,生物科学
图书情报	文化理论,世界各国文化与文化事业,信息与知识传播,科学,科学研究
经济管理	经济学,世界各国经济概况,经济史,经济地理,经济计划与管理,农业经济,工业经济,信息产业经济,交通运输经济,旅游经济,邮电经济,贸易经济,财政,金融
教育科学	教育,体育

续表 4-3

专辑	所含专题
教育与社会科学综合	社会科学综合,社会学,民族学,人口学与计划生育,人才学,教育理论,教育管理,幼儿教育,初等教育,中等教育,高等教育,职业教育,继续教育,体育
社会科学	经济学,世界各国经济概况,经济史,经济地理,经济计划与管理,农业经济,工业经济,信息产业经济,交通运输经济,旅游经济,邮电经济,贸易经济,财政,金融

目前维普资讯全文期刊数据库的检索可以通过《维普期刊资源整合服务平台》和《中文期刊服务平台7.0》实现。

《维普期刊资源整合服务平台》是中文期刊资源一站式服务平台,是从单纯的全文保障服务延伸到引文追踪、情报分析等服务的产品。服务贯穿读者对期刊资源使用需求的各个环节,提供多层次、纵深度的集成期刊文献服务:从一次文献保障到二次文献分析、再到三次文献情报加工,深入整理期刊文献服务价值。为用户提供最具创新力的期刊资源研究学习平台。共有"期刊文献检索""文献引证追踪""科学指标分析""高被引析出文献""搜索引擎服务"5个模块。

《中文期刊服务平台7.0》是维普资讯最新推出的期刊资源型产品。它在《中文科技期刊数据库》的基础上,以数据质量和资源保障为产品核心,对数据进行整理、信息挖掘、情报分析和数据对象化,充分发挥数据价值,完成了从"期刊文献库"到"期刊大数据平台"的升级。使中文期刊平台兼具资源保障价值和知识情报价值。该平台采用了先进的大数据架构与云端服务模式,通过准确、完整的数据索引和数据对象,着力为读者及服务机构营造良好的使用环境和使用体验。

二、检索方式

进入维普资讯全文期刊数据库首页 http://www.cqvip.com。

登录《维普期刊资源整合服务平台》(http://lib.cqvip.com),系统默认为"期刊文献检索"界面。

《维普期刊资源整合服务平台》提供有快速检索、传统检索、高级检索和期刊导航4种检索方式,同时支持检索历史查询。

(一)基本检索

用户在首页注册登录后,直接在搜索文本框中输入检索词并单击"搜索"按钮,这个过程称为简单搜索。用户直接在文本框中输入需要检索的内容,单击"搜索"按钮,即可进入结果页面,显示检索到的文章列表,操作过程简单实用。

进入简单搜索页面后,用户可以进行范围、年限、显示方式的选定。用户还可以在下面选择重新检索、在结果中检索、在结果中添加、在结果中去除等二次检索项,从而更加准确地锁定用户所需要的数据,如图4-11所示。

1.选择检索入口 《中文科技期刊数据库》提供12种检索入口:题名、关键词、作者、刊名、任意字段、机构、文摘、参考文献、作者简介、基金自助、栏目信息、任意字段、题名/关键词,用户可根据自己的实际需求选择检索入口、输入检索式进行检索。

2.限定检索范围 可进行范围限制(核心期刊、重要期刊、全部期刊)和数据年限

考点:
查找"肺结核的影像诊断"方面的文献。

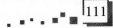

笔记栏

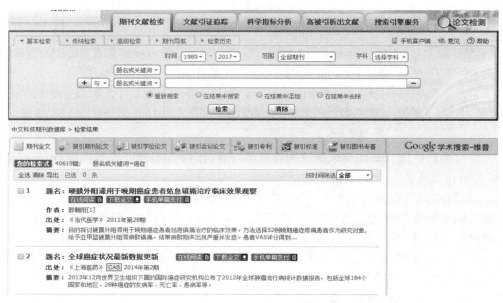

图4-11 《中文科技期刊数据库》基本检索界面

限制,用户可根据需要来限制检索范围,从而更精准地得到自己所需的数据。

3. 显示方式设定　根据用户喜好,可设置文章的屏幕显示方式(概要显示、文摘显示、全记录显示)和每页显用的篇数(10 条、20 条、50 条)。

4. 检索式和复合检索　用户直接输入关键词检索到的数据往往是比较多的,可能有些数据是不需要的,这就说明用户检索条件过宽,可以考虑进行二次检索。

二次检索是在一次检索的检索结果中运用"与""或""非"进行再限制检索,其目的是缩小检索范围,最终得到期望的检索结果。

提示:检索过程中,检索页末尾左下角还会出现检索过程中的相关检索,用户可以直接单击链接获得更多有用的信息。

(二)传统检索

传统检索是中文科技期刊数据库较常用的基本检索方式,在该数据库首页点击"传统检索"即可进入"传统检索"界面。

其具体检索方法如下。

1. 选择检索字段　点击检索和入口下拉按钮可显示 9 种检索字段。它包括:关键词、刊名、作者、第一作者、机构、题名、文摘、分类号和任意字段。选中某一检索字段后,在检索式输入框中输入检索词,点击"检索"按钮即可实现相应的检索。检索字段名前的英文字母为检索途径代码,在复合检索中将要用到,如 K 代表关键词、T 代表题名等。

2. 限定检索范围　可按学科范围、年限、期刊范围及同义词库、同名作者库等项目进行限定检索。

学科分类导航参考《中国图书馆分类法》进行分类。若选中某学科类别后,任何检索都局限于此类别以下的数据。若直接点击最底层类别,就可以在概览区域显示出

笔记栏

该类别的所有记录。若检索式输入框为空白时直接点击"检索"按钮,则为浏览该类别的所有记录。

年限的选择,系统默认为1989—2010年,也可以通过年限下拉按钮选择限定某一时间段。

期刊范围有全部、重要期刊和核心期刊,系统默认为全部期刊。

同义词库的功能,默认为关闭,只有在选择了"关键词"检索字段时才生效,点击即打开。在检索式输入框中输入某一关键词,如果在同义词库中,有该"关键词"的同义词时,系统就会显示出来,供用户确定是否同时也用这些同义词检索,从而提高查全率。例如,输入关键词"阿司匹林",勾选"同义词"选项,点击"检索"后系统会提示"阿斯匹灵"和"乙酰水杨酸"等(图4-12)。

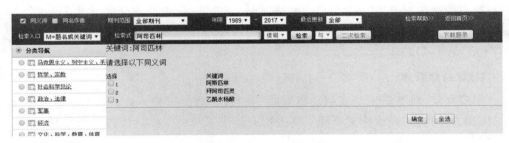

图4-12 同义词选择界面

同名作者库的功能与上述类似,默认为关闭,只有在选择了"作者"或"第一作者"检索字段时才生效,点击即打开。在输入作者姓名时,系统会显示同名作者的单位列表,选择想要的单位,点击"确定"按钮,即可检索出该单位的该姓名作者的文章。如果不全选,最多只能选择5个单位(图4-13)。

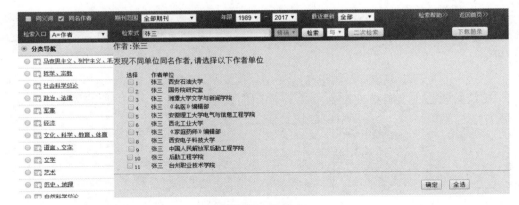

图4-13 同名作者选择界面

3.选择检索式、输入检索词 在"检索式"输入框中输入检索词后,其右侧有"模糊"和"精确"两种检索方式的可选项。系统默认为"模糊"检索方式,该功能在选定"关键词""刊名""作者""第一作者"和"分类号"这5个检索字段进行检索时才生效。例如,在检索字段选择"关键词",然后输入"艾滋病"一词,在"模糊"(默认)检索方式下,将检出在关键词字段中含有"艾滋病患者""艾滋病病毒""艾滋病防治"等词的相关文献;而在"精确"检索方式下,则只能检出含"艾滋病"一词的相关文献。

4.复合检索　它可以同时将两个或两个以上的检索词直接输入在检索输入框内进行检索。它有两种方式。

(1)二次检索　在第一次检索结果的基础上进行再次检索。例如,选择"关键词"检索字段并输入"艾滋病"一词,点击"检索"按钮,系统输出检索结果后,再选择"刊名"检索字段,输入"学报",在"与""或"及"非"的可选项中选择"与",点击"二次检索"按钮,系统输出的结果就是同时满足刊名中含有"学报"二字和关键词为"艾滋病"这两个条件的文献。二次检索可多次使用,以实现复杂检索。

(2)直接输入复合检索式　例如,输入"K=艾滋病*J=学报",点击"检索"按钮,系统输出的结果与上述"二次检索"的结果是一样的。检索词前面的英文字母是各字段的代码,可在检索选择框中查看。该数据库检索符号的对应关系为:"*"(与)、"+"(或)和"-"(非)。

(三)高级检索

用户登录"维普资讯全文期刊数据库"首页,在数据库检索区,通过单击"高级检索"链接,即可进入高级检索页面。高级检索提供了两种方式供读者选择使用向导式检索和直接输入检索式检索。

1.向导式检索

(1)检索界面　向导式检索为读者提供分栏式检索词输入方法。可选择逻辑运算、检索项、匹配度,还可以进行相应字段扩展信息的限定,最大限度地提高检准率。

(2)检索规则　检索执行的优先顺序。

向导式检索的检索操作严格按照由上到下的顺序进行(图4-14),用户在检索时可根据检索需求进行检索字段的选择。

在检索表达式中,以上运算符不能作为检索词进行检索,如果检索需求中包含有以上逻辑运算符,请调整检索表达式,用多字段或多检索词的限制条件替换逻辑运算符号。

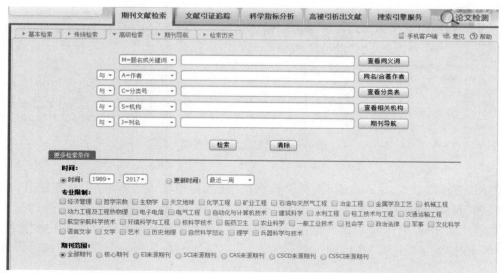

图4-14　向导式检索界面

（3）扩展功能　图中所有按钮均可以实现相对应的功能。只需要在前面的文本框中输入需要查看的信息，再单击相对应的按钮，即可得到系统给出的提示信息。

查看同义词：如输入"土豆"，单击"查看同义词"按钮，即可检索出土豆的同义词春马铃薯、马铃薯、洋芋，用户可以全选，以扩大搜索范围。

查看变更情况：如输入刊名"移动信息"，单击"查看变更情况"按钮，系统会显示出该期刊的创刊名"新能源"和曾用刊名"移动信息·新网络"，使用户可以获得更多的信息。但是，需要输入准确的刊名才能查看期刊的变更情况。

查看分类表：可以直接单击此按钮，会弹出分类表页，操作方法同分类检索。

查看同名作者：如可以输入"张三"，单击"查看同名作者"按钮，即可以列表形式显示不同单位同名作者，用户可以选择作者单位来限制同名作者范围。为了保证检索操作的正常进行，系统对该项进行了一定的限制，最多选择数据不超过5个。

查看相关机构：如可以输入"中华医学会"，单击"查看相关机构"按钮，即可显示以中华医学会为主办（管）机构的所属期刊社列表。为了保证检索操作的正常进行，系统对该项进行了一定的限制，最多选择数据不超过5个。

（4）检索词表　读者选择某一字段后，可查看对应字段的检索词表来返回检索词，如关键词对应的是主题词表，机构对应的是机构信息表，刊名对应的是期刊名列表。

（5）扩展检索条件　用户可以单击它以进一步减小搜索范围，获得更符合需求的检索结果。

用户可以根据需要，以时间条件、专业限制、期刊范围进一步限制范围。

在选定限制分类、并输入关键词检索后，页面自动跳转到搜索结果页，后面的检索操作同简单搜索页，读者可以单击查看。

2. 直接输入检索式检索

检索界面：读者可在检索框中直接输入逻辑运算符、字段标识等，单击"扩展检索条件"按钮，并对相关检索条件进行限制，单击"检索"按钮即可。

检索式输入有错时，检索后会返回"查询表达式语法错误"的提示，看见此提示后单击浏览器的"后退"按钮返回检索界面重新输入正确的检索表达式。

3. 高级检索的检索技巧

（1）利用同名作者进行作者字段的精确检索　在向导式检索中，提供了"同名作者"的功能，由于同名作者功能中限制了选择的最大数目（5个），如果碰巧需要选择的单位又超过了5个，此时可以考虑采用模糊检索的方式来实现检全、检准。

（2）利用"查看相关机构"提高检全、检准率　向导式检索中提供了"查看相关机构"的功能用于精确读者需要查询的目标机构，由于相关机构功能中限制了选择的最大数目（5个），如果碰巧需要检索的机构超过5个，在实际检索时就需要考虑采用模糊检索的方式来实现检全、检准。

（四）期刊导航检索

点击首页的"整刊导航"链接，即可进入整刊检索界面。

整刊检索适用于查找已知某个期刊上发表的某篇文章或浏览某个期刊所发表的文章。该界面提供有期刊搜索、按字顺查及按学科查等检索途径。其具体检索方法是。

笔记栏

1. 期刊搜索　该检索途径提供有"刊名"和"ISSN（国际标准刊号）"两种查询方式可供选择,用户检索时,点击"刊名"后的下拉按钮选择查询方式,在"查询"输入框中输入要查期刊的"刊名"或"ISSN",然后点击"查询"按钮,系统就会显示出所查期刊的基本信息。若想进一步了解该刊的详细信息,依次点击"刊名"链接、"篇名搜索"和"篇名"链接即可。

2. 按字顺序查　按字顺序查是指按照刊名首字汉语拼音的首字母顺序查找期刊有关信息的检索途径。操作方法是:先根据待查期刊的刊名首字汉语拼音的首字母点击"按字顺查"后面的相应的字母,系统就会显示以该字母开头的全部期刊的有关信息。然后,可通过逐页浏览查找或在刊名后的"查询"输入框中输入所查期刊的刊名或 ISSN,点击"查询"按钮,系统就会显示出所查期刊的基本信息,若想进一步了解其详细信息,方法与上述相同。

3. 按学科查　按学科查是指按照所查期刊的学科属性查找期刊有关信息的检索途径。操作方法是:首先根据所查期刊的学科属性,点击"按学科查"下面的相应类目,系统就会显示出有关该类目全部期刊的信息,其后的操作方法与上述相同。

(五)《中文期刊服务平台7.0》

《中文期刊服务平台7.0》(网址 http://qikan.cqvip.com)是维普资讯最新推出的期刊资源型产品,界面简洁,使用方便(图4-15)。

在检索框输入检索词,系统自动进行匹配检索,默认现实检索到的文章,同时与检索词相关的期刊、主题、作者、机构、基金等。

该检索平台也提供高级检索和检索式检索,可以进行时间限定、期刊范围限定和学科限定。

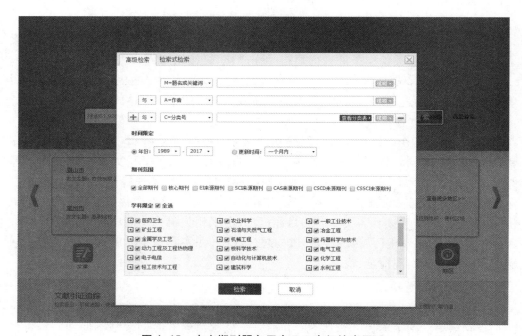

图4-15　中文期刊服务平台7.0高级检索界面

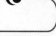

三、检索结果的输出方式

(一)显示

通过各种途径进行检索完成后,在概览区显示命中文献的题名、作者、刊名和出版年等内容(图4-16)。点击题名链接,即可在细览区显示其详细信息。若单击细览区的刊名链接,可以打开该刊在各年度的期数列表。选择某一期,就会在概览区列出该期的所有文献的题录文摘。该方式满足对期刊按年、卷、期方式进行全文浏览,方便读者随时在内容检索方式和期刊查找方式之间切换。

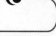

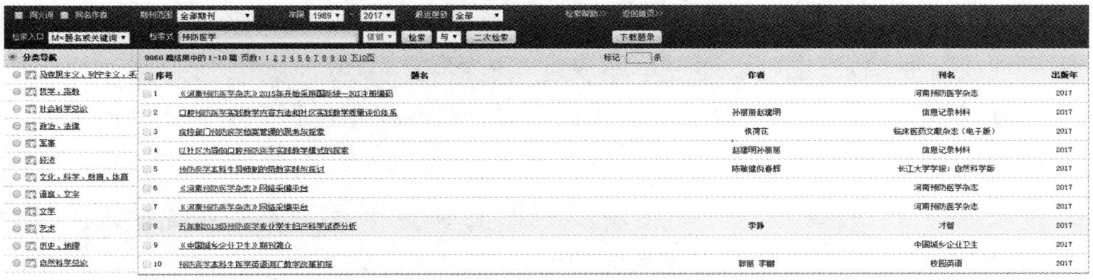

图4-16 传统检索结果显示界面

(二)下载和打印

若下载题录,可以通过主检索界面右上角的选择菜单中的提示,选择"标记记录""当前记录"或"全部记录"。"标记记录"是通过勾选概览区中每篇文献篇名复选框完成的;"当前记录"为默认状态;如果选择"全部记录",则一次最多下载100条题录。然后,点击"下载题录"按钮,即可将选中的题录下载到指定的文件夹中。初次使用需下载并安装VIP浏览器才能阅读或打印全文信息。对当前页面的打印可以通过当前浏览器页面的"文件"下拉菜单的"打印"选项完成,即只打印屏幕显示的相应内容。全文的打印可以在VIP浏览器(维普浏览器)中完成。

第三节 万方数据知识服务平台

一、概况

万方数据知识服务平台(http://www.wanfangdata.com.cn)是建立在互联网上的大型科技、商务信息平台,其旨在为广大高等院校、科研单位、图书信息机构、企业和个人提供权威、综合、便捷、高效的科技、商务信息检索查询服务。

万方数据知识服务平台分为科技信息、商务信息和数字化期刊三大子系统,包含120多个数据库,内容涉及自然科学、社会科学、商务信息等各个领域,收录范围包括期刊、会议论文、学位论文、研究报告、技术标准、专利、企业产品、法律法规等。

万方数据知识服务平台包括以下主要数据库:中国科学技术成果数据库、中国科技文献数据库、中国科技论文统计与引文分析数据库、中国学术会议论文全文数据库、中国学位论文全文数据库、企业、公司及产品数据库、法律法规全文数据库、中国国家标准全文数据库、中国国家专利数据库、外文文献数据库等。

万方数据公司提供期刊全文、学位论文、会议论文等全文资源,除少量早期加工的期刊全文采用 HTM 格式外,其他均采用国际通用 PDF 格式。

在万方数据资源首页,点击下载 PDF 阅览器,便可安装 Acobat reader,否则不能阅读全文和进行文本识别。

二、检索方式

万方数据提供简单检索、高级检索和专业检索。在此三大检索系统中,用户可以按关键词或行业检索,也可以通过单库或跨库检索。

万方数据知识服务平台提供了快速检索、跨库检索、单库检索等检索方式。

(一)快速检索

进入首页,在快速检索框中直接输入关键词,单击"检索"按钮,系统默认在"学术论文"范围内快速检索关键词为输入词的记录。

单击"更多"或"跨库检索"链接,进入跨库检索界面。

(二)跨库检索

跨库检索中心是万方数据资源统一服务系统检索业务集成系统,输入一个检索式,便可以看到多个数据库的查询结果,并可进一步得到详细记录和下载全文。同时,也可选择单个数据库,针对某种具体资源进行个性化检索。

跨库检索界面见图 4-17,进入跨库检索页面后,默认的检索界面主要由检索入口区和变更检索范围区组成。

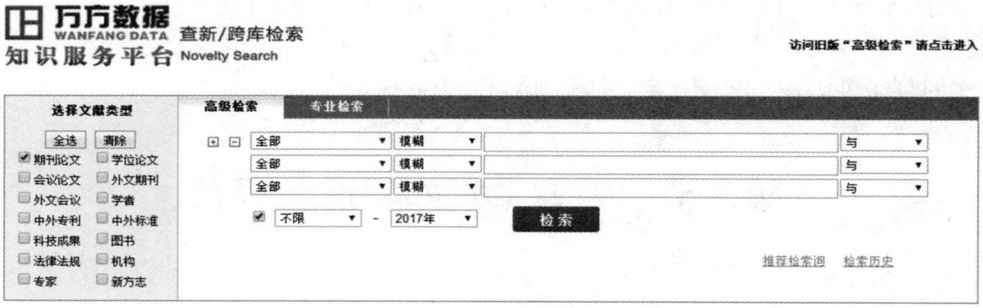

图 4-17　跨库检索界面

(三)单库检索

1.单库简单检索　在万方数据首页,点击右上侧"资源"选项,单击数据库名称,进入单库检索,以"学位论文"数据库为例。

输入关键词等进行检索,还可以按学科、专业目录,学校所在地等进行检索,进一步缩小范围。在检索结果列表,还可以通过左边的缩小检索范围条件进一步精确检索。

笔记栏

2.单库高级检索　单击"检索"后边的"跨库检索"可进入高级检索界面（图4-18）。提供了高级检索和专业检索两种检索方式。

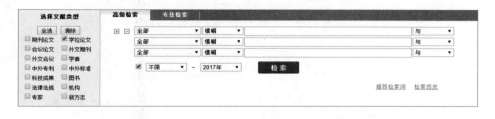

图4-18　单库高级检索界面

高级检索步骤如下：①选择确定检索范围；②选择检索字段；③输入检索关键字（词）；④选择逻辑关系；⑤进行年代限制；⑥执行检索。

3.专业检索步骤　适用于熟练掌握检索技术的专业检索人员。"跨库检索"和"单库检索"都提供"专业检索"入口（图4-19）。添加检索条件时，专业检索的检索表达式书写规则可以参考检索语言说明。

考点：

查找屠呦呦发表的论文？

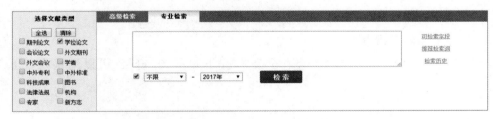

图4-19　专业检索界面

4.旧版高级检索　在检索过程中，也可以点击高级检索页面右上角——"访问旧版高级检索请点击进入"选项，进入旧版高级检索界面（图4-20）。

旧版检索界面提供高级检索、经典检索、专业检索3种模式，使用方法和之前讲述的大同小异，在此不再赘述。

三、检索结果处理

（一）检索结果列表显示

通过跨库检索或单库检索得到检索结果显示界面。检索结果界面分为两部分：二次检索区和结果显示区。

可对检索结果进行以下操作。

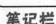

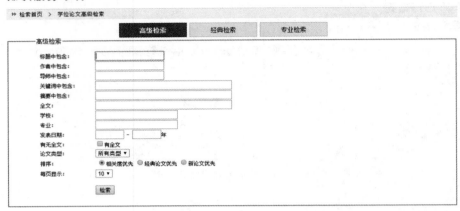

图 4-20　旧版高级检索界面

1. 全部选中　将当前页的所有记录选中。

2. 全部清除　清除所有选中的记录。

3. 导出到 XML　将选中的记录导出为 XML 格式。

4. 导出到文本　将选中的记录导出为文本格式。

5. 二次检索　选择"在结果中检索"单选按钮,在"输入词"文本框中输入所需的检索词,然后单击"检索"按钮。

(二)单条记录输出

下载方法:找到文章,单击"查看全文"或"下载全文"链接,可以浏览或者下载全文。

第四节　中国生物医学文献数据库

一、概况

中国生物医学文献数据库(Chinese Biology Medical disc,CBMdisc),是中国医学科学院医学信息研究所于 1994 年开发研制的综合性医学文献数据库。是目前国内检索中文生物医学文献的主要数据库之一。

CBMdisc 收录了中国医学科研院医学信息研究所编制的《中文科技资料目录(医药卫生)》1978 年至今的文献题录,共计 1 000 余万条。共收录了中文生物医学期刊 1 800 余种以及汇编资料、会议论文的题录,并在此基础上增收了文摘。该数据库涵盖了《中文科技资料目录(医药卫生)》和《中文生物医学期刊数据库》(CMCC)中收录的所有文献题录。从 1995 年起,约 70% 的文献带有文摘。它的科学覆盖范围涉及基础医学、临床医学、预防医学、药学、中医学及中药学等生物医学的各个领域。

CBMdisc 注重数据的规范化处理和知识管理,它的全部题录均根据美国国立医学图书馆的《医学主题词表》(即 MeSH 词表)及中国中医研究院图书情报研究所新版《中医药主题词表》进行了标引,并根据《中国图书资料分类法》进行了分类标引。

CBMdisc 检索系统(CBMLARS for CD),借鉴了联机检索系统的经验,与目前流行的 MEDLINE 检索系统的风格非常相似。该检索系统检索入口多,检索方式灵活,并且具有主题、分类、期刊、作者等多种词表辅助查询功能,可满足简单检索和复杂检索的要求,获得良好的查全率和查准率。

二、数据库结构

文献信息数据库主要由文档、记录和字段 3 个层次构成。

1. 文档 是数据库中若干记录的集合。许多大型数据库往往包含数以万计的记录,为了方便用户的检索,常被分成若干个文档。

2. 记录 是由若干字段组成的文献单元,是数据库中的基本文献单元。一条记录在数据库中记录着一篇文献的相关信息。记录越多,数据库的容量就越大。

3. 字段 是构成记录的基本单元,是对某一方面的特征(包括外表特征和内容特征)进行描述的结果。

CBMdisc 的记录包括 30 多个字段,每个字段均为可检索数据项,各字段的英文标识符、中文字段名及注释如表4-4 所示。

考点:
文献信息数据库由哪 3 个层次构成?

表4-4 CBMdisc 数据库检索字段名称和相应标识符及注释

英文标识符	中文字段名	注释
AA	著者文摘	
AB	文摘	
AD	地址	第一著者地址
AD1	国省市名	第一著者省市名
AF	原文出处	译文原文出处
AU	著者	
CA	索取号	医情所会议、汇编内部编码
CN	国内代码	国内期刊代码
CL	分类号	
CT	特征词	
FS	资助类别	
ID	资助编号	
IS	ISSN	国际期刊代码
JC	内部代码	医情所期刊内部代码
LA	语种	缺省值为中文

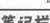

笔记栏

续表 4-4

英文标识符	中文字段名	注释
MA	会议地点	
MH	主题词	
MMH	MMH	主要概念主题词
NI	团体著者	
PA	分册	
PG	页码	
IP	期	
PP	出版地	期刊出版地
PS	人名主题	
PY	出版年	
PT	文献类型	
RF	参文数	参考文献数
CRF	参考文献	
SO	出处	复合字段：TA，PY，VI，IP，PG
SU	增刊	
PT	文献类型	
RF	参文数	参考文献数
CRF	参考文献	
SO	出处	复合字段：TA，PY，VI，IP，PG
SU	增刊	
TA	期刊名称	
TI	中文题目	
TT	英文题目	
TW	关键词	
VI	卷	
UI	流水号	

三、数据库的检索方式

考点：
　CBM 数据库有哪几种检索途径？

　　CBMdisc 检索系统借鉴了现有的联机检索系统的经验与目前流行的 MEDLINE 光盘检索系统及相应的因特网检索系统具有良好的兼容性。该检索系统具有检索入口多。检索功能完备。用户界面友好、检索方法简便易学等特点。具体包括以下几个方面：①具有强大的词表辅助检索功能，建有主题词表、分类表、刊名表、索引表等多种词表;②可以用中文主题词或英文主题词检索,可以进行主题词的扩展检索、预扩展检索、加权检索、主题词与副主题词的组配检索及副主题词的游离检索;③可以进行分类号的扩展检索,概念复分、总论复分的游离组配检索;④可以通过索引词表或通过浏览记录选择检索词,也可用单字、文本词、作者、作者单位、刊名、年代、卷、期、文献类型等30多个不同入口途径进行检索;⑤可以进行截词检索、通配符检索、精确检索与非精确检索及进行各种逻辑组配;⑥具有套录、灵活的打印输出,检索策略的修改、保存、调用,以及选库及多文档检索、联机帮助等功能。

CBMdisc 的检索途径包括基本检索、主题词检索、分类检索、期刊检索、作者检索、索引词检索等。

(一)基本检索

启动 CBMdisc 检索程序后,将首先进入数据库的选择屏,根据需要选好数据库后即进入该系统的基本检索界面,为系统默认界面,也称初始界面。该界面有标题栏、菜单栏、功能按钮栏、基本检索窗口组成(图4-21)。

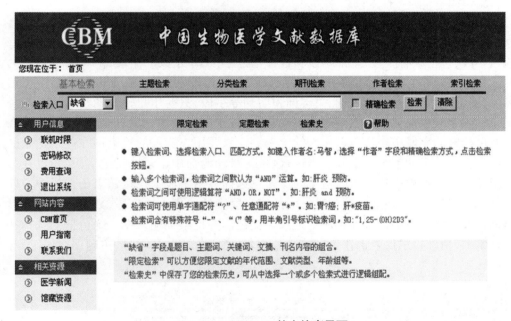

图4-21 CBMweb 基本检索界面

CBMdisc(04 光盘版)基本检索界面内容如下。

1. 标题栏 即该数据库名称与检索软件版本"中国生物医学文献数据库……CBMwin"。CBMwin 有 3 种检索平台:一是基于 DOS 的检索软件 CBMdos;二是基于 Windows 的检索软件 CBMwin;三是基于 WWW 浏览器的检索软件 CBMweb。目前常用的是 CBMwin。

2. 菜单栏 包括文档[F]、编辑[E]、题录[R]、标记[M]、选项[O]、窗口[W]和帮助[H]等 CBMdisc 所提供的所有功能,点击相应选项可实现相应功能。

3. 功能按钮栏 包括数据库(在检索过程中重新选择数据库文档)、检索(进入基本检索界面)、主题词(进入主题词检索界面)、索引(进入数据库索引浏览检索界面)、分类(进入分类检索界面)、期刊(进入期刊检索界面)、套录(下载检索结果)和打印(打印所选或全部记录)等功能按钮。

4．基本检索窗口　包括检索子窗口和检索策略显示窗口。

(1)检索子窗口　包括：①选择"检索字段",可供选择的字段有缺省字段、全部字段、指定字段；②"检索式输入框",可输入检索词或检索表达式；③"检索"按钮,点击此按钮,系统便对检索输入框中的检索词或检索表达式进行查找,并显示检索命中结果；④"二次检索"按钮,指在最后一个检索式检索结果的范围内做进一步查询。

(2)检索策略显示窗口　包括：①"显示"按钮,显示光标指向的检索式的检索结果；②"删除"按钮,删除检索式；③"选中"按钮,用鼠标单击欲进行逻辑组配的检索式,点"选中"按钮,检索式标记成蓝色。依次按上述步骤选择检索式,然后选"and"或"OR"或"NOT"按钮进行逻辑运输,如果想取消选择的某一检索式,再点"选中"按钮；④"清除"按钮,恢复所有被选中标记的检索式；⑤"检索结果显示区",显示检索式序号、检索命中文献数及检索表达式(检索字段标识符及检索词)。

5．CBMweb 基本检索的检索方式

(1)任意字词检索　在"检索式输入框"中可以输入任意中英文字、词、数字、带有通配符的字词或检索史中的序号。选择检索字段时,通过缺省状态旁的下拉按钮选择检索字段,包括缺省字段、全部字段和各种指定字段,单击某一字段即为选中,系统的默认状态是"缺省"字段,如图 4-22 所示,红色框为检索入口,缺省指定包括中文题名、文摘、作者、主题词、特征词、关键词和期刊等字段,只要用户输入的检索词在某条记录缺省字段中的任意一个字段内出现,该条记录即为命中记录。全部字段,表示在所有可检索的字段中查找用户输入的检索词。只要用户输入的检索词在某条记录的任何一个可检索的字符型字段中出现,该条记录即为命中记录。指定字段,指仅在某一指定字段内检索用户输入的检索词。如在选择检索字段下拉按钮点击选择中文题目、英文题目、作者、地址或期刊等常用指定字段中的任何一个字段,则用户输入的检索词只要在该字段中出现即为命中记录。蓝色框为检索词输入框。绿色框为选择精确检索框,精确检索仅限于作者、关键词、刊名、出版年、期、分类号、主题词、特征词等字段。

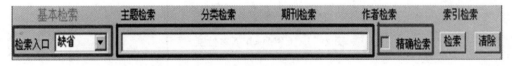

图 4-22　检索字段选择界面

(2)命令式检索　即用户可以不通过"检索"后的下拉菜单选择检索字段,而是在检索式输入框内直接输入带有字段限制符或运算符的检索式进行检索。例如,"李晓 IN AU",检索结果是著者姓名含有"李晓"二字的文献,此为非精确检索,字段符在后,表示非精确检索,字段标识符可用中文或英文缩写,所有字符型字段均可进行非精确检索。再如：输入"AU = 李晓"检索结果是文献的著者中必须有一人叫"李晓",此为精确检索。字段符在前表示精确检索,字段标识符可用中文或英文缩写。下列字段可做精确检索：AD、AU、CL、CN、CT、IP、IS、JC、MA、MH、MMH、PP、PS、TA、TI、TW 和 VI。

出版年 PY 仅能进行精确检索或范围查找,如"PY>2004""PY＝2002～2005"。

另外,点击检索式输入框的下拉按钮,可显示浏览检索式输入历史,选择点击其中某一检索式,可对其进行再次检索。

（3）逻辑组配检索　用于逻辑组配的运算符有 and、or 及 not。and 是指检出的记录中同时含有检索词 A 和检索词 B。其作用是对检索词加以限定,用于缩小检索范围,减少命中文献,提高查准率。例如,心脏瓣膜疾病 and 手术后并发症,系统检出记录同时含有"心脏瓣膜疾病"和"手术后并发症"。or 是指检出的记录中含有检索词 A 或检索词 B。其作用是扩大检索范围,增加命中文献量,提高查全率。例如,心脏瓣膜疾病 or 手术后并发症,系统检出记录中,可能同时含有"心脏瓣膜疾病"和"手术后并发症";也可能只含有"心脏瓣膜疾病"或"手术后并发症"。not 是指在检出的记录中含有检索词 A 同时不包含检索词 B。其作用也是缩小检索范围,提高查准率。例如,心脏瓣膜疾病 not 手术后并发症,系统检出记录中不含"手术后并发症",仅含有"心脏瓣膜疾病"。

考点:
为了扩大检索范围使用哪种逻辑运算符号?

通配符"?"可替代任一半角字符或任一中文字符,如"李晓?"或"李?丽"。

逻辑运算可以在检索式输入框中用命令式进行,也可用按钮方式进行。命令式是直接输入用逻辑运算符连接的检索式。按钮方式则是首先用鼠标单击欲进行逻辑组配的检索式,点"选择"按钮,检索式标记成蓝色。依次按上述步骤选择检索式。然后用"and"或"or"按钮进行"逻辑与"或"逻辑或"运算。如想取消选中的某一检索式。再点"选中"按钮或点"清除"按钮,蓝色标记即消失。用按钮进行"逻辑非"的运算方法是,首先用按钮"not"排除掉不用的内容,然后用"and"组配另一检索式。例如,检索除动物以外的对人的研究,就分别在检索输入框内输入"动物"和"人"进行两次检索,选中"动物"的检索式后,点击"not"按钮,清除选择的检索式后,再选中刚刚完成的"非动物"的检索式与"人"的检索式,然后点击"and"进行最后的检索。得出的结果就是单独讨论与人有关的文献。

（4）根据需要进行"精确检索""二次检索"　如果不勾选"精确检索"时,系统进行的是模糊检索。"二次检索"是在已有检索结果上进行的再检索,可逐步缩小检索范围,并可多次使用(图4-23)。例如,第一次检索的讨论与人有关的文献太多,现在只需作者"李晓"所撰写的有关对人研究的文献,就必须进行"二次检索"。

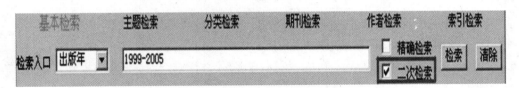

图4-23　"精确检索""二次检索"

（二）主题词检索

主题词检索即为通过联机医学主题词表进行选词检索。联机医学主题词表收录了美国国立医学图书馆《医学主题词表》,中国中医研究院医学信息研究所出版的《中医药学主题词表》中的所有词条。具体检索方法如下。

1.在基本检索界面点击"主题检索"按钮,进入主题词检索界面。

2.在下拉菜单中选择输入英文主题词还是中文主题词,在其后面的输入框内输入检索词,点击右侧的"浏览"按钮或按回车键,系统进入主题词轮排索引浏览状态,显示含有该词或字片段的所有主题词、同义词列表,即主题词轮排索引中的相关内容(图4-24)。

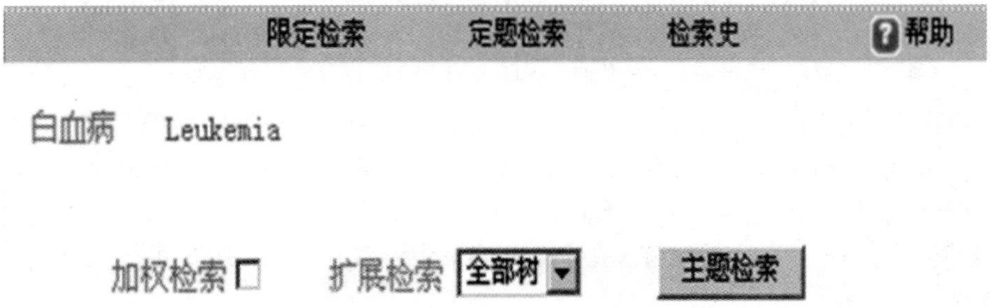

限定检索	定题检索	检索史	❓帮助

白血病　Leukemia

加权检索☐　扩展检索 全部树▼　主题检索

图4-24　主题检索界面

3.用鼠标在主题词轮排索引中选定相应主题词后,点击"主题词注释"按钮,显示树形结构及详细信息,通过阅读确认该主题词是否合适。然后确定是否对选定的主题词进行扩展检索或加权检索。

扩展"全部树"选项表示仅对当前的主题词及其所有下位主题词进行检索,树形结构如图4-25示;"不扩展"检索表示仅对选定的主题词进行检索;"加权检索"表示只在文献记录的主要概念主题词或带有星号主题词字段中检索。

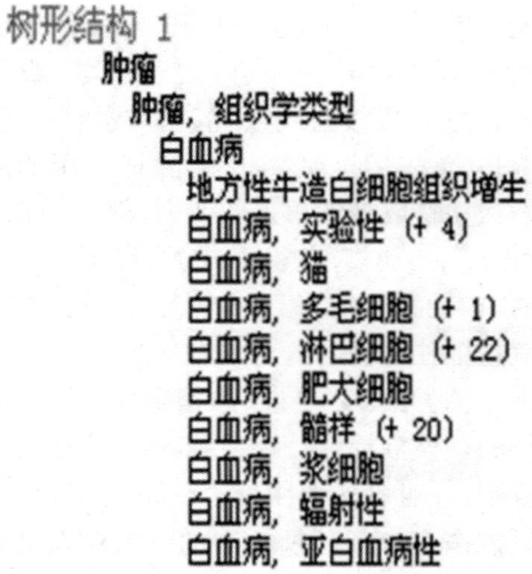

4.选择副主题词,主题词选定后,点击"检索"按钮,系统弹出"副主题词选择"对话框,如图4-26所示。点击左侧框中欲组配的副主题词,按"添加"按钮,加入到右侧的"选中副主题词"框中,点击"确认"按钮,系统进行检索,并将检索结果列于基本检索界面里。

树形结构 1
肿瘤
肿瘤,组织学类型
白血病
地方性牛造白细胞组织增生
白血病,实验性 (+ 4)
白血病,猫
白血病,多毛细胞 (+ 1)
白血病,淋巴细胞 (+ 22)
白血病,肥大细胞
白血病,鞘样 (+ 20)
白血病,浆细胞
白血病,辐射性
白血病,亚白血病性

图4-25　主题词树形结构

如果同时对多个主题词进行检索,可点击相应的主题词,可将选中的主题词经过副主题词选择后点击"查找"按钮,系统对加入列表的多个主题词同时进行检索。

(三)分类检索

分类检索是利用分类表中的类号或类名检索文献。该分类表包括《中国图书资料分类法》(第3版)R类的内容。

具体操作如下。

1.在基本检索界面点击"分类检索"按钮,进入分类检索界面。

2. 进入分类检索界面后,可利用联机分类表进行检索。在下拉菜单中选择输入的是分类号还是类名,若选择分类号,系统显示完整的分类号–分类名列表,如图 4–27 所示;若选择类名,系统显示完整的分类名–分类号列表,如图 4–28 所示。

白血病　Leukemia

加权检索 □　扩展检索 全部树 ▼　　　主题检索

可组配的副主题词:　扩展副主题词 ☑

☑ 全部副主题	□ 无副主题	□ 血液	□ 脑脊髓液	□ 化学诱导
□ 分类	□ 先天性	□ 并发症	□ 膳食疗法	□ 诊断
□ 药物疗法	□ 经济学	□ 人种学	□ 胚胎学	□ 酶学
□ 流行病学	□ 病因学	□ 遗传学	□ 历史	□ 免疫学
□ 代谢	□ 微生物学	□ 死亡率	□ 护理	□ 病理学
□ 预防和控制	□ 病理生理学	□ 寄生虫学	□ 心理学	□ 放射摄影术
□ 康复	□ 放射性核素显像	□ 放射疗法	□ 外科学	□ 治疗

图 4–26　副主题词选择对话框

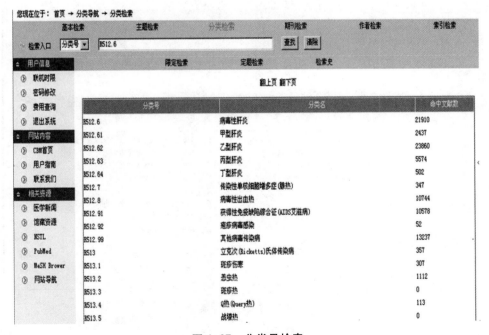

图 4–27　分类号检索

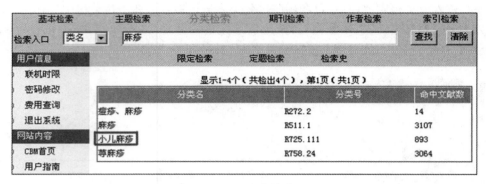

图 4-28　类名检索

3. 在检索输入框中输入检索词,点击"浏览"按钮,系统显示含有该检索词的分类号-分类名列表或分类名-分类号列表。

4. 分类检索与主题词检索一样,也具有词条注释和扩检的功能。如点击"扩展检索"按钮,系统会显示含有所选类号的有关信息,包括类号、类名,勾选"扩展检索"表示对该类号及其下位类号标引的文献进行查找图(4-29);不勾选表示仅对该类号标引的文献进行查找,根据条件选择是否勾选"扩展检索",分类检索结果如(图4-30)。

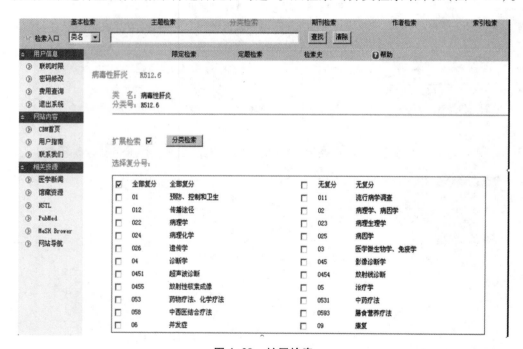

图 4-29　扩展检索

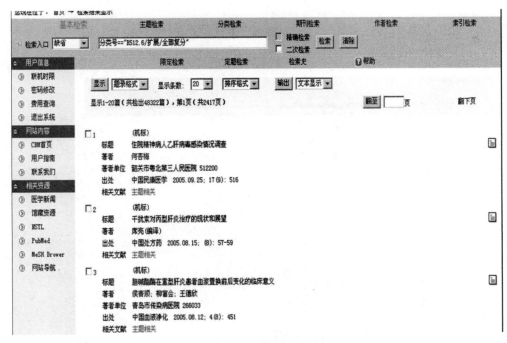

图4-30　分类检索结果界面

（四）期刊检索

具体操作方法如下。

1. 在基本检索界面点击"期刊检索"按钮,进入期刊检索界面。

2. 在刊名输入框内不直接输入刊名,而直接点击"期刊导航"按钮时,期刊表列出了数据库中收录的期刊名称及其有关信息（图4-31）。

3. 在检索框中输入检索词,点击"检索"按钮在系统中查找收录的该刊的所有文献,包括某期刊上发表的所有论文。

4. 系统进行检索后,将检索结果列于基本检索界面中。

需要说明的是按检索选项中的代码（医科院信息所为每种期刊分配的内部码）进行检索,可检索出同一种期刊的现刊名和更名前的所有文献（图4-32）。

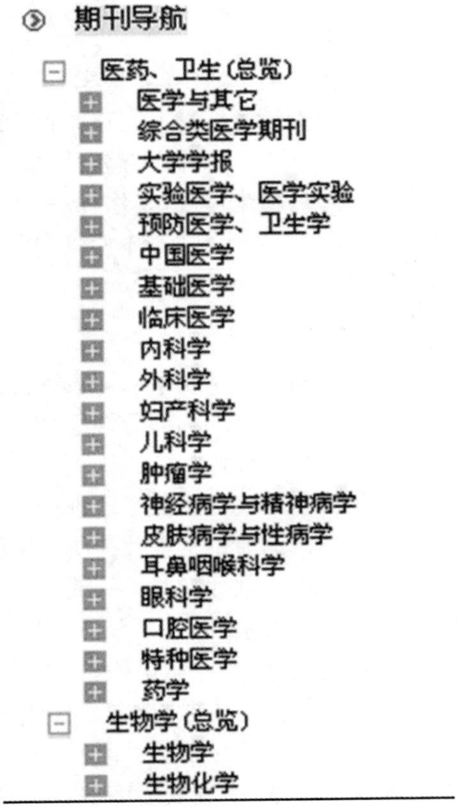

⊘ **期刊导航**

```
☐ 医药、卫生(总览)
    ⊞ 医学与其它
    ⊞ 综合类医学期刊
    ⊞ 大学学报
    ⊞ 实验医学、医学实验
    ⊞ 预防医学、卫生学
    ⊞ 中国医学
    ⊞ 基础医学
    ⊞ 临床医学
    ⊞ 内科学
    ⊞ 外科学
    ⊞ 妇产科学
    ⊞ 儿科学
    ⊞ 肿瘤学
    ⊞ 神经病学与精神病学
    ⊞ 皮肤病学与性病学
    ⊞ 耳鼻咽喉科学
    ⊞ 眼科学
    ⊞ 口腔医学
    ⊞ 特种医学
    ⊞ 药学
☐ 生物学(总览)
      生物学
    ⊞ 生物化学
```

图4-31　期刊导航

笔记栏

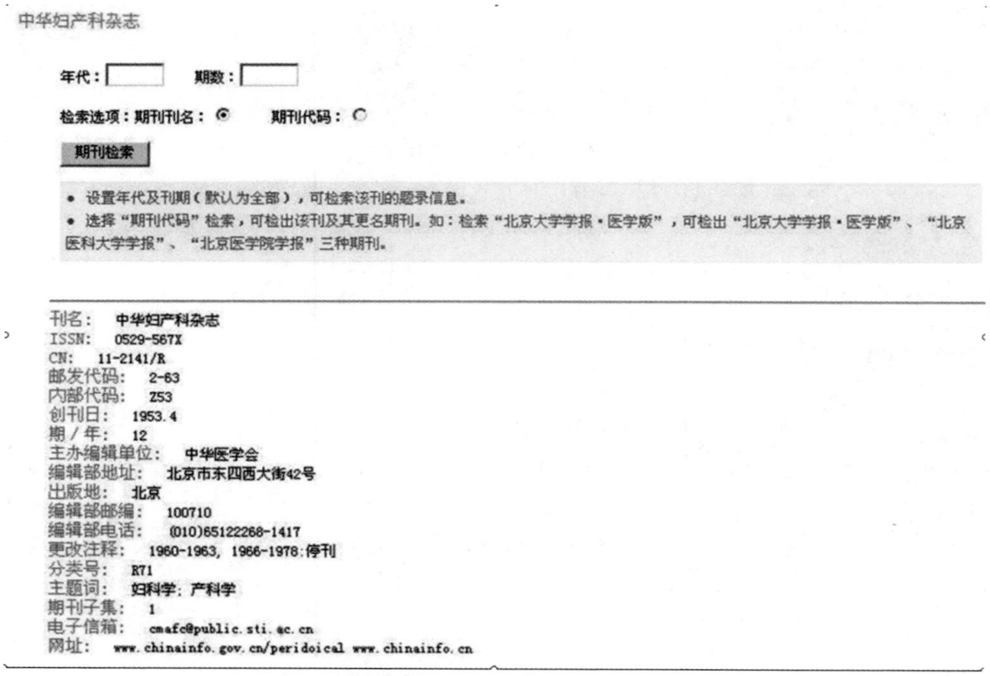

中华妇产科杂志

年代：☐ 期数：☐

检索选项：期刊刊名 ⊙ 期刊代码：○

[期刊检索]

- 设置年代及刊期（默认为全部），可检索该刊的题录信息。
- 选择"期刊代码"检索，可检出该刊及其更名期刊。如：检索"北京大学学报·医学版"，可检出"北京大学学报·医学版"、"北京医科大学学报"、"北京医学院学报"三种期刊。

刊名：　　中华妇产科杂志
ISSN：　　0529-567X
CN：　　11-2141/R
邮发代码：　2-63
内部代码：　Z53
创刊日：　1953.4
期/年：　12
主办编辑单位：　中华医学会
编辑部地址：　北京市东四西大街42号
出版地：　北京
编辑部邮编：　100710
编辑部电话：　(010)65122268-1417
更改注释：　1960-1963，1966-1978:停刊
分类号：　R71
主题词：　妇科学；产科学
期刊子集：　1
电子信箱：　cmafc@public.sti.ac.cn
网址：　www.chinainfo.gov.cn/peridoical www.chinainfo.cn

图 4-32　期刊检索结果

（五）作者检索

考点：
　　检索钟南山院士的论文。

1. 点击页面上方"作者检索"按钮，进入期刊检索界面。

2. 在检索输入框键入完整作者名或作者名片段，点"查找"按钮，系统显示包含检索词的作者列表。选择作者名，检索出该作者的所有文献。

第一著者检索：点击某作者对应的第一作者图标，则检索出该作者作为第一著者发表的文献。另外，在"基本检索"页面选择"作者"检索入口，也可查找某作者的文献（图 4-33）。

（六）索引词检索

索引词检索是利用索引词表进行选词检索。索引词表包括数据库中所有可检索字段中的所有单个字和部分词组，以及主题词、期刊名称等词组。该表有助于用户通过浏览方式选词检索。

索引词检索仅在默认字段进行，即题目、文摘、关键词、地址、主题词及刊名字段。而索引表显示的命中文献数为所有字段的检出结果，故索引表的检出文献数与索引表中显示的命中文献数有时不一致。

具体操作方法如下。

1. 点击页面上方"索引检索"按钮，进入索引词检索界面。

2. 若在检索输入框内输入词或词组，点击"查找"按钮，系统显示含有该检索词的索引词列表。系统显示索引词列表的内容包括索引词、命中文献数和出现数。命中文献数指文献篇数，出现数指该索引词的词频数。

3. 从索引词列表中根据需要选中检索词开始检索。索引词检索仅在默认字段进

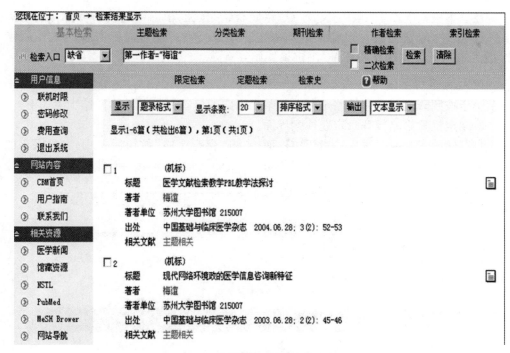

图4-33 基本检索界面进行作者检索

行,即题目、文摘、关键词、地址、主题词及刊名字段。而索引表显示的命中文献数为所有字段的检出结果,故索引表的检出文献与索引表中显示的命中文献数有时不一致。

(七)限定检索

"限定检索"是把年代、文献类型、研究对象、性别等在基本检索窗口中实现的重用限定条件整合到一个表单中(图4-34),用于检索结果的进一步限定,可减少二次检索操作,提高检索效率。具体操作步骤如下。

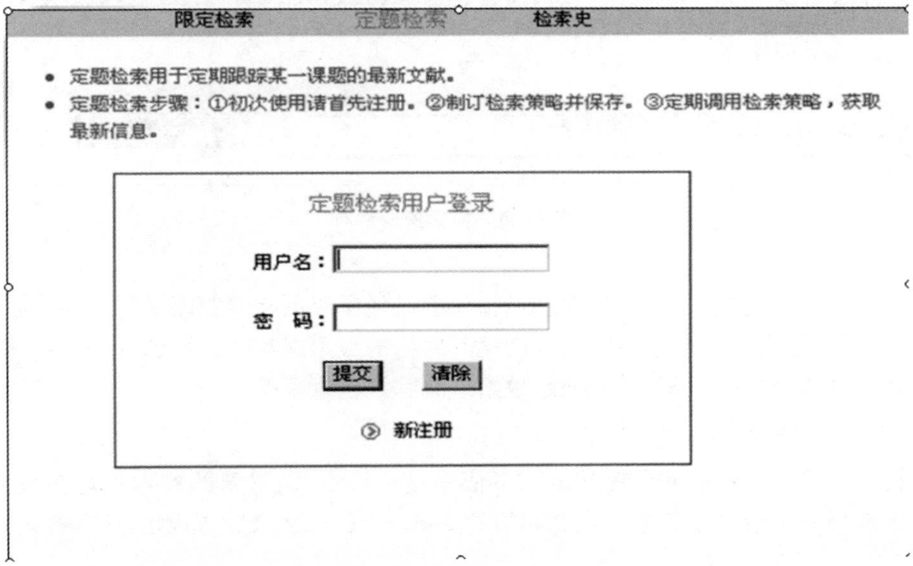

图4-34 索引词列表

在基本检索界面进行限定设置,点"限定检索"按钮,根据"限定检索对话框"的提示进行选择。限定检索可以在检索前限定("先限定"),或者对已有检索式做限定("后限定")。取消限定检索前,限定设置始终有效。

(八)定题检索

用于按照既定的检索策略定期跟踪某一课题的最新文献。具体操作步骤如下。

1. 制定检索策略　登录定题检索界面。

2. 存储检索策略　进入检索历史界面,点击"保存策略"按钮后,勾选需要保存的检索策略序号(图4-35),输入策略名称进行"我的检索策略"保存(图4-36)。

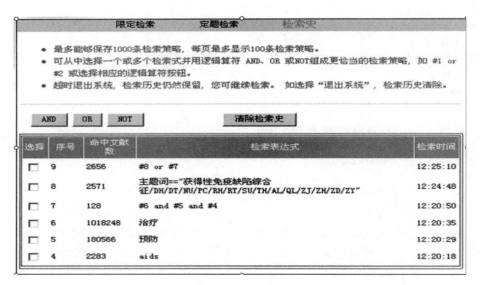

图4-35　定题检索

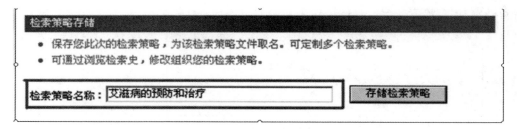

图4-36　检索策略保存

3. 检索策略调用　登录定题检索后,先前已经保存的检索策略名称会显示在页面下方,可以点击亮显的检索策略名称浏览其对应的检索式集合。可选择一个或多个检索策略文件进行重新检索、最新文献检索或删除该检索策略。

(九)检索史检索

检索史界面按照时间顺序从上到下依次显示检索式,最新的检索式总在最上方。可从中选择一个或多个检索式用逻辑算符 and、or 或 not 组配。要删除某个检索式,只需选中其前方的复选框,然后点"清除检索史"按钮。超时退出系统,检索历史仍然保留,您可继续检索。如选择"退出系统",检索历史清除。一次检索最多能够保存1 000条策略,每页最多显示100条。

(十)链接检索

系统提供了强大的链接功能(图4-37)。

作者链接:点击作者,检索该作者发表的文献。

期刊链接:点期刊名称,检索该期刊收录的所有文献;点期刊卷期,检索该期刊该期收录的文献。

关键词链接:点关键词,在缺省字段检索该词。

特征词链接:点特征词,在特征词字段检索该词命中的文献。

主题词链接:点主题词,对该主题词标引的所有文献进行检索。

副主题词链接:点副主题词,仅检索该主题词与该副主题词组配的文献。

相关文献链接:点"主题相关",按照内置算法检出与该篇主题内容相关的文献;点"参考文献",显示该篇文献的参考文献。

```
□1  分类号  R-05; R35; R730.55; R815.6
     标题    肿瘤治疗的新进展-质子治疗
     著者    胡惠清
     著者单位 广东医学院附属医院 524001
     文摘    用于放射治疗的质子束经同步或回旋加速器加速到接近光速后用于治疗肿瘤,
             它优越于传统放射治疗的特点是几乎不会照射到正常组织与细胞,世界医学办
             公认质子治疗是当代最先进的治疗方法。简介了质子治疗的原理、质子治疗
             设备和质子治疗适应症。
     出处    中国医学装备  2004.09.10; 1(1); 51-52
     关键词   质子治疗; 肿瘤
     主题词   *回旋加速器  质子/*治疗应用  肿瘤/*放射疗法  综述[文献类型]
     特征词   人类
     相关文献  主题相关    参考文献
```

图4-37 链接检索页面

四、检索结果的输出

1.检索结果显示　检索结果的显示格式有3种,题录格式、文摘格式和详细格式(图4-38)。题录格式显示标题、著者、著者单位、出处;文摘格式显示标题、著者、著者单位、文摘、出处、关键词、主题词、特征词;详细格式显示流水号、分类号、标题、英文标题、文献类型、著者、著者单位、国省市名、文摘、出处、关键词、主题词、特征词、参考文献、参文数、基金、ISSN等。

显示条数:显示条数表示每页显示的记录数,下拉菜单中共有5、10、20、50、100共5种选择,默认为每页20条。

排序格式:排序格式包括作者、年代、期刊。不指定排序格式时,记录按数据入库时间显示。显示排序限定在10 000条以内。

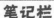

笔记栏

2. 检索结果输出　文本显示,即输出本页题录到屏幕。文件保存,即下载保存到本地。显示格式、标注、排序设置对输出同样有效,保存题录不超过 500 条。

3. 检索结果标注

标注记录:鼠标点题录前的复选框。

显示标注记录:标注完题录后,点"显示"按钮,显示被标记的题录。

去标注:鼠标点被标记题录前的复选框。

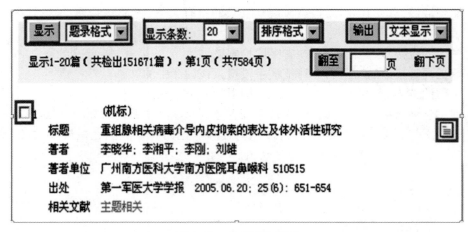

图 4-38　检索结果显示

第五节　国家科技数字图书馆

一、概况

(一)基本情况

国家科技图书文献中心(National Science and Technology Library,NSTL),也称国家科技数字图书馆,是经国务院批准,于 2000 年 6 月 12 日成立的一个基于网络环境的虚拟科技信息资源服务机构,其目标是建设成为国内具有权威性的科技文献信息资源收藏和服务中心,依托丰富的资源,面向全国用户提供网络化、集成化的科技文献信息服务。NSTL 由中国科学院文献情报中心、国家工程技术图书馆(包括中国科学技术信息研究所、机械工业信息研究院、冶金工业信息标准研究院和中国化工信息中心)、中国农业科学院农业信息研究所、中国医学科学院医学信息研究所、中国标准化研究院标准馆和中国计量科学研究院文献馆组成。

(二)拥有的资源

1. 纸本文献资源　目前,NSTL 拥有科技外文期刊 15 500 多种,占国内采集国外科技期刊品种数的 60% 以上;拥有外文会议录等文献 5 700 多种,拥有中文期刊 8 000 多种,以及多种其他类型文献信息资源。NSTL 是我国收集外文印本科技文献资源最多,并面向全国提供服务的科技文献信息机构。NSTL 订购和收集的文献信息资源绝大部分以文摘的方式,或者以其他方式在 NSTL 网络服务系统上加以报道,供用户通过检索或浏览的方式获取文献线索,进而获取文献全文加以利用。

2.网络版全文文献资源 网络版全文文献资源包括 NSTL 订购,面向中国大陆学术界用户开放的国外网络版期刊;NSTL 与中国科学院及 CALIS 等单位联合购买,面向中国大陆部分学术机构用户开放的国外网络版期刊和中文电子图书;网上开放获取期刊;NSTL 拟订购网络版期刊的试用;NSTL 研究报告等。

(1)全国开通文献 全国开通文献是 NSTL 单独购买的国外网络版期刊,面向中国大陆学术界用户开放,包括国外出版社或协会的 50 个现刊数据库和 Springer 在线、牛津期刊过刊等 5 个回溯数据库。用户为了科研、教学和学习目的,可少量下载和临时保存这些网络版期刊文章的书目、文摘或全文数据。

(2)部分单位开通文献 NSTL 与中国科学院及 CALIS 等单位联合购买国外网络版期刊,面向中国大陆部分学术机构用户开放。此外,NSTL 购买了北大方正中文电子图书,为国内部分机构开通使用。

(3)开放获取期刊 开放获取期刊是 NSTL 整理的可通过互联网免费获取全文的期刊资源,全国各界用户都可使用。

(4)试用期刊 是 NSTL 拟订购的国外网络版期刊,面向中国大陆学术界用户开放。

(5)NSTL 研究报告 是 NSTL 针对一些部门的需求,组织有关单位开展情报调研形成的研究报告,供全国各界用户使用。

3.国际科学引文数据库 国际科学引文数据库(Database of International Science Citation,DISC)是 NSTL 历时 3 年投入建设的以科学引证关系为基础的外文文献数据服务系统。系统集成了 NSTL 外文期刊文献数据库(来自 17 000 多种外文期刊)和优选的理、工、农、医各学科领域的部分优秀西文期刊(来自 3 000 多种西文期刊)的引文数据,并揭示和计算了文献之间的相关关系和关系强度,为科研人员提供了检索发现世界上重要的科技文献,了解世界科学研究与发展脉络。

二、数据库检索方式

登录网址 http://www.nstl.gov.cn,进入国家科技数字图书馆首页。国家科技数字图书馆提供学术期刊、会议文献、学位论文、科技报告、其他文献、标准规程、中外专利的检索(图 4-39)。

主页面左侧期刊浏览界面提供字顺浏览、分类浏览、查找期刊 3 种方式。其中字顺浏览支持西文、日文、俄文 3 种语言的字顺检索;分类浏览提供 21 个大类的检索;查找期刊部分提供 ISSN、EISSN、coden3 种检索途径。

(一)用户注册

NSTL 的"文献传递""代查代借""我的图书馆"等服务只向注册用户提供服务,用户可根据自身情况,选择注册成为个人用户、公益性机构用户或企业机构用户,具体注册界面如下图(图 4-40)。

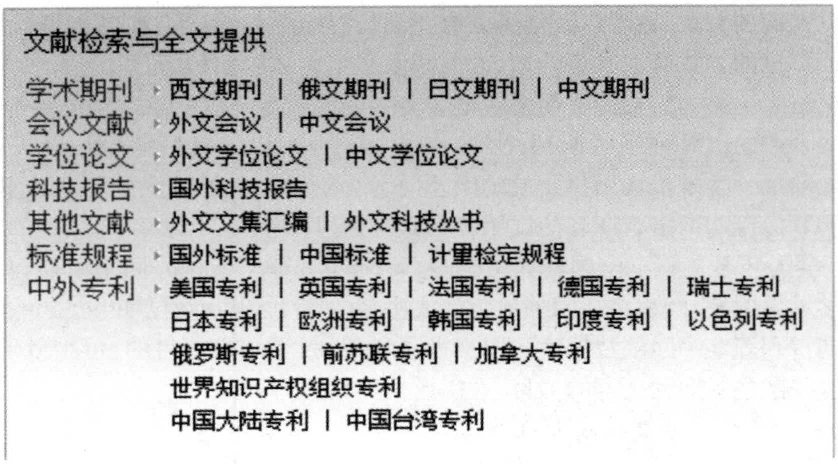

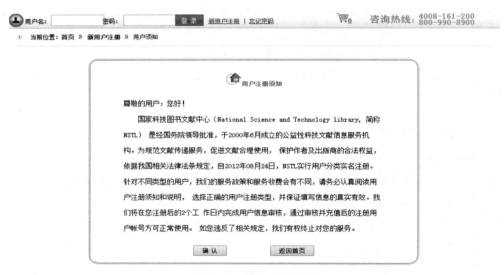

图 4-39 支持的检索类型

1. 个人用户注册 作为个人用户出于个人研究学习目的使用本服务系统。

2. 公益性机构用户注册 作为机构用户使用本服务系统,且所属机构为公益性教育机构、科研机构、医疗卫生机构、社会公共文化机构、社会公共体育机构、社会福利机构、公益性社会团体等。

3. 企业机构用户注册 作为机构用户使用本服务系统,且所属机构为公司、企业等商业机构。

图 4-40 用户注册界面

(二) 检索方法

1. 选择检索内容 在学术期刊、会议文献、学位论文、科技报告、其他文献、标准规程、中外专利 7 个类型里选择要查找的内容。

2. 选择检索字段　通过点击"+"或"-"以增减或减少检索条件,在检索框中输入检索词,各检索词之间可进行 and、or、not 运算,比如(computer or PC)and design。

3. 选择文献数据库　选择相应的数据库,也可以跨库选择。

4. 查询条件设置　设置查询的限制条件,比如馆藏范围、时间范围等,推荐使用默认条件。

5. 检索　点击检索按钮进行检索。

三、检索结果处理

通过检索得到检索结果显示界面,点击单个记录的标题显示题录信息,或者通过勾选检索结果序号方框选择多个检索结果,然后将选中的文献加入购物车,进而生成订单(4-41)。生成订单后可在主页"资助中心"查询订单处理状态。

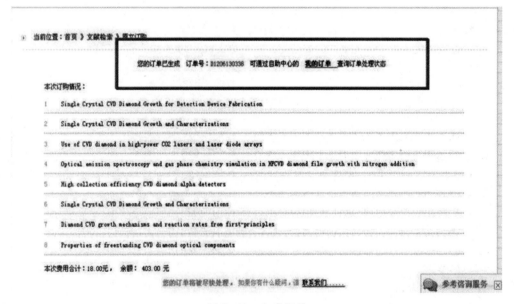

图 4-41　生成订单

小　结

本章我们学习了中国学术期刊网络数据库、维普资讯全文期刊数据库、万方数据知识服务服务平台这三大中文全文数据库的概况、检索方法和检索结果的输出,学习了中国生物医学文献数据库和国家科技数字图书馆的概况、检索方法和检索结果的输出。了解上述各个数据库收录文献资源的特点,掌握各个数据库之间检索时的共同点,正确区分各个数据库之间的不同,可以帮助我们有针对性地选择合适的数据库进行检索,提高检索效率,节省检索时间。当然,实践出真知,提高检索能力还需要大家多练习、多操作、多实践,在实践中发现问题,解决问题,提高信息检索能力。

笔记栏

 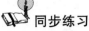同步练习

(一)单选题

1. 以下那个数据库不是全文数据库(　　)。

　A. CNKI　　　　　　B. 维普数据库　　　　C. 万方数据库　　　　D. CBMweb

2. 如果需要查找中华医学会和中华医师协会出版期刊的全文资料,需要利用哪个数据库(　　)。

　A. CNKI　　　　　　B. 维普数据库　　　　C. 万方数据库　　　　D. CBMweb

3. 逻辑运算符包括(　　)。

　A. 逻辑与　　　　　　B. 逻辑或　　　　　　C. 逻辑非　　　　　　D. 以上都是

4. 逻辑"与"算符是用来组配(　　)。

　A. 不同检索概念,用于扩大检索范围　　　　B. 相近检索概念,扩大检索范围

　C. 不同检索概念,用于缩小检索范围　　　　D. 相近检索概念,缩小检索范围

5. 《中国学术期刊全文数据库》提供的文献内容特征检索途径有(　　)。

　A. 机构　　　　B. 篇名/关键词/摘要　　C. 中文刊名　　　　D. 作者

6. 在维普数据库中,检索期刊"中文信息处理"中的文献时,检索式为(　　)。

　A. A=中文信息处理　　　　　　　　B. J=中文信息处理

　C. K=中文信息处理　　　　　　　　D. T=中文信息处理

7. 期刊论文记录中的"文献出处"字段是指(　　)。

　A. 论文的作者　　　　　　　　　　B. 论文作者的工作单位

　C. 刊载论文的期刊名称及年卷期、起止页码　　D. 收录论文的数据库

8. 在《中国学术期刊全文数据库》中,不可以进行(　　)检索。

　A. 逻辑与　　　　B. 逻辑或　　　　C. 逻辑非　　　　D. 位置

9. 在CNKI中学术期刊网站的更新频率是(　　)。

　A. 日更新　　　　B. 周更新　　　　C. 月更新　　　　D. 年更新

10. 文献信息数据库一般由3个层次构成,以下哪一项不属于(　　)。

　A. 文档　　　　B. 记录　　　　C. 通配符　　　　D. 字段

(二)思考题

1. 利用CNKI查找2012年以来有关"移植排斥反应的预防"方面的文献。

(1)写出其检索步骤。

(2)如果结果不准确,如何调整检索策略保证查准率。

2. 怎样在万方数据资源中查找关于"中医外科"方面的学位论文?

3. 中国期刊全文数据库(CNKI)、万方数字化期刊、中文科技期刊数据库(维普)三大中文全文检索系统的检索功能比较。

参考答案:

单选题:1. D　2. C　3. D 4. D　5. B　6. B　7. C　8. D 9. A　10. C

第五章

外文医学检索工具

第一节　SpringerLink 数据库

一、SpringerLink 数据库概述

SpringerLink 是世界著名的科技出版集团德国施普林格出版集团(Springer - Verlag)研制开发的一个全球最大的在线全文电子期刊数据库。

该数据库集科学、技术和医学(STM)等各个领域,包含 1 250 余种学术期刊,内容涉及建筑与设计(Architecture and Design)、行为科学(Behavioral Science)、生物医学和生命科学(Biomedical and Life Sciences)、计算机科学(Computer Science)、地球和环境科学(Earth and Environmental Science)、工程学(Engineering)、人文、社科和法律(Humanities,Social Sciences and Law)、数据和统计学(Mathematics and Statistics)、医学(Medicine)、物理和天文学(Physics and Astronomy)、计算机职业技术与专业计算机应用(Professional and Applied Computing)。SpringerLink 平台资源有期刊 2 700 多种、图书 54 000 多种、科技丛书 1 700 多种、参考书 200 多种、实验室 28 000 多种等。

SpringerLink 的国际网址为 http://www. springerlink. com,同时在国内的镜像服务站设在清华大学图书馆,登录网址为:springer. lib. tsinghua. edu. cn,任何用户均可登录 SpringerLink 的国内外站点浏览和检索文献的卷期、文章题录和文摘,但阅读全文必须是获 Springerlink 授权的用户,系统将自动识别客户端的 IP 地址,用户可浏览阅读和

考点:

　　全球最大的在线全文电子期刊数据库是什么?

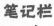

下载打印数据库全文资源。凡订购的单位用户既可通过校园网的"数字图书馆"中的相关链接进入，也可直接访问镜像服务器的 IP 地址获取全文。新平台的检索功能设计上更加简单方便：增加了语义链接，用户可获得更多的相关文献，在参考文献中提供 CrossRef 链接。

二、检索方法

SpringerLink 数据库提供浏览和检索两种检索方法。

(一)浏览

通过浏览检索，主要是可以先得到一个较宽泛的检索结果，然后再结合检索需求，按照主题、作者、期刊来源、出版时间、内容类型、学科分类等检索条件进一步限定，进行二次检索，从而检索到我们所需的文献。浏览检索按文献内容类型、出版物名称、学科分类、特色图书馆 4 种浏览方式。

1. 按文献内容类型浏览　此种浏览方式将数据库资源按照内容类型划分成期刊、图书、丛书、参考工具、实验室指南五大类。检索时，点击要查找的大类名称，进入相应类目，标题信息按照字母顺序进行排列，点击标题名称可进入详细信息显示页面。

2. 按出版物名称浏览　通过点击相应的字母或阿拉伯数字即可进入出版物浏览页面，这里可以查看每条浏览记录的封面、作者等相关信息，还可按时间顺序对页面显示出来的出版物进行排序。

3. 按学科分类浏览　SpringerLink 数据库将学科划分为十二大类，如前所述。点击某一学科分类名称，则进入该分类浏览页面，默认为题录显示方式，按时间排序，还可以进一步选择此分类文献的出版形式。

4. 按特色图书馆浏览　特色图书馆包含中国在线科学图书馆和俄罗斯在线科学图书馆。中国在线科学图书馆收录期刊 70 多种，俄罗斯在线科学图书馆收录期刊 220 多种。单机要查找的图书馆，进入相应的类目，则该图书馆的文献将以简单列表和详细列表的形式显示，同时在任务窗格中将出现起始字母、内容发行状态、收录日期范围、内容类型、学科、版权、作者等信息，从不同的角度对列表中显示的内容加以限定。

(二)检索

考点：
检索"infant nursing"方面的文献。

1. 基本检索　基本检索是 SpringerLink 系统默认的状态。在基本检索框中输入检索词即可进行检索，也可以使用逻辑运算符 and、or、not 构建表达式进行组合检索。基本检索提供作者出版社、卷期页码等内容限制检索，用户通过在相应的输入框中键入检索词进行检索。例如，在基本检索输入框中输入检索词"lung cancer"后，点击，即会显示基本检索结果。在检索结果页面中我们可使用系统提供的过滤器进一步缩小检索结果，即使用学科分类、电子图书版权年、日前、作者、出版物类型、语种等检索进行二次检索。点击相应检索项前面的图标，在其下拉菜单中有可供选择的内容，通过选择相应的内容，进一步精确检索。

2. 高级检索　点击"Advanced Search"，可进入高级检索页面。在高级检索界面中系统提供了文本、篇名、摘要、著者、编者、DOI、出版物名称、卷、期、页码等字段的输入框，检索时可以通过在一个或多个检索词输入框中输入检索词，对检索范围进行限定

来源：MEDLINE 收录范围的文献，每日被添加到 In Process Citation 中去，换上〔PubMed‒in process〕的标记，并赋予一个 MEDLINE 的数据识别号 UI；不属于 MEDLINE 收录范围的文献则只有 PubMed 数据识别号 PMID 而没有 MEDLINE UI。

（二）PubMed 服务项目

1. Journal Database　可透过输入期刊刊名、ISSN 或 Medline 刊名缩写查询期刊的出版资讯。

2. MeSH Database　点选此功能后，在检索栏位中输入欲查询的词汇，可浏览 PubMed 资料库中所使用控制词汇。

3. Single Citation Matcher　使用栏位化的检索方式，找寻特定刊名、卷期、作者、篇名的文献资料。

4. Batch Citation Matcher　以指令式的方式批次检索资料库中相关的文献，只要输入刊名、年代、卷期、起始页、作者名、关键词其中部分栏位资料即可。

5. Clinical Queries　临床病理资料，本功能提供临床病理资料之查询，并依 Haynes RB 等专家所制订的最佳化检索策略之机制，使用者可先行选择检索方向，如治疗方式、诊断方式、病因、预后状况其中的一类，并可选择预期之检索结果是较具相关性或精确率较高的。

6. LinkOut　LinkOut 为 PubMed 提供使用者连接外部网路资源之功能选项，连接内容包括国外图书馆馆藏目录、线上电子全文、书目资料库清单、消费者健康资讯、研究参考资料等资讯。如有外部资源的连接，使用者可在 PubMed 摘要书目中看到 LinkOut 此一选项。

7. 免费个人化检索服务——My NCBI　在 MY NCBI 服务页建立个人检索账号/密码后，即可使用个人化检索服务，该服务提供储存/删除检索结果、My LinkOut 设定及文献传递等个人化服务。

二、检索方法

进入 PubMed 之后，其主界面按功能可划分为 4 个区：检索提问区、特征栏、辅助功能区、检索提示及结果显示区，如图 5‒2 所示。

PubMed 主界面可选择 NCBI 提供的 43 个数据库中的一个或全部数据库进行检索。PubMed 的主要检索方法有基本检索、限定检索、高级检索、主题词检索、期刊数据库检索、临床检索等。

（一）基本检索

1. 词汇自动转换功能　PubMed 设有词汇自动转换功能（Automaic Term Mapping），当在 PubMed 主界面的检索框输入检索词，系统将按顺序与主题词转换表（MeSH Translation Table）、刊名转换表（Journal Translation Table）、短语列表（Phrase list）、著者索引（Author Index）4 种索引匹配，并转换成索引中相应的词进行检索。可通过点击检索结果页面的"Detakls"按钮，查看系统进行词汇转换后的详细检索策略。

2. 截词检索功能　可以使用"＊"进行截词检索，以提高查全率，此时 PubMed 会关闭"Automaic Term Mapping"功能。

3. 强制检索功能　PubMed 词汇自动转换功能将短语分解成单词，逻辑运算符用

考点：
检索 2015 年以后有关阿司匹林的文献（利用 PubMed）。

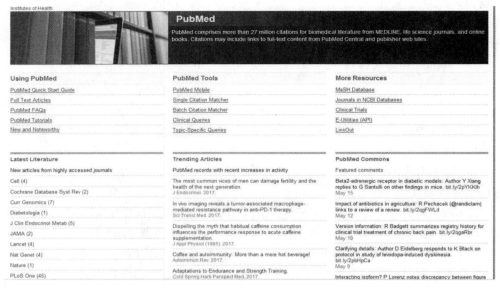

图 5-2　PubMed 主界面

"and"连接并在全部字段中检索。PubMed 可以使用双引号强制系统进行短语检索，同时会自动关闭词汇转换功能。

4. 链接功能　PubMed 和其他具有链接功能的数据库一样，可链接 NCBI 数据库、链接其他数据库的相关资源和图书，通过链接功能可以达到资源共享。PubMed 与 NCBI 数据库的蛋白序列、分子结构模型、基因组序列、核酸序列和突变序列等 5 个数据库建立了超链接。PubMed 提供与综合分子生物学数据库的链接与接入服务，这个数据库归 NCBI 所有，其内容包括 DNA 与蛋白质序列、基因图数据、3D 蛋白构象、人类孟德尔遗传在线。

5. 著者检索　当所要查询的是著作者时，在检索框中键入著者姓氏全称和名字的首字母缩写，格式为"著者姓 空格 名字首字母缩写"，例如，smith ja，系统会自动到著者字段去检索，并显示检索结果。

6. 刊名检索　在检索框中键入刊名全称或 MEDLINE 形式的简称、ISSN 号，例如，molecular biology of the cell，或 mol biol cell，或 1059-1524，系统将在刊名字段检索，并显示检索结果。

7. 日期或日期范围检索　可以在检索框中键入日期或日期范围，系统会按日期段检索，并将符合条件的记录予以显示。日期的录入格式为 YYYY/MM/DD；如 1999/09/08。也可以不录月份和日子，如 2000 或 1999/12。

在检索框中键入一个或多个英文单词（大写或小写均可），点击"Search"按钮，PubMed 系统会自动在主题词表，期刊名表，短语表及作者索引中查询与输入的词相匹配的形式，这就是它特有的"自动词汇匹配功能"。

例如，检索肿瘤（cancer）方面的文章。

在检索框中输入"cancer"，再点击"Search"按钮。PubMed 将自动地利用它的"自动词汇匹配"功能将重要的词语结合在一起，并将不规范的词语转换成 MeSH 词表中规范的用词进行检索,比如,检索"cancer"将自动转换为"neoplasms"[MeSH Terms] OR "neoplasms"[All Fields] OR "cancer"[All Fields]。

(二)高级检索

点击"Advanced"按钮,进入高级检索界面,高级检索界面主要由检索构造区 (Builder)和检索史区(History)及 PubMed 主页下部分栏目整合在同一页面组成,方便 用户一站式完成复杂课题的检索,使检索过程更清晰明了,提高检索效率。

1.检索构造区 应用检索构建器在该区输入检索词或检索式进行检索,可以实现 多个字段组合检索,同时结合检索史操作,完成复杂的布尔逻辑运算。检索时,先选择 检索字段,再输入检索词,可显示该检索词相关索引词,帮助正确选词,选择使用布尔 逻辑运算符 and、or 或 not,检索框中会显示输入的检索词及运算符。重复上述步骤, 完成检索式的构建,点击"Search",开始检索。

2.检索史区 只要进行了检索,无论是基本检索,还是高级检索,系统都会记录检 索过程。在高级检索页面中部,显示检索史,包括检索式序号、检索式、检索结果及检 索时间,同时包括基本检索、限定检索中使用的检索式,执行逻辑运算。

(三)MeSH 主题词检索

在 PubMed 主页 More Resources 栏目下方,点击"MeSH Database"按钮即进入主题 数据库检索的界面,如图5-3所示。MeSH 是 Medical Subject Headings 的缩略词,即医 学主题词,由美国国立医学图书馆(NLM)出版,是目前最权威最常用的标准医学主题 词表。

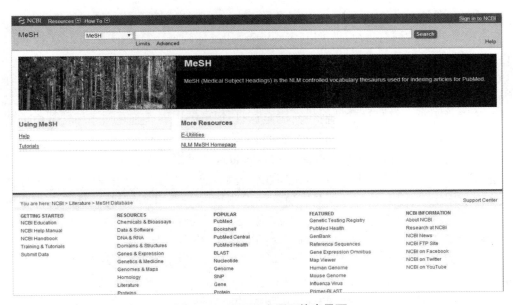

图5-3　PubMed 主题词检索界面

MeSH Database 主要收录了主题词、副主题词、补充概念和款目词4种类型。NIH 的工作人员按 MeSH 词表规定,浏览生物医学期刊全文后标引出每篇文献中的 MeSH 主题词,其中论述文献中心的主题词称主要主题词,论述主题某一方面的内容的词称

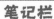

为副主题词。共有 24 767 个词和词组(2008 年),主题词检索法虽然稍嫌烦琐,但其检索结果的准确性高,遗漏率低,提高检准率和检全率,是最佳的检索方法。

1. 主题词　又称为叙词,是用于描述主题事物或内容的规范化词汇,包括生物医学文献中表达与医学或生命科学有关的概念且具有检索意义的常用词。MESH 主题词表由 4 部分组成:

主体部分

字顺表(Alphabetics lists)

树状结构表(Categories and subcategories)

附属部分:

副主题词表及其使用范围说明

主题词和副主题词更改表

(1)字顺表　字顺表将 MeSH 收录的主题词和款目词(款目词是一些常用的医学术语,作为检索入口词可将非主题词引向主题词)按照英文字顺进行排列。它可以选择主题词和扩大检索范围,但必须依据 CBM 数据库主题词的著录格式。

(2)树状结构表　树状结构表又称为范畴表,主要体现主题词概念间的关系,根据每个主题词的词义范畴和学科属性,该表将 2 万多个主题词按其学科性质、词义范围、上下类属、派生关系,划分为 16 个大类。每个大类又再划分为 100 多个二级类目、三级类目……最多可达九级类目。主题词用逐级缩格的排列方法来表达它们之间的逻辑隶属关系,同级类目下的主题词按字顺编排,最多可达 11 级,形成主题词的树状结构体系。树状结构表可以提供我们从学科分枝的角度选择主题词,满足族性检索的要求。主题词具有单一性,原则上一个词语只表达一个概念,同时只用一个词语来表达。

MeSH 收录的词有单个词(如 Liver,Brain)和复合词组。复合词组有顺装(如 Lung abscess,Brain stem neoplasms)和倒置(如 Tuberculosis,pulmonary;Tuberculosis,Rena;Tuberculosis,spinal)两种形式。主题词采用树状结构体系有以下作用:一是主题词等级关系的完整显示,可以有利于进一步选词以扩大或缩小检索范围,改善检索效果;二是在检索过程中,可以自动实现扩检,满足族性检索要求;三是通过上位词、下位词的显示,进一步明确词语与词之间的关系和词义。

考点:
　副主题词的作用是什么?

2. 副主题词　副主题词(subheadings,qualifiers)是对主题词做进一步限定的词,现有 83 个。它有以下作用:一是直接加在主题词之后,与主题词组配使用,对主题词起修饰和限定的作用,使主题词具有更高的专指性的一类词;副主题词是限定主题概念的规范化词汇,对主题词起细分作用或揭示多个主题词之间的关系;副主题词没有独立的检索意义,其作用是增加主题概念的专指性,提高检索效率。

主题词与副主题词的组配规则:①主题词与副主题词的组配有严格的规定,有一定的组配范围,不是所有的副主题词均能以每个主题词进行组配,计算机数据库中在每个主题词下都列出了当前主题词可以组配的所有副主题词。②有先组主题词时,勿用主题词/副主题词组配。如臂损伤、骨髓移植。③有专指副主题词,勿用泛指副主题词组配。如肝炎的药物治疗。④若能用主题词与副主题组配,尽量不要用与副主题等义的主题词。

3. 关键词　关键词是从文献题目或文摘、正文中提取出来的具有实质意义,能代表文献主题内容的词汇。它与叙词的区别在于非规范化,是自然语言。其优点是便于计算机检索系统的应用,能准确检索到许多新概念方面的文献;缺点是因为关键词是作者自己选定的,词的形式不同,拼法不同或各近义词、同义词等容易造成文献分散在各不同关键词之中,不能集中。例如,异博定、异博停、维拉帕米是同一种药物的不同名称,均可作为关键词,若仅选一个关键词检索,就会漏掉另两个词的文献。

(四)期刊数据库检索

1. Journals in NCBI Databases 期刊检索　在 PubMed 主页 More Resources 栏目下方,点击"Journals in NCBI Databases"按钮即进入期刊数据库检索的界面。在检索框中你可输入刊名全称、MEDLINE 的期刊缩写或国际标准期刊号(ISSN),然后点击"Search"按钮,便可查询 NCBI 数据库收录的期刊信息,提供主题、刊名全称、Medline 刊名缩写、ISSN 等检索途径。此外通过 journals with links to full-text web sites,便可链接入所有与 PubMed 建立链接的生物医学期刊列表。

2. Citation Matche 引文匹配器　在 PubMed 主页 PubMed Tools 栏目下方,还有单篇引文匹配器(Single Citation Matcher)和多篇引文匹配器(Batch Citation Matcher)。使用引文匹配器,可以大大提高检索效率。我们在查找文献的过程中,记得某篇文献所发表的期刊和作者,但不太清楚它具体的标题,或是隐约记得标题中的某个词和作者等。这时候如果用引文匹配器(Citation Matcher)在界面中对应的框内输入你所知道的信息,然后按"Search"按钮就可以迅速得到结果。需要特别说明的是,作者姓名的格式一定要符合标准,否则将会检索不到结果。此外,如输入 Smith j 将会同时检索出 Smith ja,Smith jb,Smith jc 等作者的文献,如果出现这种情况的话,你应该把 Smith j 置于引号中,即"Smith j",然后再进行检索就可以避免这种偏差了。在 PubMed 的引文匹配器,只需输入已知的信息,便可以迅速获得文献的刊名、出版日期、卷、期、页次、著者等,而且都是标准格式。

3. 临床查询(Clinical Queries)　这是专门为临床医生设计的搜索引擎,在 Clinical Queries 的主页上列有临床医生常用的类目,如治疗(therapy)、诊断(diagnosis)、病因(etiology)和预后(prognosis)。检索的方法只需在检索框内输入检索词,然后点击上述类目即可。Clinical Queries 提供检出相关文献(Sensitivity)和检出密切相关文献(Specificity)两种检索方式。

需要特别说明的是,Clinical Queries 利用内在的滤器使其检索结果更加贴近临床的需要,包括临床的诊疗等。但如果你需要查阅的并不仅仅局限于临床,也包括基础研究,就不适合使用这个检索引擎。

三、检索结果处理

符合检索要求的项目是以 SUMMARY(简要格式)显示出来的提供 HTML 及 PDF 格式之免费电子全文。就是列出作者、文章题目及文章来源的一些信息。在 DISPLAY 键后还可以选择别的显示格式,点击 DISPLAY 键后,系统按所选格式全部检索结果。还有一点,系统所设定的默认值为每页显示 20 条选项,这点可以在 SHOW 后的下拉菜单处选择。PubMed 系统允许最多可保存 5 000 条记录。系统允许每页最多显示 500 条记录。如果想打印成文本格式,请先点击 Text 键,然后再打印。

第三节 Web of Science 数据库

一、Web of Science 数据库概述

Web of Science 是美国汤姆森科技信息集团（Thomson Scientific）于 1997 年推出的网络引文检索工具，基于 WEB 开发的产品，是 ISI 基于网络环境建立大型综合性、多学科、核心期刊引文索引数据库，是美国 ISI（科学情报研究所）新推出的基于因特网环境下的数据库新产品。包括三大引文数据库：科学引文索引（Science Citation Index, SCI）、社会科学引文索引（Social Sciences Citation Index, SSCI）、艺术与人文科学引文索引（Arts & Humanities Citation Index, A&HCI））和两个化学信息事实型数据库（Current Chemical Reactions，简称 CCR 和 Index Chemicus，简称 IC），以及科学引文检索扩展版（Science Ciation Index Expanded, SCIE）、科技会议文献引文索引（Conference Proceedings Citation Idex-Science, CPCI-S）和社会科学以及人文科学会议文献引文索引（Conference Proceedings Citation index-Social Science&Humanalities, CPCI-SSH）3 个引文数据库，以 ISI Web of Knowledge 作为检索平台。网址为 http://isiknowledge.com。

Web of Science 检索系统收录范围 是 ISI 数据库中的引文索引数据库，共包括 8 000 多种世界范围内最有影响力的、经过同行专家评审的高质量的期刊。该数据库每周更新。除了选收录刊（Selected Journals）外，其中，A&HCI 全收录刊（All Covered Journals）共有世界一流人文科学刊物 1 140 多种，其回溯数据目前到 1970 年；SSCI 共收录有世界一流社会科学刊物 1 700 多种，回溯数据目前到 1970 年，作者文摘到 1992 年，2000 年中期将回溯数据至 1956 年；SCI 扩展版（SCI Expanded）是 SCI 在 Web of Science 中的名称，共包括世界一流科技期刊 5 600 种，比印刷版和光盘版多 2 000 种左右。目前的回溯数据到 1970 年，作者文摘到 1991 年，2000 年中期将回溯到 1945 年的数据。

Web of Science 除了上述 3 种综合引文索引外，还包括 3 种专科引文索引，即《生物科学引文索引》（*BioSciences Citation Index*）共有生命科学期刊 930 多种，尤其强调分子科学和细胞科学。化学引文索引（ChemSciences Citation Index）共包括 630 多种化学、生物化学、药学和毒理学方面的期刊。临床医学引文索引（Clinical Medicine Citation Index）共包括临床医学研究期刊 2 000 多种。Web of Science 中的这些学科数据库既可以独立使用，也可以综合起来进行检索。

Web of Science 不是传统意义上的数据库，而是一个强大的包含信息资料的浏览工具，它不仅提供信息资料，还提供通往许多其他信息数据库的链接，Web of Science 不仅是一个因特网数据库，而且可以看作是一个动态的学术信息之门，具备通往其他信息来源的无限扩展能力。由于 Web of Science 的市场价格较高，因此，买方一般都不是购买其全部数据库或全部回溯年限或全部连接的使用权，而是其中某一部分或某些部分。如国内一些单位只购买其中 SCI Expanded，回溯年限亦各自不同，有的自 1997 年起，回溯年限较长的是自 20 世纪 90 年起。美国国内的大学购买 Web of

Science 的回溯年限平均为 15 年。

(一) Web of Science 特点

1. 参考文献和被引次数连接　帮助您跨越时间和学科的界限,掌握一个课题的来龙去脉和最新进展。

2. 定制引文跟踪服务　用户可以对任意文献定制引文跟踪服务,系统会将所定制的文献被引用的情况自动地发到用户的电子邮箱中。这样用户可以很方便地跟踪一篇文章被引用的情况。

3. 分析检索结果　可以将检索结果按作者、出版年份、学科领域、研究机构、文献语种和期刊名称进行分析,归纳总结出相关领域在不同年份的发展趋势、通过这些基本分析,可以对学科的发展趋势有一个宏观的把握。

4. 独特的被引文献检索　通过被引文献检索,可了解一篇文章被引用的情况,并可借此评估竞争对手在行业内的影响力

5. 化学结构检索　可以通过化学结构准确检索新反应和新化合物的信息。

6. 扩展主题词　利用论文的参考文献题目中提取的扩展及题词进行检索,克服关键词由于时间推移不断演化时造成的漏检。

7. 组合不同的检索方式　如将一般检索和化学结构检索,或者与被引文献检索任意组合在一起,适合各种检索的需要。

8. 提供了各种与文献内容相关的连接　与 NCBI Genbank 的连接、与文献全文的连接、与收录了相同文献的其他高质量的数据库的连接、与图书馆馆藏系统或全国联合编目系统的连接、与 Open URL 解析服务的连接、与高引用作者专家库的连接、与期刊目次的连接等。这些开放的连接是基于内容而建立的动态连接,取决于用户所在机构的使用权限情况。

9. 与 End Note Web 整合　自动格式化文后参考文献,提高写作效率。

(二) Web of Science 数据库功能

1. 在使用 TllriP_S Clted 时向前浏览,发现某篇论文或其他出版物对当前研究的影响。使用参考文献回溯的方法,发现对作者工作产生重要影响的研究。

2. 从文献引证的角度对文献的学术价值、研究机构、人员以及学术期刊和国家的科研水平对检索结果进行多角度、可视化地做出全景分析并且可以链接到重要文献的全文。

3. Web of Science 对于收录的期刊都是经过严格筛选的具有世界权威的、具有高影响力的期刊论文、会议论文及学术期刊。我们可以定制引文跟踪服务,查看相关文献共有的参考文献数及这些共有参考文献的内容。也可以找到如何有效使用被引文献检索这一功能的在线教程。

4. 借助其强大的分析工具,用户可以快速了解到某一专题研究的发生、发展及其变化过程,同时掌握到和此研究专题密切相关的核心科研人员、核心研究机构、核心学术期刊等相关信息。通过查找论文的引证文献,可以获取此课题的最新研究进展。

5. 方便利用"导航字典"查找 Web of Science 中收录的作者的姓名、团体作者、被引作者姓名、期刊名称被引期刊名称。也可以根据自己的需要做灵活的个性设置。

6. Web of Science 7.0 取消了原来对检索结果只能看到前 500 条的限制。记录可直接输出到著名的学术信息管理程序 End-Note、Reference Manager 和 Procite 中。

（三）Web of Science 的优点

1. 总库检索，保证查全率　由于科学技术本身既不断细化又不断整合的发展现状与规律，学科间的交叉渗透是必然的。总库检索给了我们较大的便利，可以在你划定购买的全部范围内检索，而不是把整个数据库划成许多大类来分类检索。从时间覆盖范围来说，既可以选择全部覆盖时间范围，也可指定特定时间范围。

2. 通过标记，一次提供检索结果　利用该数据库检索界面上的标记框（或"Mark All"键）、"Submission"键和"Marked List"键，可一次性获得全部选中的结果，免去了一一点击的麻烦。

3. 网状连接，优势突出　这是 Web of Science 最突出、最成功的地方。首先是数据库本身内部的连接。如"引文键"，通过来源文献可连接到该文所引用的全部引文。"被引文次数"键，把来源文献与该文被他人引用的文献连接起来。"相关文献"键，通过同被引的关系，把有相同引文的论文联系起来。其次是与其他数据库的连接及与一次文献全文的连接，使其具备通往其他信息来源的无限扩展能力。尽管目前的连接还处于开始阶段，但发展前景不可低估。

4. 为最终用户着想，以质量取胜　收录了如此之多的世界一流刊物、友好的检索界面、灵活的选择、多种排序方式、多种输出方式等，给用户尤其是最终用户提供了极大的可依赖性和操作便利性，同时也赢得了检索者的使用热情。在信息产品的市场上，要赢得用户，产品的质量是第一重要的。

5. 查准率差　SCI 依据关键词进行的主题检索，对查准率有一定的影响，况且这里的关键词都是原始作者提供的关键词，缺乏专业标引人员人工干预，尽管另有增补关键词，但却是依据参考文献扩展而来，在此基础上建立的主题检索，其查准率略逊于通过受控主题词建立的主题检索。

二、检索方法

（一）Web of Science 的检索技术

1. 布尔逻辑运算符　与绝大多数机检数据库一样，Web of Science 支持逻辑非（not）、逻辑与（and）、逻辑或（or）等算符检索。此外，该数据库检索组配符中还有一个字段限制符为 same，布尔逻辑算符 same 算符比 and 功能强，same 表示它所连接的两个检索词要出现在一句话或者一个关键词短语中。same 经常用在地址检索中。这 4 个检索符的优先顺序为：same，nor，and，or。

2. 截词运算符　Web of Science 的截词检索允许右截断和中间截断，常用检索规则如下：①星号（＊）为无限截断符，表示 0 到多个任意字符的截断，如 SUL＊UR＊，可表示 sulfur，sulphur，sulphuric，sulphurous 等；②问号（？）为有限截断符，一个？表示一个字符截断，两个？则表示两个字符截断，如"kineti？"，可表示检索包含 kinetic、kinetin 等；③检索词不分大小写，如"hypertension"与输入"HYPERTENSION"检索结果相同；④可以使用引号进行词组检索，这样可以使检索结果更加精确。比如输入 global warming 可找到 global warming 同时也可找到 …global climate change and ocean warming…如果输入"global warming"可找到准确的 global warming。

3. 关键词　Web of Science 中的关键词是原文作者提供的关键词，而 ISI 在处理时

笔记栏

加上了增补关键词字段 Keyword Plus。增补的关键词从原文的参考文献的篇名中选择有检索意义的词和短语,与作者自己的关键词对照后,将缺少的关键词列入。若作者原文未提供关键词,那就全部依靠 keyword Plus 了。

4. 索引词表　Web of Science 对一些需要规范输入的字段提供有索引词表。如 Source Title 字段中期刊名称或其他来源等,有全称及缩写等不同形式,为了帮助用户提高查全率和查准率,系统提供了相应的索引词表,点击 Source Title 检索窗口右侧的 List 按钮,即可按字顺查看全部索引词条。SCI Expanded 在 Source Title、Address 和 Cited Work 等 3 个字段提供有索引词表,其中 Address 字段的词表称为"Abbreviations List"。

(二)Web of Science 的检索方法

1. 快速检索(Quick Search)　Web of Science 数据库检索主页面进入时默认为基本检索,如图 5-4 所示,用于查询被 SCIE 收录的期刊上所发表的论文信息,可以在检索界面的一个或多个栏目框中输入检索词。快速检索是一种简单便捷的检索方式,在检索框中直接输入主题、作者、摘要和关键词,可以使用 and,or 或 not 等布尔逻辑算符连接词或者词组,一次性可检索最多达 50 个词或词组。操作步骤如下。

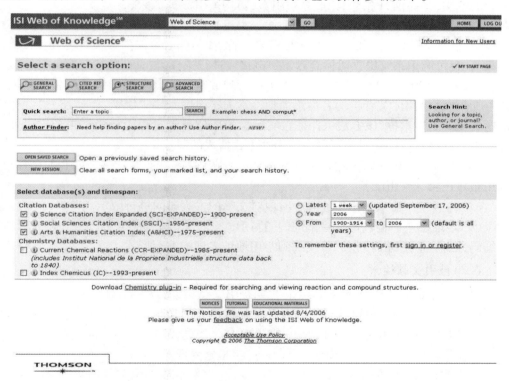

图 5-4　快速检索界面

(1)进入数据库,限定检索年限。Web of Science 可以单独检索,也可以合并检索,我们可以对检索文献的发表文献的发表时间段进行限定。

(2)选择检索途径。包括一般检索(general search)、被引参考文献检索(cited reference search)、化学结构检索(structure search)和高级检索(advanced search)4 种途径。

(3)查看检索历史(search history)和标记文献列表(marked list)。

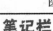

笔记栏

2. 一般检索(General Search)　用于查找 Web of SCI 收录的来源文献。该界面提供主题(Topic)、标题词检索(Title)、作者检索(Author)、ResearcherID 检索、团体作者(Group Author)、出版物名称检索(Publication Name)、出版年(Year Published)、地址检索(Address)等多个检索途径。

(1)主题检索　输入单词或短语来检索题目、摘要和作者关键词以及 Ketwords Plus 4 个检索字段。因为是自由词检索,在检索时应该用 or 将同义词组配起来,必要时可以用截词保证查全。如果检出的文献过多,可以选用标题词使检索范围缩小,提高准确度。

(2)标题词检索　在文献的题目中检索包含输入单词或短语的文献。

(3)作者检索　输入作者的姓,空格,而后输入名字的首字符可检索来源文献的所有著者。也可利用 Author Index 浏览全部作者,或利用作者甄别检索,根据作者的专业和机构确定作者。我们也可以利用截词进行检索。

(4)ResearcherID 检索　ResearcherID 是汤森路透于 2008 年建立的为在该网站注册的科研人员的一个编号,相当于该科研人员的"身份名片",可以链接到该科研人员发表的论文,并提供 H 指数,论文总被引数,篇均被引数等指标。

(5)团体作者检索　团体著者途径便于查找某一学术团体或机构发表文献被 SCI 收录情况,可直接输入一个或多个团体著者名称、团体作者可能的各种写法,包括缩写形式等,也可利用系统提供团体著者索引链接表进行选择,该页面除按字顺链接外,还设有"MOVE TOO"和"FIND"检索框,表示运行到或查找到该字顺团体机构名称列表,用"add"将选中团体著者机构名称添加到检索词转换框,点击"OIL",系统将选择的来源题名复制到检索框,该方法可保证在实际检索团体著者过程中检索结果的准确性,减少因不同缩写或同一机构不同书写表达方式造成的漏检。

(6)出版物名称检索　输入期刊的全称或者截词"＊"的刊名,多个期刊的名称可以用布尔逻辑"or"组配。

(7)出版年　输入某一年或某一时段对文献的发表时间进行限定。

(8)地址检索　输入地址检索词的缩写形式,如一个机构的名称、城市、国家及邮政编码,点击"查看缩写列表"可查找到常用地址名词的缩写形式。

(三)被引文献检索

引文检索(Cited Reference Search)也叫被引文献检索,是 Web of Science 最具特色的功能,通过引文检索可以获得某一著者文献被他人引用情况,还可获得某一领域大量相关文献线索,了解学科发展历史和科研动向。点击 Web of Science 主页工具栏上的"Cited Reference Search"按钮,就可进入引文检索界面。

引文检索提供被引作者检索(Cited Author)(一般应以被引文献的第一著者进行检索,但如果被引文献被 Web of Science 收录,则该图书馆购买了这段时间的数据库,可以用被引文献的所有著者检索)、被引作品检索(Cited Work)、被引年代检索(Cited Year)等 3 种检索途径,以上 3 项可任选一项或多项检索。

1. 被引作者检索　被引作者检索时作者姓名的输入格式为:姓在前(全称),名在后(缩写)。

2. 被引作品检索　Web of Science 的来源期刊是经过 ISI 组织有关专家精心筛选的期刊,所以被引作品检索的范围较广,包括被引期刊、被引图书和被引专利。检索期刊时一般用缩写刊名检索,一个刊名的多种缩写格式,要用运算符 or 连接起来;检索被引图书时用书名的第一个或前几个有意义的词检索,必要时可用截词;被引专利检索可以仅用专利号检索,不用加国家代码。

3. 被引年代检索　检索词为代表年代的 4 位数字检索,单独使用意义不大,一般应和其他被引字段组配检索。

检索结果为引文简要字段浏览页面,提供文献选择框被引次数、被引著者、被引著作、年卷页等内容,其中蓝色记录具有链接功能,通过点击"View Record"可链接到该记录的全字段记录页面。在简要浏览界面可对检索结果根据需要进行选择,还可在此基础上对语种和文献类型进行进一步限定;选择后点击"Finish Search"完成最终检索。

引文索引是一种不仅收录来源文献,同时也将来源文献的参考文献一并处理加工、并形成检索途径的检索工具。在 Web of Science 的检索结果的界面上,有两个有关引文的显示:一是 Cited References(参考文献),点击这一链接,可得到来源文献的著者撰写论文时所列的所有参考文献的著录,另一是 Times Cited(被引用次数),首先告知这篇来源文献被引用的总数,点击这一连接,可得到这篇文章被别人引用的相关文献的著录。若其相关文献同时是 SCI 来源文献库中的记录,则可检索到该文献的详细记录。也许,你所检索的数据库没有包括全部的回溯年代,因此,缺省年代的那部分被引文献便不能显示,但可以在这一连接中得知被引用次数,这是光盘版和印刷版都不能提供的。

(四)化学结构检索

Chemistry 是专门为满足化学与药学研究人员的需求所设计的数据库。收集了全球核心化学期刊和发明专利的所有最新发现或改进的有机合成方法,提供最翔实的化学反应综述和详尽的实验细节,提供化合物的化学结构和相关性质,包括制备与合成方法。

ISI Chemistry 是一个事实型的化学数据库。

目前 Index Chemicus(IC)和 Current Chemical Reactions(CCR)集成在 Web of Science 数据库中,可以提供引文方式的检索途径,如图 5-5 所示。

(五)高级检索

高级检索(Advanced Search)适用于专业检索人员,可将检索关键词匹配检索界面右侧列出的相应的字段标识代码,并用布尔逻辑符进行组配。点击 Web of Science 主页工具栏上的"Advanced Search"按钮,进入高级检索界面,如图 5-6 所示。高级检索是由两个字母的字段标识符及检索词或用逻辑运算符组建的检索式,直接输入到检索提问框由检索系统执行检索。在高级检索界面还提供对检索史进行组配检索的功能,在普通检索或引文检索中的每一个检索步骤都会在高级检索界面的"Search History"罗列,在检索史框内可浏览、删除、存储或打开所进行的检索结果,也可利用检索史中已有检索策略的记录号进行组配检索。

(六)作者甄别

我们在进行作者检索时,经常出现同名作者混淆的现象,作者甄别功能可以帮助我们解决这个问题。在查询框中输入作者姓的全称及名的首字母,系统将显示所有与输入姓名匹配的作者,并提供每名作者的机构,姓名的不同拼写形式及发表文章最多的前 5 种刊物,如图 5-7 所示。

笔记栏

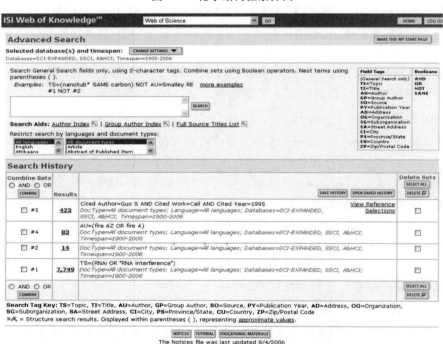

图 5-5　化学结构检索界面

图 5-6　高级检索界面

笔记栏

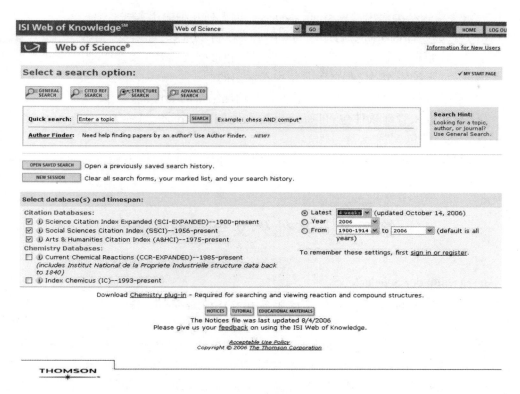

图 5-7　作者甄别检索界面

三、检索结果处理

1. 显示结果　Web of Science 检索结果首先显示的只包括著者名(3 个著者以内)、篇名、文献出处,一屏 10 条记录,全部的显示在简易检索时共 10 屏,全面检索共 50 屏。若需更详细的信息则需进一步再点击。二次显示可得到一篇来源文献的全部著者名、语种、文摘、全部的著者地址、所有引文记录、详细的出版信息等。但若一次选中多条记录,则不必一一点击,可在一次显示界面上每条记录的最前方选择框中做标记,再点击检索页面上的 Submission 键,若一屏 10 条同时选中,则可点击检索页面上的 Mark 键,一并提交,如同超市购物时的取货筐一样。当你再点击检索页面上方的 Marked List 键后,可一次打开并得到全部选中的记录。

2. 折叠检索结果排序　Web of Science 对检索结果有下列几种排序方式。

(1)按 ISI 收到文献并处理的日期降序排列,时间越近,排序越前。检索结果最多提供 500 条。

(2)按被引次数降序排列,被引次数越多,排序越前。检索结果最多提供 300 条。

(3)按相关性排序,即检索词匹配的频率越高,排序越前。检索结果最多提供 500 条。

(4)按第一著者名升序排列,匿名著者排在最前面。检索结果最多提供 300 条。

(5)按来源期刊刊名升序排列。检索结果最多提供 500 条。

3.折叠检索结果输出　Web of Science 提供下列几种输出方式。

（1）打印：打印前可选择打印项目（有 9 个项目供选择，即引文、语种、文献类型、作者地址、出版项、关键词、文摘、国际标准刊号和被引文次数）和打印排序的方式，但有些项目，如著者名、篇名、刊名等是每次都输出的。

（2）存贮：可提供存入一个格式适合于其输出结果的文件中。

（3）直接进入管理软件包：可将结果输入到如 Reference Manager 或 ProCite 之类的书目管理软件包。

（4）直接进入电子信箱：在输入需要的电子邮件地址后，检索结果可直接进入有关的信箱。

第四节　其他外文全文数据库

（一）SciFinder Scholar

SciFinder Scholar 是美国化学文摘服务社 CAS（Chemical Abstract Service）所出版的 *Chemical Abstract* 化学文摘的在线版数据库学术版，除可查询每日更新的 CA 数据回溯至 1907 年外，更提供读者自行以图形结构式检索。它是全世界最大、最全面的化学和科学信息数据库。SciFinder 收录全球 200 多个国家和地区的 60 多种语言的 10 000多种期刊、63 家专利机构。它涵盖的学科包括应用化学、化学工程、普通化学、物理、生物学、生命科学、医学、聚合体学、材料学、地质学、食品科学和农学等诸多领域。3 500 万条文献信息。上万种期刊和 63 个专利发行机构的专利（含专利族）。会议录、技术报告、图书、学位论文、评论、会议摘要日更新 4 500 条以上的记录。是目前世界上检索化学化工及其相关信息的最权威的文摘型数据库，也是生命科学尤其是药学领域重要的检索工具之一。

SciFinder 包含 6 个数据库，分别是：

CAPlus：覆盖化学相关众多学科领域的参考文献，3 500 万条文献信息，上万种期刊和 63 个专利发行机构的专利（含专利族）。会议录、技术报告、图书、学位论文、评论、会议摘要日更新 4 500 条以上的记录。

MEDLINE：美国国立医学图书馆出品，生命科学医学相关，毒理，病理学报告期刊、临床报告检索方法有物质检索、结构检索。

Registry：世界上最大的物质数据库，7 100 万个物质；6 400 万个序列无机物、有机物、聚合物、混合物、合金、核酸蛋白质序列等所有具有 CAS No 物质。

ChemList：查询备案/管控化学信息的工具。

Chemcats：6 800 万化学物质提供商的联系信息。

CAS React：源自期刊，专利中有机、有机金属、无机、生化反应。5 000 万单步，多步反应。1 360 万制备信息周更新 15 万条单步多步反应。包含价格情况、运送方式、质量等级等信息。

SciFinder 有客户版和网页版，我们通过 http://scifinder.cas.org 可以直接登录访问，授权机构用户使用前需注册，用账号及密码登录。SciFinder 主页上部提供检索文献（Explore Reference）、检索物质（Explore Substances）和检索反应（Explore Reactions）

3 种检索方式。

(二)Embase 数据库

Embase(http://www.embase.com/)是由荷兰 Elsevier 出版公司 Elsevier Science Bibliographic Databases 出品,Medica 荷兰《医学文摘》的在线版本。它涵盖 70 多个国家/地区出版的。4 800 多种期刊,覆盖各种疾病和药物的信息。Elsevier 为同时检索 EMBASE 和 MEDLINE 提供的网络平台。EMBASE 覆盖的学科领域有:生物医学与临床医学、药物研究、药理学、制药学、药剂学、不良反应与相互作用、毒理学人体医学(临床与实验)、基础生物医学、生物工艺学、生物医学工程、医疗设备、卫生政策与管理、药物经济学、公共与职业卫生、环境卫生与污染控制、物质依赖与滥用、精神病学与心理学、替代与补充医学、法医学。

EMBASE.com 的特点是能查到其他地方查不到的参考文献,这归功于 EMBASE.com 独特的索引形式;它是唯一一个可同步检索 EMBASE 和 MEDLINE 的平台,且没有重复记录;它提供了 IP 范围内的无限制使用;不论对于最终用户还是信息专业人员而言,它都是一个优秀的检索平台。检索界面友好、直观、易学,可从主页直接进入检索或浏览选项;80% 的 EMBASE 记录都含有作者提供的摘要;电子邮件提示服务;提供全文链接。

(三)Wiley Online Library

Wiley Online Library 是 John Wiley & Sons Inc.(约翰威立父子出版公司)1807 年创立于美国,该出版公司出版的学术期刊质量很高,尤其在化学化工、生命科学、高分子及材料学、工程学、医学等领域。目前出版的近 500 种期刊中,2005 年有一半以上被 SCI、SSCI 和 EI 收录。学术出版物的在线平台为 http://wileyonlinelibrary.com,收录包括化学化工、生命科学、医学、高分子及材料学、工程学、数学及统计学、物理及天文学、地球及环境科学、计算机科学、工商管理、法律、教育学、心理学、社会学等 14 学科领域的学术出版物。共收录 2 100 余种期刊,超过 400 万篇文章,12 000 余种在线图书以及数百种参考工具书、实验室指南和一些数据库。Wiley Online Library 于 2010 年 8 月 7 日/8 日(中国大陆)正式发布。Wiley Online Library 在 2010 年 8 月发布之前、之时和之后,用户和研究人员都可以持续接收资讯和支持。Wiley Online Library 将完全取代 Wiley Inter Science,所有的内容和许可将转移至新的网址,确保为用户和订阅者提供无缝集成访问权限。

(四)ProQuest Medical Library 数据库

ProQuest Medical Library 数据库是美国 Bell&Howell Infoumation and Learning 公司针对医疗卫生和生命科学领域开发、编辑出版的医学期刊全文网络数据库,成立于 1938 年,是全球最大的文献信息服务公司之一,也是美国学术界著名的出版商。PML 以 MEDLINE 为索引,覆盖并收录了医疗卫生及相关专业的重要期刊,涵盖了儿科学、神经病学、药理学、心脏病学、牙科学、妇产科学、矫形外科学、肿瘤学、护理学、外科手术、物理治疗等近 1 800 种专业刊物,和 2 000 多种学术期刊中的图形、图表、图像的 350 多万个深度标引信息。其出版物收录了 20 000 多种外文期刊、7 000 多种报纸、150 多万篇硕、博士论文、20 多万种绝版书及研究专集,内容覆盖 1 000 多个学科和专业。该公司推出的 ProQuest 全文检索系统为用户在网上进行多文档检索并随时获取全文提供了方便。ProQuest 公司的信息遍及世界,数据库的网址是 http://proquest. umi. com/login。

(五)BIOSIS Previews

BIOSIS Previews 是生命科学和生物医学研究领域的综合资源,数据库来源于期刊、会议、专利和书籍。覆盖来自生命科学领域的近 6 000 种期刊、1 500 多个国际会议,以及与生命科学研究相关的美国专利。由原美国生物学文摘生命科学信息服务社(现隶属于 Thomson Scientific)编辑出版,Biological Abstracts 与 Biological Abstracts/RRM(Reports,Review,Meetings)整合在一起的互联网版本。内容来源于 90 多个国家,涵盖了自 1969 年以来的近 1 300 万条记录,数据每周更新,每周更新条目 1 万多条,每年增录 560 000 多条记录。网址为 http://www. isiknowledge. com。

小　结

本章重点讲述几个常用的外文数据库的概况、检索方法及检索结果的处理。每个数据库各有特点,其检索语言、检索途径及检索结果的处理方法大同小异,希望通过本章的学习,同学们可以对外文数据库有进一步地了解并能运用检索语言,制定检索策略,掌握其操作技巧,熟悉常用外文数据库的检索规则,进一步加深对外文数据库的理解和掌握。

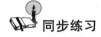 同步练习

(一)单选题

1. 在 Springerlink 数据库检索过程中,合理地使用( )检索的各项功能,可以使检索结果更为精确。

    A. 简单　　　　　　　B. 高级　　　　　　　C. 指令　　　　　　　D. 辅助

2. 在 PubMed 数据库短语检索过程中,要使短语检索更为精确,可将检索词加上( ),可减少误检,提高查准率。

    A. 单引号　　　　　　B. 双引号　　　　　　C. 问号　　　　　　　D. 破折号

3. 在 PubMed 数据库中,在检索词后加( )可实现截词检索,以提高查全率。

    A. ?　　　　　　　　B. &　　　　　　　　C. #　　　　　　　　D. *

4. 在 PubMed 数据库中,应用( )可以很方便地实现多个字段的组合检索,提高查准率。

    A. 检索式　　　　　　B. 检索史　　　　　　C. 关键词　　　　　　D. 检索构建器

5. 在 PubMed 数据库中,( )是主题词的同义词或相关词,作用是将自由词引见到主题词。

    A. 款目词　　　　　　B. 关键词　　　　　　C. 主题词　　　　　　D. 辅主题词

6. 在 PubMed 数据库中,( )主要用于查找某一篇文献的准确信息。

    A. 临床查询　　　　　B. 单篇引文匹配器　　C. 期刊数据库查询　　D. 高级检索

7. ( )是指一篇学术论文中所引用的参考文献,通常是以脚注或尾注的形式出现。

    A. 论文　　　　　　　B. 引文　　　　　　　C. 脚注　　　　　　　D. 尾注

8. 在 Web of Science 系统在进行作者检索过程中,经常出现同名作者混淆的情况,为了避免这一问题设置了( )功能。

    A. 高级检索　　　　　B. 参考文献检索　　　C. 作者检索　　　　　D. 作者甄别

9. 在 Web of Science 系统中,高级检索使用的检索字段中,著者的字段标识符是(　　)。

　　A. TS　　　　　　　B. TI　　　　　　　C. AU　　　　　　　D. AD

10. 在 Web of Science 系统中,高级检索使用的检索字段中,出版年的字段标识符是(　　)。

　　A. TS　　　　　　　B. TI　　　　　　　C. AU　　　　　　　D. PY

11. 在 Web of Science 数据库中,在检索结果界面,点击右侧的(　　)功能,能够从多种途径对检索结果进行统计分析。

　　A. Analyze Results　　　　　　　　　B. search History

　　C. Advanced Search　　　　　　　　　D. Cited Reference Search

(二)思考题

1. SpringerLink 数据库的检索途径有哪些?

2. PubMed 数据库的检索途径和方法有哪些?

3. 利用 Pubmed 数据库高级检索页面的检索构建器检索 2005 年以来美国马里兰州 Johns Hopkins University 的 Aschenbrenner DS 在期刊 The American journal of nursing 上发表了多少篇文献?

4. 利用 PubMed 数据库查找作者 Rose Marais 2005 年至今发表的文章。

5. 利用 PubMed 数据库的单篇引文匹配器查找 Krishnan MN 教授 2008 年在 Nature 上发表的一篇关于 RNA 干扰(RNA interference)研究文献的详细信息。

6. 利用 Web of Science 检索 Puhl HL 发表在期刊 Journal of Molecular Biology 上的文献被谁引用?

7. 利用 Web of Science 检索 Smith J 于 2003 年发表在 American Heart Journal 上的文献,该文献被引多少次? 该文献引用了何人的文献?

参考答案:

单选题:1. C　2. B　3. D　4. D　5. A　6. B　7. B　8. D　9. C　10. D　11. A

第六章

医学科技查新和论文写作

🌸 学习目标

1. 掌握　科技查新具体步骤方法;医学论文写作的格式和方法。
2. 熟悉　科技查新的基本流程;医学论文的特点、结构。
3. 了解　科技查新的基本概念;医学论文写作的目的和意义。
4. 能力　能撰写科技查新报告;会撰写医学论文写作并投稿。

第一节　科技查新

一、科技查新概述

(一)科技查新的主要内涵

考点:
　　科技查新的内涵?

　　科技查新是以文献检索(包括电子检索和手工检索)为手段,借助对比与分析的方法,为评价科研立项、成果鉴定及专利申请等项目的新颖性和先进性提供科学依据的一种信息咨询服务工作。科技查新的质量,重点不在于对科研项目有无创新的评价,而是要重点探讨和评价研究项目的整体水平、技术水平,并给出客观性的结论报告,为专家评议提供全面、准确的客观依据。虽然科技查新工作比较烦琐、难度较大且质量要求比较高,但是有效的科技查新,可以避免科研项目的重复建设,提高科技项目投资的未来收益,同时避免成果评审失准,增强科研项目的开发竞争潜力。同时,科技查新可以保证科研立项的高起点、高标准和高水平,所以科技查新在科研领域的重要性越来越重要。但是由于我国的科技查新咨询工作起步较晚,至今还没有形成一套完备的查新体系,查新工作流程上也还存在很多缺陷,很多影响科技查新服务质量的因素无法规避,所以有必要结合科技查新的工作实践,加强科技查新的理论体系建设。

(二)科技查新工作的作用和意义

　　我国的科技查新工作起源于 20 世纪 80 年代,但是当时的科技信息支撑环境比较薄弱,科技信息资源相对缺乏,科研人员能够获取的信息渠道也非常单一,所以传统的科技查新工作主要是依靠手工查阅手段来实现的。例如,工具书检索、期刊阅读、学者交流、科学研讨会等,这些都是科研人员获取相关科研信息现状的主要手段。但是,过去的科技查新工作,很容易受到科研经费、信息机构设置、图书馆建设等因素的影响,所以很多科研人员在科技查新工作中很难获取全面、科学、有效、即时的信息。尤其是随着现代科学技术的发展,科研分类越来越细,学科交叉越来越频繁,科学技术更新换代的速度越来越快……科技查新工作的重要性日益凸显。在科研立项之前,科研人员必须准确了解国内外有关科学技术的发展水平、研究开发的深度及广度等,避免出现重复立项、无效立项等方面的问题,进而为日后科研成果的转化和科研效益的获取奠定一个良好的基础。

我国的科技成果评价,主要依赖于同行专家的评审工作及在生产实践应用环节所能够产生的经济效益、社会效益。在同行专家的评审工作中,专家通常都在自己的专业领域有较深的造诣,对科学技术发展水平有客观、清醒的认识,所以能够对科技查新成果开展客观、公正的评价,然而现代科学技术的发展日新月异,科研项目的发展现状很难通过专家评审兼顾方方面面,加上当前社会不正之风的影响,有些好的科研项目常常得不到客观、公正的评价。鉴于此,科研管理部门对科技查新制度进行了进一步的完善,对科研立项、成果鉴定、奖励办法等方面的规定更加细致,可以保证科技查新发展的严肃性、公正性、准确性和权威性。此外,随着电子文献资源的日益丰富,国际联机检索手段的不断发展,高素质信息咨询人员的日益增多,查新机构能够提供从一次文献到二次文献的全面服务,为科研课题提供新颖性判断的全面、准确的客观文献依据,再加上专家评议的相关意见,能够实现彼此之间的相互补充,既保证了科研立项工作的科学性,又减少了不正之风和科研资源浪费现象,这也正是科技查新工作的现实意义所在。

考点:
为什么要进行
科技查新?

二、科技查新的流程

为了保证科技查新工作的严肃性、规范性和有效性,相关人员必须严格遵守科技查新的业务流程,确保科技查新过程的规范性,这是实现保科技查成果的重要保障。具体流程如表 6-1 所示。

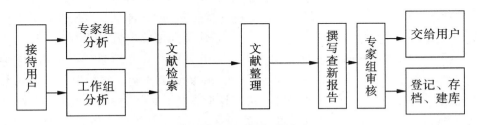

表 6-1 科技查新工作流程

1.接待用户 用户也就是通常所说的科研项目相关人员,科技查新工作首先由用户提出查新委托的具体要求,然后在工作人员的协助下填写《查新项目委托协议书》,明确用户科技查新项目的特点、目标和预期成果等。

2.项目分析 项目分析通常由专家组或者相关工作者进行,这是因为科技查新人员可能会因为自身专业素质和知识结构的缺陷,对项目的理解不够深入和广泛,通过

笔记栏

专家组对科技查新项目的分析,不仅可以起到审核与评价的作用,还可以对科技查新人员后面的文献检索提供相应的指导和帮助。此外,有些科技查新项目是不需要经过专家组评审与分析的,可以由科技查新站有经验的工作人员或者查新人员自行评估与分析,制定出文献检索的具体指导意见。

3. 文献检索   根据委托人的科技查新要求,以及专家组和相关人员提供的检索词建议,科技查新人员通过运用适当的检索策略式,科学运用检索工具和检索数据库,查询到相关的文献资料。其中检索方式主要有计算机情报检索和手工文献两种形式。

4. 文献整理   在查询并下载相关的文献资料后,科技查新人员要进行阅读、分析、归类,将检索出的文献与查新项目的技术要点逐一进行对比分析,找出其中的异同点和彼此之间的联系,对于有用的文献资料要依次列于检索查新题录单上,无用的文献资料可以进行剔除,然后对相关文献资料进行复印或存档以备后用,很多文献资料信息通常还会作为科技查新报告的附件。

5. 查新报告的撰写   科技查新工作人员根据检索结果填写查新报告,并将整理的文献作为报告附件。

6. 专家组审核   撰写后的科技查新报告,要及时将查新结论报告交给专家组,专家组做出审核意见。报告完成后加盖查新专用章生效。

7. 登记、存档、建库   科技查新工作人员按照档案管理要求,将查新项目的资料、《查新项目委托协议书》、查新报告及其附件、查新专家组的意见、查新工作人员和审核员的工作记录等及时存档,将查新报告及时登录到国家查新工作数据库,以备日后查找或统计。

8. 完成   在科技查新工作完成时,要保证查新报告一式三份,其中二份盖章后交给用户,一份用于存档。

三、科技查新文献检索

(一)科技查新与文献检索间的差异

考点:
科技查新与文献检索有何不同?

科技查新与文献检索有着十分重要的联系,但是彼此也存在一定的区别,之间有着相互联系。科技查新是以文献检索为基础上,但是在评价对象、时间区域、法律责任等很多方面又存在差异,所以说不能将科技查新简单的理解成为文献检索。

1. 评价对象上的差异   查全率和查准率是决定科技查新质量的两个重要指标。查准力是指检出的相关文献的论点与查新点的相似性;查全力是指检出的与查新点相关的文献占相关文献数据库中的程度。关于这两个指标的描述可以很好地反映出科技查新工作中检出的文献与查新点的相关程度,所以二者是相互依存、不可分割的。一份高质量的科技查新报告,必须拥有较高的查全能力和查准能力的支撑。而文献检索则不同,文献检索更多的是追求文献资料的查全率和查准率,查全率是指在文献检索中,检出的相关文献量与数据文献库中拥有的相关文献总量的比率;查准率是指在文献检索中,检出的相关文献量与检出文献总量的比率,两者为互逆关系;即当文献检索的查全率越高,查准率会随之降低,而与查新点的相似程度却没有太多的相关性。但是,查全率和查准率又无时无刻不影响着科技文献查准程度和查全程度。因此,它们之间也存在着千丝万缕相互依赖、相互影响的关系。

2.时间区域上的差别　国家科技部颁布的科技查新规范实施细则中,对科技文献查新年限有明确规定:不同学科项目有不同的检索年限,但对时间区域上的规定并不是统一和一成不变的,可根据不同学科、类型、特点和技术成熟程度等具体情况,对科技查新的年限进行灵活调整。而一般的文献信息检索,通常不会存在时间区域上的限制和规定,委托人可以根据自身的检索需求,检索出与之相关的文献情报资料。

3.承担的法律责任不同　科技部在《科技查新机构管理办法》中,第二十八条规定:"查新机构违反本办法规定,做出虚假科技查新报告给他人造成损失的,应当承担相应的法律责任;情节严重的,由认定机关取消其科技查新业务资质。"所以说,科技查新要求查新机构以检出的文献事实为依据,深入分析、研究、对照,实事求是地出具有科技鉴定性质的查新报告,查新机构及查新人员要对科技查新的结果、结论承担相应的法律责任。而普通的文献检索,检索人员不需要出具检索报告,也不用承担法律责任。

(二)科技查新与文献检索间的联系

科技查新分为立项、检索、评估和出具查新报告4个环节,查新人员针对查新课题的查新点,在文献数据库中全面、系统、准确地检索,并对检出文献进行一系列分析评估后,出具有法律凭证效应的查新报告。所以说,检索人员对文献资料的检索质量,会在很大程度上决定科技文献查新的公正性、客观性,是影响后期科研立项的现实意义和研究价值。因此,文献检索是科技查新的基础性工作,是科技查新的起点,是科技查新结论的重要依据,科技查新对文献检测具有很大的依赖性。

综上所述,科技查新与文献检索之间,既有相互联系又相互区别,我们只有明确科技查新与文献检索的各种作用、特点,才能对文献检索和科技查新过程进行科学控制,选择科学的方法,确保科技查新质量目标的顺利实现。

(三)科技查新基本方法

1.确定查新项目的技术要点　查新项目的技术要点是科技查新过程的关键线索,项目或成果的新颖性主要围绕技术要点分析。所以在检索前必须认真、仔细分析委托人提交的科技查新委托书中的各项要求,认真检索相关文献资料并进行阅读,确定科技查新项目或成果所属的专业领域,并从相关资料和技术要求中提炼出关键技术要点。随着大量先进科技的应用,科技项目一般都会应用多个专业领域的成果进行创新,学科之间的交叉与融合也会变得更加频繁,所以在确定科技查新项目的技术要点时,应从项目或成果的主要专业领域提炼技术要点,这样可以有效保障后期文献检索的查准率。

2.确定查新资源文献　在信息时代背景下,科技文献检索已经有了丰富的数据库及国内外文献资源支持,这就为文献资源的有效检索奠定了良好的基础。在进行文献检索时,应根据项目或成果的查新类别、所属的专业领域,选择适宜的查新检索文献资源。并且要对查到的文献资源进行评估和分类,按照文献资源的特点、重要性进行分类,确定有效文献和无效文献,并对有效文献进行优先排序。例如,进行医学科技成果查新时,应首先选择医学科技成果库进行查新,然后再从其他紧密相关文献资源进行检索。同时应当以机检为主、手检为辅。适用于医学科技查新的检索系统及文献资源有:①国际联机检索系统,如美国的 Dialog 国际联机检索系统;②国家科技成果数据库;③中国科技期刊全文数据库;④中国学术期刊网;⑤中国知网;⑥万方期刊、学术论文全文数据库;⑦维普科技期刊全文文献库。

此外,在进行科技查新使,有时会涉及一些复杂的项目或成果,所以不仅要检索专业文献资源,还可以借助互联网进行网络信息资源的检索。但是互联网检索的信息资源只能作为辅助资源,这是因为互联网信息资源在专业性、权威性等方面容易出现问题,可能会对科技查新的结果和效率造成不利影响。

3. 确定检索策略和检素式 制定检索策略是查新工作中的关键环节,科学合理的检索策略能够保证检索过程的科学性、规范性,保证文献资料的查全率、查准率,提高科技查新的查新力和针对性,为后期文献资料的分析和科技查新报告的撰写奠定一个良好的基础。

检索策略的制定是对技术要点进行细化分析、概念提取、生成关键词或检索词的过程。首先应从前面提炼的技术要点中抽取比较规范的关键词,尽量避免生僻的词汇,规范的关键词作为检索词能够提高检索文献的命中率。

(1)检索词的选择要尽可能地覆盖科技查新的技术要点,能够准确表达检索。如同义词、近义词、相关词和表达同一概念的各种隐含词、替代词等,都可以进行优化选择并进行检索试验。

(2)在选择同类检索词的基础上优先选择专业关键词。

(3)为避免出现检索结果为"零"的情况,必要时可采用检索词的上位词、下位词或概念的外延进行检索,以扩大检索范围。

(4)为避免漏检,位置算符、截词符的选择也至关重要。

(5)尽管可以使用项目或成果标题进行检索,但应尽量采用技术要点分析确定的关键词或检索词进行检索,不能根据标题检索。如肝肿瘤的多层螺旋CT灌注研究中,其中肝肿瘤、多层螺旋CT、灌注可以作为检索词,而肝、肿瘤由于涵盖面太广,不能作为检索词。检索策略的关键是根据确定概念或关键词的重要程度或权重关系进行排序,然后依次排序组成检索式。检索式中关键词之间的运算关系为"与""或""非"。从逻辑运算性质而言,使用"与"和"非"运算可以提高检索的查准率;使用"或"运算则可以提高检索的查全率。因此,检索词与运算关系的搭配非常关键,以下是几种常见的检索范式:①(检索词1﹡检索词2﹡检索词3﹡…检索词N)词N)+(检索词A﹡检索词B﹡…检索词M。②(检索词1﹡检索词2﹡检索词3﹡…检索词N)-检索词P。

检索策略和检素式的另一个决定因素是文献资源数据库的资源结构特征及其检索工具的特性,有些文献资源库的检索工具可能不支持某些检索式,而有些检索工具可能仅使用"与"运算检索式,就能获得较高的查全率和查准率。对于复杂的查新课题,一次检索可能不会得到满意的结果,需要根据检索结果对检索策略进行优化后再次进行检索或进行多次检索。

4. 文献分析 基于科技查新项目的不同,以及对文献检索策略的选择,在检索过程中所能够获取的文献资源可能会存在很大的不同,其中会有有效文献,也会有无效文献,其中会有高质量文献,也会有低质量文献,这就决定了文献分析工作的重要性。以往的文献分析工作主要是通过手工完成,不仅费时费力,也会浪费大量的纸质资源。随着信息处理技术的发展,许多新的文献分析算法和软件被研究出来。因此,可以利用软件工具进行相关度分析和排序,但对比分析仍然需要人工完成。对比分析是将文献的核心内容与技术要点逐次进行对比,对其差异性做出判断并能够明确定义这种差异,以便为查新结论提供充分依据。

5.确定检索结论　查新结论是查新报告中最重要的部分,是核心内容,也是各界关注的脚垫。查新结论的核心是新颖性,应通过上述文献的对比分析,从技术要点与文献核心内容的差异性中推断出课题的新颖性,确定科研立项的现实意义。科技查新结论要以密切相关的文献为依据,以相应文献中提供的事实作为事实依据,保证结论的客观、公正、准确,科学反映查新课题的真实情况。陈述事实并指出差异,避免使用"具有新颖性""具有创新性"等用语,避免做出"国内外首创""具有高水平"等涉及科技水平的结论。查新结论需要文献依据和事实依据的支持。因此,在查新结论中,必须对检索结果和引用文献进行描述,对对比分析结果进行陈述后才能给出结论。

四、科技查新报告的撰写

随着国家科技部制定的《科技查新规范》的贯彻执行,科技查新报告的功能也由过去的咨询类报告向鉴证类报告转变,使其将具有一定的法律效力,科技查新报告的有效撰写对被评价的项目的新颖性,起到了决定性的作用,而对其的创新性的水平的高低也起到了一定的作用。报告的使用各方对该撰写质量均非常重视,但是,由于各方所处的立场不同,对其中的一些重要的结论用语往往因理解的角度不同,而引起不同的意见,因而,在撰写科技查新报告时,如何应用客观、公正、明确、准确的观点及用语,撰写好科技查新报告,是摆在每一位从事查新工作人员面前的一项重要的工作内容,并且要求每一位从事查新工作的人员必需能够较好掌握其撰写的方法。

(一)基本要求及结构

查新报告应遵照2015年9月11日发布,2016年4月1日实施的科技查新技术规范规定的统一格式,报告内容必面符合查新委托单要求,查新报告的以下各项基本内容均应逐项撰写。

首先,在科技查新的报告首页,应该涵盖报告编号、项目名称、委托人、委托日期、查新机构、完成日期等内容。

查新报告的正文填写,则是要涵盖查新项目名称、查新机构的详细信息、查新目的、查新项目的科学技术要点、查新点、查新范围要求、文献检索范围及检索策略、检索结果、查新结论、查新员与审核员声音、附件清单、备注等内容。

(二)撰写步骤

查新报告的撰写起始于文献资料的检索之后,是在对文献资料进行对比分析后,依此填写查新报告中各部分的内容的过程。其最终结果和最核心的内容就是科技查新理论。《科技查新规范》对完成查新报告的步骤规定如下。

1.根据检索结果和阅读的需要,索取文献原文。

2.对索取得到的文献,根据查新项目的科学技术要点,分为密切相关文献和一般相关文献,并将相关文献与查新项目的科学技术要点进行比较,确定查新项目的新颖性,草拟查新报告。

3.聘请查新咨询专家。在必要时,根据查新项目的所属专业和科学技术特点,以

笔记栏

及其他实际情况,选聘若干名同行专家担任查新咨询专家。

4.审核员根据《科技查新规范》和相关文献与查新项目的科学技术要点的比较结果,对查新程序和查新报告进行审核。

5.查新员填写查新报告。

6.查新员和审核员在查新报告上签字,加盖"科技查新专用章"。

7.查新报告由查新机构按年度统一编号,并填写"查新完成日期"。

8.整理查新报告附件。

在这个撰写的过程中,查新员可以说是承担了非常重要的职责,他们需要将检索结果中的相关文献与科技查新项目的查新点进行一一对比分析,以得出项目新颖性的结论。而审核员则是查新报告质量的把关者,他们依靠自己丰富的查新经验,对各个步骤的详细审核判断查新员查新各个步骤的合理性,以确保查新结论的客观、公正和合理,并对查新报告撰写的规范性进行审核。

(三)查新结论的撰写

查新结论是科技查新报告中最核心的内容,也是专家组评审和关注的焦点,根据科技部制定的《科技查新规范》规定,科技查新只对查新项目的新颖性做出评价,因而在查新结论中不宜做科学性、水平性、实用性的评价,也不应使用类似于"填补国内(国外)空白""达到国内(国外)先进水平"等之类的语句。查新报告是对查新委托人所提出的查新点(创新点)是否成立提供查证的依据,通常情况下,应对查新委托人所提出的查新点(创新点)逐条逐项进行检索并对应给出结论意见。如果经检索可以证明委托查新项目无须通过对委托人所提供的具体创新点进行检索,即可证明该项目具有新颖性时,则可不必对其查新点(创新点)按通条逐项给出结论性的意见。如果查新点虽然是以分条目列出的,但其内容不是很多,则可以归纳在一起进行总结论述的。

同时,对于结论用语的选择,在第一部分一般可用简练的几句话对与查新项目或查新点相关文献报道的情况进行说明,可对报道文献的程度或数量进行描述,即报道的文献是"很多""较多""一些""较少""很少"等。同时也可对报道文献的范围(种类)程度进行说明,如"某某技术(产品)已有文章、技术、专利、成果、产品、应用等的文献报道"。结论的第二部分一般是进行对比分析的部分,是结论的主体部分,一般可用"根据所检文献范围"或"在所检文献范围内"等语句来说明所有的对比分析是受所检文献范围的限定,然后可针对具体的创新点进行逐条逐项地对比分析。结论的第三部分通常对查新点是否具有新颖性做出结论,也是结论中最为重要的部分,该部分虽然语句可以不多,但用词应该准确,不应留有漏洞。

对于属肯定性的结论可以用下列方式表述。①通过所检文献的检索可以得确定某创新点成立的结论,可用肯定程度明确的语句:"未见有报道";②通过文献的检索可以推论某创新点有可能成立,但在所检文献中未能明确的,可用肯定程度较次的语句:"未有述及";③对于涉及具体结构性、方法性、过程性的创新点,通过文献的检索发现没有涉及具体的介绍,该创新点有可能成立,也有可能不成立的,通过专家的咨询仍无法确定的,可用客观性的语句:"未见有具体描述"。

对于属否定性的结论可以下列方式表述。①通过所检文献的检索可以确定某创新点不成立的结论,可用否定程度明确的语句:"已有报道"或某某与某某是相同";②通过文献的检索可以得知某创新点与文献的报道基本相同。

笔记栏

此外,有些查新项目具有的数个查新点(创新点),经查证分别已有了文献报道,但不是在同一个项目(产品)中所提到,则在该查新将来的撰写时也可以客观的方式予以说明如:"某某 1 已有文献报道,某某 2 已有文献报道,……。但在同一个项目(产品)中具有上述综合特点(性能),在……未见述及(报道)"。在有些结论中也可采用下述的表示方法,如"甲某某与乙某某相比具有一定的特点"。上述查新结论的撰写方式未必是最理想,因而在用时应尽量慎重。查新结论在特定的情况下还可能有其他的表述方式,在此不再一一列举。

五、科技查新的案例

下面通过"肝肿瘤的多层螺旋 CT 灌注研究"具体实例来说明如何确定科技查新策略并进行文献分析。首先,应从科技查新委托书中明确研究的主要内容、主要技术指标和关键技术方法,从客户提供的技术报告和有关文献提炼出如下技术要点。

1. 研究原发性肝细胞肝癌、肝良性肿瘤及其周围正常组织的灌注特点,并与病理与免疫组相对照,了解肿瘤灌注特点与肿瘤内微小血管的分布及比例,了解肿瘤组织内血管与内皮生长因子的关系。

2. 进行消化道进展其恶性肿瘤术前及术后的灌注研究,并进行多个月的随诊观察,了解肝灌注改变与肝转移的关系。

3. 对临床确诊的肝脏转移肿瘤及其周围正常组织进行灌注研究,总结灌注特点。

4. 对选定层面进行多层螺旋 CT 灌注扫描,获得灌注参数值。

从以上技术要点可以选出"肝肿瘤""多层螺旋 CT""灌注扫描""肝转移""灌注值"等核心概念。从核心概念可以进一步确定出如下中英文核心检索词:①肝肿瘤(live neoplasm);②多层螺旋 CT(multi-detector row helical CT);③灌注(perfusion)。

根据核心关键词构成如下的检索式:肝肿瘤 * 多层螺旋 CT * 灌注。

检索的文献资源首先选择国家科技成果数据库,中国科技期刊全文数据库、中国学术期刊网、中国知网;最后进行国际联机检索。本案例检索一次检索即获得满足相关度要求的科技文献,故没有比较进行二次检索。本实例文献检索采用文献资源数据库提供的检索工具,既支持索引检索,也支持全文检索。

最后对检索和筛选出对科技查新项目紧密相关的文献进行对比分析,得出的查新结论。

第二节 医学论文的写作

一、医学论文的概念

学术论文是学术活动的文字记载,这种文字记录不同于一般的工作报告总结,他是以医药科学及与之有关的现代科学知识为理论指导,经过资料分析整理、实验设计、实验操作或临床观察、现场调查后,将所有的感性资料按照一定的思路进行归纳分析、统计处理等思维劳动,而后写成的具有一定创造性、先进性的文章;或者在二次文献的

笔记栏

基础上,运用原始文献归纳总结而成的文章。

论文写作是科研人员必备的基本功,直接关系到科研成果的总结、交流、推广与普及,医学论文直接指导医学理论的探索与发展。对于医学工作者来说,从事医学论文的写作,有助于科研素养,培养科研能力,训练严谨的表达技能,因此,必须以严谨的科学的态度对待医学论文的写作。医用写作是医学信息交流的重要手段,是医学信息研究、利用的一个主要组成部分。医用写作是用文字记录医学科学的知识,医用写作的主要任务是对医学某一学科、领域创新性发现进行科学论述,对某些医学理论性、实验性或观测性的新知识进行科学记录,对某些原理在实际应用中的新进展、新成果进行科学总结。

二、医学论文的特点

1.科学性　科学性指与论文有关的研究设计合理、实施过程中没有原则性错误、资料分析方法正确、论文立论和推理合乎逻辑等。从某种意义上说,科学性是医学论文的"生命",是评价医学论文质量和参考价值的核心指标。因此,科学性是每一篇医学论文都必须具备的,在医学研究领域,医学论文的科学性主要体现在研究方法的选择、研究对象的选择、相关资料的收集、统计分析方法的应用、结果与结论的准确性等方面。例如,在检验一种新药的疗效时,随机对照临床试验被认为是目前最为科学的研究设计,研究中应设立对照组,并且研究对象的分组应采用随机化方法;对疗效的观察应尽量采用双盲法。科学性源于作者扎实的基础理论知识和丰富的实践经验。通过广泛阅读本学科的国内外科研论文,可以提高研究设计和论文写作的科学性。

考点:
　　医学论文的特点有哪些?

2.先进性　先进性指创新性或原创性。从某种意义上说,科学性是医学论文的"灵魂",是一篇医学论文的价值所在。先进性关键在于"首次""新颖""创新",可以是最新的医学科研成果,也可以是研究方法的创新,或者是观察指标的创新、分析方法的创新;可以是没有发表过的研究结果;还可以是更大规模的研究等。医学论文的先进性可以划分为几个层次,如国际先进、国内先进、省(市)先进等。

3.实用性　医学是一种应用科学,因此,医学论文应具有实用价值,体现科研价值,尤其是临床科研论文,只有具备实用性,在临床实践中才会具备参考价值。但是,医学论文的实用性也是相对的,有些理论研究看似没有具体的指导价值,但却对生命科学规律的认识有重要的发现,进而影响医学实践的思路。

4.及时性　当今,科学的发展日新月异,有些前沿性医学研究热点的变化也非常,时效性很强。某些领域的医学科研论文全世界每月都可能有数百,甚至数千篇。今天检索尚未发现的论文,明天就有可能出现。另外,如果一篇医学论文所用的资料是很多年以前所收集的,文献检索人员在对论文进行检索或评阅时,可能会认为医学论文中使用的数据过于"陈旧",目前现实情况已与研究当时情况有所不同。所以,医学论文只有保证及时性,才能更好地体现其科研利用价值和参考价值。

5.标准化　为了使提供的信息足以使读者对论文结果的正确性和结论的合理性做出评价,医学论文往往有相对固定的格式。研究人员在撰写论文之前,要熟悉这些格式和要求。杂志编辑在对所收到的论文进行处理时,题目、摘要、正文、图表、参考文献等的格式是否符合要求,即是否规范和标准均是评审的内容。即便一个研究课题做得很好,但是所撰写的论文不符合所投稿杂志的要求,也不可能被接收和发表。科研论文格式的标准化也是制作文献检索的条件。

三、医学论文的主要表现形式

医学论文是探讨、研究、总结医学领域中的问题,发表科研成果,进行学术交流的一种文体形式。医学论文根据其不同属性可划分为不同类型。按照医学学科及课题性质可分为基础医学论文、临床医学论文、预防医学论文、康复医学论文4类;按照论文的研究内容可分为实验研究论文、调查研究论文、资料分析论文、经验体会论文4类;按照论文的论述体裁可分为论著、文献、综述、述评、讲座、技术与方法、个案报告和医学科普论文等;按照论文写作目的可分为学术论文和学位论文两类。

(一)学术论文

中国国家标准 GB 7713—87 对学术论文的定义是:"某一学术课题在实验性、理论性或观测性上具有新的科学研究成果或创新见解和知识的科学记录;或是某种已知原理应用于实际中取得新进展的科学总结,用以提供学术会议宣读、交流或讨论;或在学术刊物上发表;或作其他用途的书面文件。"从表现手法上看,科研论文是以议论或说明为主的议论主体,作者通过论文直接表达自己对客观事物的认识,推断事物的正确与错误,揭示事物的本质特征。学术论文按其性质可以划分为学术性论文、技术性论文和综述性论文。

(二)学位论文

学位论文是作者用以申请相应的学位而撰写的论文。国家标准 GB 7713—87 对学位论文所做的定义是:"学位论文是表明作者从事科学研究取得创造性成果或有新的见解,并以此为内容撰写的,作为提出申请授予相应学位的学术论文。"与一般研究论文不同,学位论文的目的是展示作者的知识水平和研究能力,论文中要求详细地介绍课题的研究历史、现状、方法和具体的实验研究过程等,注重强调论文的系统性。一般的研究论文大多开门见山,直切主题,论题的背景等相关信息往往以注解和参考文献的形式列出,更注重研究结果的展示,重视论文的学术性和应用价值。学位论文按层次又可分为学士论文、硕士论文和博士论文。

四、医学论文撰写的目的和意义

医学论文是医学研究的重要组成部分,医学论文一方面可以及时向社会呈现新的医学研究理论及新的医学技术成果,另一方面可以作为记录医学发展历程的文献资料,同时通过医学论文可以实现全世界的医学信息交流,有利于推动医学的健康发展和全面进步。撰写医学论文是医学科研工作者的重要工作之一,具有十分重要的意义,具体来说有以下几个方面。

考点:
撰写医学论文的意义是什么?

(一)通过医学论文发布新的医学发现

科研人员对医学技术的研究从未停歇,疾病的发病原因、机制、临床表现、治疗方案等一直是医学研究的重点,另外,对疾病以往使用的诊疗方案也在不断地研究改进,在研究过程中不断有新的技术和成果产生,通过医学论文的形式将成果公布出来可以有效启发其他人员的医学研究活动,推动医学的发挥和进步。

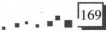

(二)通过医学论文与他人交流经验

对医务人员来说,经验的积累是非常重要的,医务人员在长期的工作实践中,积累了丰富的临床经验,这是医务人员的宝贵财富,他们将自身的经验和总结写入论文,可以为其他医务人员提供良好的借鉴和参考,帮助他们在工作中少走弯路,提高技术水平。

(三)通过医学论文显示自身的科研实力

医学论文的数量和质量是衡量单位和个人科研实力的重要指标。医学单位的综合评价排名、医务人员的晋升、职位评定、课题审核、奖励评选等都离不开对论文数量和质量的考核。论文质量的考核一般通过论文发表的杂志等级来评定,杂志等级越高,论文质量也就越高,这也是世界通用的论文评价方式,因此,医学论文发表对提升科研实力的重要性不言而喻。

(四)通过医学论文有效提高作者科研水平

医学论文的写作是一个漫长严谨的过程,作者往往付出了艰辛的努力,从确定科研主题、收集资料、分析整合到结合自身经验和研究成果撰写论文,其中需要作者不断地反复研究、探讨、分析、修改等,最终完成论文写作。写作完成后投稿的过程还可能经历反复的评论、研讨和修改,论文发表后还要经历社会评论和实践检验。因此,医学论文的写作发表可以促使作者迅速成长,不断学习研究来提高自身的科研水平。

(五)通过医学论文记录医学发展历程

医学论文真实记录和反映了当前的医学发展水平,通过翻阅以往的医学论文可以清楚地看到医学发展历程,同样,当前发表的论文也可以为将来的医学研究提供真实可查的记录和资料。

医学论文是以基础医学、临床医学及渗透学科、边缘学科的理论为指导,经过基础实验研究、临床实践取得第一手资料,然后经过归纳分析及统计学处理,最终形成富有先进性、实践性的作品。或者是运用第二手资料(即间接资料),将所取得的资料经过综合整理,成为系统而完整的作品。

五、医学论文撰写的一般程序

医学论文的写作通常可分为选题、收集和整理资料、拟订提纲、撰初稿和修改定稿5个步骤。

(一)选题

选题是医学论文写作的第一步。我们要想写好一篇医学论文,我们必须认真做好选题工作,那么在进行论文选题时就必须遵循以下原则。

1. 新颖性　撰写论文时,要把自己的新观点、新见解和新发现尽可能地在题目中点出,起到醒目的作用,以吸引更多的读者。

2. 需要性　需要性是指选题要符合科学技术进步与社会发展的需要,这也是论文写作的现实意义。具体来说,就是论文选题要为科学技术发展、国民经济建设、人们生活提高等方面服务,为科学技术转化为生产力服务。

3. 可行性　实事求是,从实际出发,从自己的基础、兴趣、专业进行考虑,选择自己力所能及的课题。

（二）收集和整理资料

文献资料是形成学术论点和提炼主题的基础。只有掌握足够的资料,才能了解自己研究学科的发展阶段、发展方向、研究范围和深度、存在的问题及目前的主攻方向等,这对撰写论文是十分必要的。主要包含 4 个方面:理论准备和知识准备的资料;别人已有的相关论述的资料;对立的有关资料;背景和条件的相关资料。准确而全面的资料不仅可以帮助了解某一学科领域的发展动态,同时又为自己的论文提供了有力的论据。

在材料收集的基础上,对收集到的资料进行比较、鉴别和整理,以认清性质,判明其真伪、估价其意义,去除那些关系较远的、重复雷同的、观点不明的、来源不清的、转手过多的材料,保留那些权威性较高、来源可靠、研究较为深入、代表性强的资料。再把提炼过的资料,顺序排在各相关标题及分标题下,这样便于撰写论文时利用。

（三）拟订提纲

拟订提纲即用简洁明了的语言,安排出论文的章节结构,把文章的逻辑关系展现出来。提纲是论文整体布局和层次安排的设计图,是构造论文的基本框架。

提纲通常有 3 种形式,即标题式提纲、简介式提纲和混合式提纲。

（四）撰写初稿

按照写作提纲,围绕题目提出的论题中心写出论文初稿的过程。论文初稿是进行再创造的复杂思维过程,表达方式的选择与使用,段落的组织与衔接及语言形式的运用,都是这个阶段要妥善处理的问题。初稿是论文的基础,有了这个基础,再进行修改、完善、提高就比较容易了。

初稿起笔有两种方式:一是从引言起笔,即按照提纲的自然顺序,先提出问题,明确基本论点,再逐步展开,然后进行论证、归纳总结,得出结论;二是从正文起笔,即先写正文和结论后,再写引言。

在撰写初稿时,尽可能放开思想,要照顾到提纲的要求,凡思考到的观点、见解、推理、判断等都写出来,最好是一气呵成。撰写稿子时,思维要高度集中,大脑的兴奋和活跃程度比较高,往往会产生出新论点、新思路,有时还会推出比原论题更高、更深的新认识和新观点。

（五）修改定稿

初稿完成后,需要再三推敲,反复修改。修改的主要任务是斟酌论点、检查论证、调整结构、推敲文字。初稿修改通常分两个阶段,前一阶段着重对论文的内容、结构和篇幅进行修改,使文章观点明确,主题突出,层次分明,字数恰当。后一阶段主要对文字进行修改,以保证论文在内容上逻辑清楚、论点明确、顺理成章,在文字上语言流畅,用词准确,合乎语法。同时还要保证论文结构、用词、图表的规范合理。

四、医学论文的结构

医学论文的体裁不受限制,目前常见的体裁有论著、述评、个案报告等,论文体裁不同写作的结构也各不相同,因此,要根据不同体裁区别对待。以医学论文为例,需要将以下 4 个问题解释清楚:①研究目的;②研究过程;③研究结果;④对研究结果的思考和分析。

根据文章内容可以将文章的结构划分为三大部分:前置部分、主题部分和其他部分。前置部分包括:①文题;②作者署名(个人姓名及/或单位名称);③摘要;④关键词。主题部分包括:①引言;②材料与方法;③结果;④讨论;⑤结论;⑥致谢、参考文献。其他部分包括脚注和附录等。文章结构并不是固定不变的,作者可以根据内容需要进行适当的增减。下面就每部分的具体内容做详细说明。

考点:
医学论文一般由哪几部分构成?

(一)前置部分

1. 文题　文题即论文的题目,是读者对论文的第一印象和认知,因此,文题的编写要避免空泛和琐碎,讲究简洁明了,让读者能直观地看到论文的主题和研究内容,问题中最好包括研究内容的关键词,便于读者决定是否查阅此文章。文题如果用中文书写一般不超过 20 字,若为英文文题则不超过 10 个实词或 100 个书写符。此外,文题的编写还应注意以下几点:一是文题中尽量避免出现简称、缩写词等,如果必须要用也要选择含义确切的词语,如肺心病、DNA、CT 等;二是数字的使用要遵循以下原则,10 以内数字用汉字表示,10 以上数字用阿拉伯数字表示;三是文题中尽量避免出现标点符号。

2. 作者署名　在论文中进行作者署名一方面是为了注明论文的负责人,保证读者与作者的交流顺畅,另一方面是为了表示对作者的尊重,保证作者能获得应有的奖励和荣誉,同时便于通过作者查阅文献。作者署名的资格并不是随意确定的,国际医学期刊编辑委员会(ICMJE)对作者署名的标准做了严格规定,需满足以下 3 个条件才可署名:①参与研究的构思、设计或分析,以及资料的解释;②撰写论文或参与重要内容的修改;③同意最后的修改稿发表。作者的署名及署名的顺序在投稿时即应确定,并取得本人同意,以避免论文发表后引起纠纷。在特殊情况下使用集体署名者须在文末署上执笔者或整理者。

3. 摘要　医学论文通常会采用结构式摘要的写作形式,即由“目的、方法、结果和结论”4 部分组成。目的的写作要应简洁明了,方法的写作要重点介绍研究所采用技术手段,结果的写作主要是对具体数据进行表述,结论则应以结果为依据,并紧扣主题。需要注意的是,医学论文的摘要写作要以第三人称,所以不宜出现“本文”“本人”“作者”“笔者”等字眼,不应列举例证、图、表、化学结构式等非文字性资料。医学论文的摘要字数可控制的 250 字左右,需要写英文摘要的字数可适当增加。

4. 关键词　医学论文的关键词通常来自于题目,也可从论文中挑选,通常在摘要下列举 3～5 个,但一定要紧扣文章的研究主题。同时,对于关键词的选择和撰写,要保证规范,应尽量以美国《医学索引》(*Index Medicus*)中的医学主题词表作为规范。当找不到规范的关键词时,可以选择相近的自由词作为关键词。

(二)医学论文的主题部分

1. 引言　以精确、清晰和简洁为原则,简要介绍该研究的背景、现状、存在问题及发展动态等,可以指出论文写作的研究目的、意义。前人或本人以前与之有关的主要研究工作。引言的长度不宜过长,可以控制在 200 字上下,应适当引用相关的参考文献。

2.材料与方法　根据科研情况或期刊社的具体要求,"材料与方法"可改称为"临床资料""对象与方法"等。实验研究性文章应包括以下几点。①实验对象:包括人和动物的选择标准(如年龄)与特征(如性别);②实验方法:主要是仪器设备、试剂的规格与来源、操作方法等,若实验方法为常规方法或重复前人的方法,只需注明文献出处即可;③分组方法:对照组、实验组等,是否随机;④观察方法:观察指标及记录方法;⑤实验程序:数据的获得过程。

临床研究性文章应包括以下几点。①病例选择标准:诊断与分型标准;②病例的临床资料:病情、临床分型、传染病史、过去治疗史;③随机分组情况;④治疗方法:药物剂量、剂型、用药途径、疗程等;⑤疗效观察项目:症状、体征、实验室检查等;⑥疗效标准:痊愈、显效、好转、缓解、部分缓解、完全缓解、无效或死亡。此外,采用的统计学分析方法、软件等也是应有的内容。

3.结果　围绕研究的主题,用文字和图表有逻辑地、有层次地列出相应的结果。在处理原始资料时,应客观、实事求是、随机地加以分析,不应有意无意地加以挑选。对于临床研究,各组病例的数目应吻合一致。各种研究结果应注明统计学的差别与意义。凡文字可以说清楚的,不必用图表;图表所示与文字表述尽量不重复。临床研究中如发现不良反应也应如实报告。

4.讨论和结论　该部分的主要任务是探讨"研究结果"的意义。其主要内容有:①强调指出研究获得的新的重要结果和结论。不要重复引言和结果部分的内容;②对结果进行分析探讨,对可能原因、机制提出见解,并阐明观点;③说明研究的价值和局限性,将其结果与当前国内外相关研究进行比较,提出新的见解;④提出在调查研究过程中的经验与体会;⑤指出该结果的可能误差,汲取教训;⑥指出进一步的研究方向、展望、建议及设想。

5.致谢　在一些医学论文中,致谢并不是必写部分,但对于在医学研究或论文写作中做出突出贡献和帮助的个人、机构,作者可以进行声明,通过致谢的写作对相关组织和个人表达谢意。

6.参考文献　很多研究成果和论文写作,都是在前人基础上完成的,所以在撰写论文过程中,在借鉴他人观点、研究成果时,应当在文中进行标注,在文章末尾以参考文献的形式进行罗列。参考文献的引用,对于时间和数量没有进行严格的界定,但最后选择近10年的医学文献,选择知名学者或优秀期刊的文献资源。

考点:
医学论文的主题部分主要有哪几部分?

五、医学论文的格式

我国医学论文要提高写作水平,实现期刊与国际接轨,除提高论文质量外,还应规范编排格式。以往很多医学期刊对论文格式的要求并不是很严格,经常是"一种期刊、一种格式",格式上的混乱制约了我国电子文献资源的建设与开发。医学论文的格式,虽然各个杂志社或医学研究机构对字体、字号等没有严格的规定,但是对于论文摘要和参考文献的格式要求却比较明确。

（一）医学论文结构式摘要的要点

传统式摘要因信息不全、结构混乱,限制了国际权威检索刊物和计算机数据库的收录。而结构式摘要既能包含充足的信息,且条理清晰,结构合理,正被越来越多的期

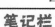

刊和检索系统所接受,有助于提高医学文献的检索效率和利用率。

1.摘要应简明。关键在于以最少的文字写出与正文同等量的主要信息内容,成为独立的短文。严格按照目的、方法、结果、结论4项层次,连续排列,并列出层次标目,字数以180~250为好。摘要一定要注重科学性和完整性,注意各要素之间的前后呼应,要强调用具体数值表示结果,支持结论,充分反映出研究的选题依据、应用技术和主要方法、取得的主要结果、得到的主要结论、尚待解决的问题和今后的研究方向等。这就要求在撰写摘要时不仅要做到斟字酌句、形式完整,更要做到形神兼备、突出内容。

2.摘要编写应客观、真实反映原文。不得添加原文所没有的内容,切忌掺杂摘编者的主观见解、解释和评论。

3.编写摘要时要着重反映必须传递的信息(新思想、新假说、新发现、新设备、新工艺、新材料、新方法等),对论据性材料(实验设备、条件、参数、前人的结果等)只报道其要点,而对补充性内容(作者的建议、专家鉴定意见、应用实例等)一般不报道,确有必要时扼要叙述。

4.要用第三人称来写,避免用"我们""笔者""本文"作为句子的主语。

5.要排除在本学科领域已成常识的内容。不得简单地重复题名中已有的信息。不用引文,除非该文献证实或否定了他人已出版的著作。

6.格式要规范。尽可能用规范名词、术语,不用非公知公用的名词、术语、符号。新术语或尚无合适中文术语的,可用原文或译出后加括号注明原文。

7.缩略语、略称、代号,除了相邻专业的读者也能清楚理解的以外,在首次出现时必须加以说明。

8.一般不用图、表和化学结构式,不列举例句。应采用国家颁布的法定计量单位。

(二)医学参考文献格式的规定

参考文献书写格式应符合 GB 7714—2005《文后参考文献著录规则》。对参考文献方面的格式规定如下。

1.期刊 [序号]主要作者.文献题名[J].刊名,出版年份,卷号(期号):起止页码。

例如,[1]袁庆龙,候文义.Ni-P合金镀层组织形貌及显微硬度研究[J].太原理工大学学报,2001,32(1):51-53.

2.专著 [序号]著者.书名[M].出版地:出版者,出版年:起止页码.

例如,[2]刘国钧,王连成.图书馆史研究[M].北京:高等教育出版社,1979:15-18,31.

3.论文集 [序号]著者.文献题名[C].编者.论文集名.出版地:出版者,出版年:起止页码.

例如,[3]孙品一.高校学报编辑工作现代化特征[C].中国高等学校自然科学学报研究会.科技编辑学论文集(2).北京:北京师范大学出版社,1998:10-22.

4.学位论文 [序号]作者.题名[D].保存地:保存单位,年份.

例如,[4]张和生.地质力学系统理论[D].太原:太原理工大学,1998.

5.报告 [序号]作者.文献题名[R].报告地:报告会主办单位,年份.

例如,[5]冯西桥.核反应堆压力容器的 LBB 分析[R].北京:清华大学核能技术

考点:
举例说明期刊论文参考文献的撰写格式。

设计研究院,1997.

6. 专利文献　[序号]专利所有者.专利题名:专利国别:专利号[P].发布日期.

例如,[6]姜锡洲.一种温热外敷药制备方案:中国专利:881056073[P].1989-07-26.

7. 国际、国家标准　[序号]标准代号,标准名称[S].出版地:出版者,出版年.

例如,[7]GB/T 16159—1996,汉语拼音正词法基本规则[S].北京:中国标准出版社,1996.

8. 报纸文章　[序号]作者.文献题名[N].报纸名,出版日期(版次).

例如,[8]谢希德.创造学习的思路[N].人民日报,1998-12-25(10).

9. 电子文献　[序号]作者.电子文献题名[文献类型/载体类型].电子文献的出版或可获得地址,发表或更新的期/引用日期(任选).

例如,[9]互联网环境下的信息处理与图书管理系统解决方案[J/OL].情报学报,1999,18(2):4[2000-01-18].http://www.Chinainfo.gov.cn/periodical/qbxb/qbxb99/qbxb990203.

> **考点:**
> 　举例说明电子文献的参考文献的撰写格式。

六、医学论文的写作方法

医学论文(论著)的具体撰写,一般可分为题目、摘要、序言、材料与方法、结果、讨论、参考文献等项。

1. 题目　论文的题目必须切合内容而简明扼要、突出重点,能够明确表达论文的性质和目的。题目一般都采用主要由名词组成的词组来表达,且标题不宜过长(一般少于20字)。

2. 摘要　全文通过什么方法,得到什么结果,资料数据,提出有意义的结论(包括阳性及阴性)。具体按四要素来书写中、英文摘要:目的、方法、结果、结论,中英文内容要一致。字数控制在200字左右。关键词或主题词3~5条。

3. 英文摘要　尚应包括文题、作者姓名(汉语拼音)、单位名称、所在城市名及邮政编码。作者应列出前3位,3位以"et."

4. 序言　过去研究的情况、方法、目的和所获得的主要成果或特点。这段文字不宜超过100~200字。

5. 材料和方法　这是执行科研的关键部分,对于要进行的研究工作,必须按照实际情况,在事先:①选择好合适的即合乎一定条件的、一定数量的研究对象;②采用一定的实验、诊断或治疗方法(包括实验步骤、方法、器材试剂、药品);③经过一定时期的观察,相同条件下的对照组,与他人结果比较并综合分析。这部分内容要求简明准确、材料完整及可信。

6. 结果　把全部原始资料集中起来,在处理这些原始资料时,应是随机、客观地加以分析,不应有意无意地加以挑选。对于一些阴性结果,不必一一列出。尽量组织严密,符合逻辑,进行对比观察。

7. 讨论　论文中很重要的部分,其主要任务是探讨"结果"的意义。讨论的主要内容包括:①主要的原理和概念;②实验条件的优缺点;③本人结果与他人结果的异同,突出新发现、新发明;④解释因果关系,说明偶然性与必然性;⑤尚未定论之处,相反的理论;⑥急需研究的方向和存在的主要问题。"讨论"的内容也以精简为原则,要

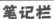

能讲清楚主要的论点,已经谈过的不宜在这一节里予以重复。在结论的问题中避免以假设来"证明"假设,以未知来说明未知,并依次循环推论。

8. 参考文献　列出参考文献的目的,在于引证资料(包括观点、方法等)的来源,不可从别人的论文中转抄过来。内部资料,非经正式发表者,一般不作文献引用,为此一般要求引用文献者必须用阅读过的重要的、近年的文献为准。论著 10 条左右,综述 20 条左右。

七、医学论文的投稿

发表医学论文是医学及医务工作者工作的一个重要组成部分,也是评定职称不可缺少的。但发表医学论文除了论文本身质量外,还与投稿的技巧和选择的期刊密切相关。目前,医学期刊领域存在很多的伪刊、增刊和造假期刊,以骗取论文发表人员的版面费为主要目标。因此,要掌握好一定的投稿技巧,论文就能及时地被相关的期刊录用。

(一)伪刊的辨别

伪刊,亦称非法刊,对于它的辨别是期刊选择的首要环节,一般来讲非法期刊是违反某个国家或是地区新闻出版条例和法规的期刊,它往往具有录用率高、发表快、不能开正规发票等特点。我们可以通过以下几种途径去分辨。

1. 依据 CN 号识别　首先查看期刊是否拥有 CN 号,且 CN 号是否唯一。通常来讲除了通过中国图书进出口公司在国内发行的境外(含港、澳、台)期刊外,国内正式期刊都有新闻出版署审批分配的 CN 号,而且正式期刊的 CN 号是唯一的,即一个 CN 号与某一个刊名是一一对应的,不存在一刊多号或是一号多刊的现象;其次是分辨期刊的 CN 号是否规范。CN 号通常的结构是"CN 地区号—序号/分类号",地区号是 2 位数字,序号是 4 位数字,这 6 位数字组成报刊登记号。正式期刊是由国家新闻出版广电总局与国家科委在商定的数额内审批,并编入国内统一刊号。国内统一刊号是国内统一连续出版物号的简称,即 CN 号,它是新闻出版行政部门分配给连续出版物的代号。国际刊号是国际标准连续出版物号的简称,即 ISSN 号,我国大部分期刊都配有 ISSN 号。再次是辨别地区号和序号。一般来讲期刊 CN 号中地区号是期刊出版地的标示,参照《中国标准连续出版物号》的附录可知各省、自治区、直辖市的地区号。

2. 正确分辨增、专刊和非学术期刊办的学术版　通常来讲某种正规期刊在获得许可和增刊准印号的前提下可每年出版两期增刊,同时增刊或专刊的开本与正刊一致,且封面均标明"增刊"或"专刊"字样。但是不少正刊在未获得增刊许可证或是其他不符合规定的情况下擅自多发增刊,且增刊发表的论文质量往往不高;另外非学术期刊办的学术版也属于非法期刊,这一点应该引起重视,通常这些论文在用于晋升职称时多不被评审机构认同。

(二)关于期刊选择的其他问题

1. 版面费和发表速度　关于版面费也是发表论文时应考虑的一个问题,目前免费发表论文的期刊很少,大部分期刊都是要收取审稿费等一些发表费用。与此同时期刊发表的速度也是一个要考虑的关键因素,通常来讲出版周期越短的期刊发表速度相对越快,就目前国内的情况来看,大多医学刊物用于审稿和发表的时间差多在 1 个月到

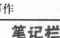

一两年不等也就是说一般情况下在发表速度方面:周刊>旬刊>半月刊>月刊>双月刊>季刊>年刊。因此,在其他情况同等的条件下,要优先选择费用少、发表速度快的期刊。

2.作者资历和课题项目　很多期刊对作者的学术水平、职称、学历很是看中;同时倾向于一些关于国家级、省级课题研究的论文的投稿,且不少期刊为此开通的有"绿色通道"所以,一旦具备这些条件,可将论文投向一些高质量的期刊,以做到有的放矢,快速发表。总之,作者要对自己文章的水平要做到心中有数,准确定位好投稿期刊的档次、把握好投稿的时效,有针对性地进行投稿,那么论文及时有效发表的可能性就会更大一些。

3.不要一稿多投　一稿多投不仅是版权法明令禁止的做法,也是各家刊物严防的。因为一稿多投多用,不仅浪费刊物资源,影响作者、刊物的声誉,也挫伤了读者的感情。故而一旦发现某作者有一稿多投现象,编辑部一般不再轻易采用其来稿。一次只投一篇稿有不少作者一次给同一家刊物投多篇论文,以为这样可以提高命中率,其实不然。因为,第一,作者的多篇论文质量有差异,编辑部往往择其中质量较高的一篇或几篇用,其他的就有可能放弃不用;第二,出于多种因素的考虑,编辑部一般不会连续刊发同一作者的论文;第三,多篇论文一起投,容易让编辑产生"多产而质量不高"的印象,最后结果不仅不能如作者所愿的"多投多中",而很可能是"多投少中",甚至是"多投不中"。建议:作者同时有几篇论文想发表时,可以根据几种相关专业刊物的特点和要求,分别投向这些刊物。

4.附上必要的通信方式　当编辑部决定刊用某篇论文时,经常需要和作者联系,或作修改补充,或要求付版面费,或要求补寄磁盘等。如果作者没留下便于联系的通信方式,会给编辑部的工作带来很人麻烦。建议:作者投稿的同时,在论文的适当位置留一下详细通讯地址、邮编、办公电话或手机号、E-mail 地址等信息,并附寄电子文件。

小　结

科技查新在科研领域具有十分重要的作用和职能。科技查新能够为科研立项提供客观依据,为科技成果的鉴定、评估、验收、转化、奖励等提供评价依据,同时为科研人员进行研究开发提供可靠而丰富的信息,所以科技查新是每一个科研人员都必须掌握的一项基本素质和技能。医学论文是科技论文的一个分支学科,是报道自然科学研究和技术开发创新性工作成果的论说文章,是阐述原始研究结果并公开发表的书面报告。所以医学科研人员需要明确医学论文的论文题目、作者署名、工作单位和邮编、摘要(目的、方法、结果、结论)、关键词、正文(资料与方法、结果、结论)、参考文献等各个部分的写作要求,掌握相关写作技巧和投稿技巧,进而更好地展现个人的科研成果。

同步练习

(一)单选题

1. 不属于研究成果推广的最基本形式是(   )。
   A. 成果申报   B. 专利申请   C. 论文发表   D. 科技查新

2. 下面哪一项不属于医学论文的学术性表现(   )。
   A. 研究的准确性   B. 研究的科学性   C. 内容的专业性   D. 读者的专业性

3. 下面哪一项会造成论文退稿(   )。
   A. 缺乏创新   B. 文笔欠佳   C. 视角狭窄   D. 以上都是

4. 医学论文的题目如果用中文书写一般不超过(   )字。
   A. 10   B. 20   C. 25   D. 30

5. 医学论文的前置部分不包括(   )。
   A. 题目   B. 摘要   C. 关键词   D. 前言

(二)思考题

1. 科技查新工作的作用和意义?

2. 科技查新的流程步骤?

3. 医学论文的特点是什么?

4. 医学论文写作的目的和意义是什么?

5. 如何选择投稿期刊?

参考答案:

单选题:1. D   2. A   3. D   4. B   5. D

笔记栏

第七章

特种文献检索

学习目标

1. 掌握　国内外特种文献检索工具、收录范围。
2. 熟悉　特种文献的检索方法及其获取途径。
3. 了解　各类特种文献的分类和特点。
4. 能力　能够熟练使用特种文献检索工具。

　　特种文献是指普通图书、期刊之外的资源类型，是代表着本学科本专业最前沿，也是代表当前最高水准的文献资源。特种文献在出版发行和获取途径方面都比较特殊，一般包括专利文献、标准文献、科技报告、医学会议文献、学位论文、科技档案、政府出版物七大类。它们的特点是特色鲜明、内容广泛、数量庞大、参考价值高，是非常重要的信息源，在医学文献检索中占有重要地位。

第一节　专利文献检索

一、专利文献概述

（一）专利

　　专利是指一项发明创造向国家专利主管机关提出专利申请，依法审查合格后，授予专利申请人在一定时期内，对该发明创造享有的独占权或支配权。专利的种类包括发明专利、实用新型专利和外观设计专利。

考点：
　专利的种类有哪些？

　　专利包括专利权、获得专利权的发明创造和专利说明书三重含义。①专利权：属知识产权的保护对象，是指国家专利主管机关依法授予专利申请人在一定时期内不准他人任意制造、使用或者销售其发明创造的独立权利。专利权是国家专利主管机关依法授予专利申请人的一种专有权利，具有独占性、地域性、时间性。②获得专利权的发明创造：是指用以申请专利权的发明创造的实物本身。③专利说明书：是指申请人用以说明发明的内容和要求获得权力范围的法律文件和技术。

（二）专利文献

专利文献是实行专利制度的国家及国际组织在审批、公布专利过程中产生的官方文件及有关出版物的总称,是科技文献的重要组成部分。专利文献包括专利申请书、专利说明书、专利公报、专利索引、专利文摘等。其中专利说明书是专利文献的核心部分,它是申请人向政府递交说明其发明创造的详细技术说明,上面记载着发明的实质性内容及其付诸实施的具体方案,并提出专利权范围。

专利文献是技术文件和法律文件的结合体,它融技术、法律和经济情报于一体,是科学技术的宝库。专利文献在内容和形式上具有突出的特点:数量巨大,内容广博,出版迅速,通常是报道新发明最快的信息源;连续系统,便于进行技术跟踪和技术预测;对技术的描述清晰完整全面,实用性强;格式统一规范,查阅方便。

（三）国际专利分类

国际专利分类法(International Patent Classification,IPC)是世界各国专利机构都采用的专利分类方法,是目前国际上通用的分类和检索专利信息的工具。IPC 按照发明的技术主题设置类目,对统一专利的技术内容,为专利信息的分类、检索提供了方便。IPC 采用分类等级结构,将技术内容按 5 级分类:部、大类、小类、主组、分组。IPC 按专利用途共分 8 个部,部的类号用 A ~ H 表示,医药卫生专利属于 A 部。

一个完整的 IPC 分类号由代表部(1 个字母)、大类(2 个数字)、小类(1 个字母)、主组(1~3 个数字)或分组(2~4 个数字),如蛋白酶抑制剂专利分类号为 A61K38/55。

二、国内专利文献检索

（一）国家知识产权局网

国家知识产权局(State Intellectual Property Office,SIPO)是中国专利审批的政府机构。国家知识产权局网免费向公众提供专利信息检索,网址 http://www.sipo.gov.cn。打开国家知识产权局政务服务平台,点击"专利检索查询"可看到"专利检索"入口,点击"专利检索"即进入专利检索及分析界面。其数据范围包括 103 个国家、地区和组织的专利数据,以及引文、同族、法律状态等数据信息,提供常规检索、高级检索、导航浏览、命令行检索、药物检索等检索方式。

1.常规检索　在专利检索及分析主页的常规检索框中输入关键词可直接执行常规检索。也可点击专利检索及分析主页中部"我的常用功能"下的"常规检索"按钮进入常规检索界面。

检索框左侧有个"地球"和"三角"图标,当光标移至"地球"图标时,出现数据范围限定对话框,可对检索的专利文献进行国籍和中国专利类型的限定。当光标移至"三角"图标时,出现检索关键词限定对话框,设有自动识别、检索要素、申请号、公开(公告)号、申请(专利权)人、发明人、发明名称 7 个检索字段。通过勾选可对某一字段内容进行检索,检索时如选择"检索要素",输入检索词,系统会在标题、摘要、权利要求和分类号中同时进行检索。如果想检索某一发明人的专利文献,可勾选发明人,输入发明人姓名,系统会检索该发明人的所有专利文献。鼠标放入检索框中,系统会显示关于查询条件的输入规则,检索者可按照规则进行广泛的检索。

考点:
　　SPIO 常规检索是否支持使用逻辑运算符?

2.高级检索 在专利检索及分析主页,点击中部的"高级检索",进入高级检索界面(图7-1)。高级检索是格式化的检索方式,高级检索界面左侧设有"范围删选",可进行中国发明专利、中国实用新型专利、中国外观设计专利、港澳台及外国专利检索筛选。检索区共提供14个可供选择的检索字段,分别为申请号、申请日、公开(公告)号、公开(公告)日、发明名称、IPC分类号、申请(专利权)人、优先权号、优先权日、摘要、权利要求、说明书和关键词,检索者可根据需要或已知信息在相应的检索框中依次输入内容。当鼠标移到某个字段时,系统会自动显示该字段支持的检索技术及示例。有关号码字段,如申请号、公开(公告)号、IPC分类号、优先权号,可点击字段框右侧的"?"按钮链接相应的列表,从中查询并选择相应的内容,点击"应用"按钮,被选择的内容会自动跳入到相应的列表。

在高级检索界面的右上角有个"配置"按钮,点击"配置"按钮,根据检索需要可设置增加外观设计洛迦诺分类号、外观设计简要说明、代理人、代理机构等26个检索字段。这些检索字段之间全部为"and"关系。

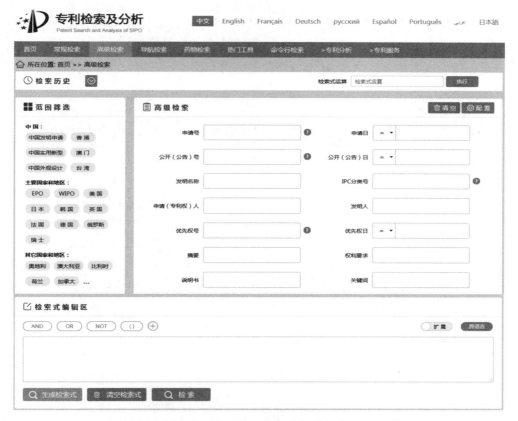

图7-1 国家知识产权局网专利检索及分析高级检索界面

高级检索区下面是检索式编辑区,检索区输入相关信息后,点击"生成检索式"按钮,系统根据检索框输入的内容自动生成相对应的检索表达式,再点击"检索"按钮执行检索。也可根据专利文献检索需要使用运算符(and、or、not 等)在检索式编辑区编辑检索式实现检索。

笔记栏

（二）专利信息服务平台

专利信息服务平台由中国知识产权网创建,网址为 http://www.cnipr.com,收录了我国建立专利制度以来在中国公开的全部专利文献,以及包括美国日本、英国等在内的 90 多个国家(地区)及国际专利组织的专利。CNIPR 实现了跨语言专利文献检索。

专利信息服务平台主页上方提供简单检索入口和智能检索链接,界面下方提供专利法律状态检索、运营信息检索、失效专利检索和高级检索 4 个检索子平台,以及热点专题、专利数据分析系统等链接。

1.简单检索 在检索框中下方可点选限定检索中国专利、国外及港澳台专利范围,根据检索需要在检索框中输入关键词,点击"检索"按钮即执行检索。

考点：

CNIPR 高级检索如何编辑检索表达式?

2.高级检索 点击专利信息服务平台主页的"高级检索"链接,即打开高级检索界面(图 7-2)。检索界面的左侧是数据范围限定区,可对专利检索的数据范围进行专利类型、专利国家和地区的限定。检索区提供申请(专利)号、公开(公告)号、名称、权利要求书、申请(专利权)人、国际专利主分类号、地址等 22 个字段检索。在检索框中输入关键词,点击"检索"按钮,执行检索,可选多个字段输入,各检索字段的逻辑关系为 and。也可进行检索式编辑,在检索框中输入关键词,选择逻辑组配符(and、or、not 等)点击检索区表格字段,可快速编辑检索表达式,点击"检索"按钮,即执行检索。

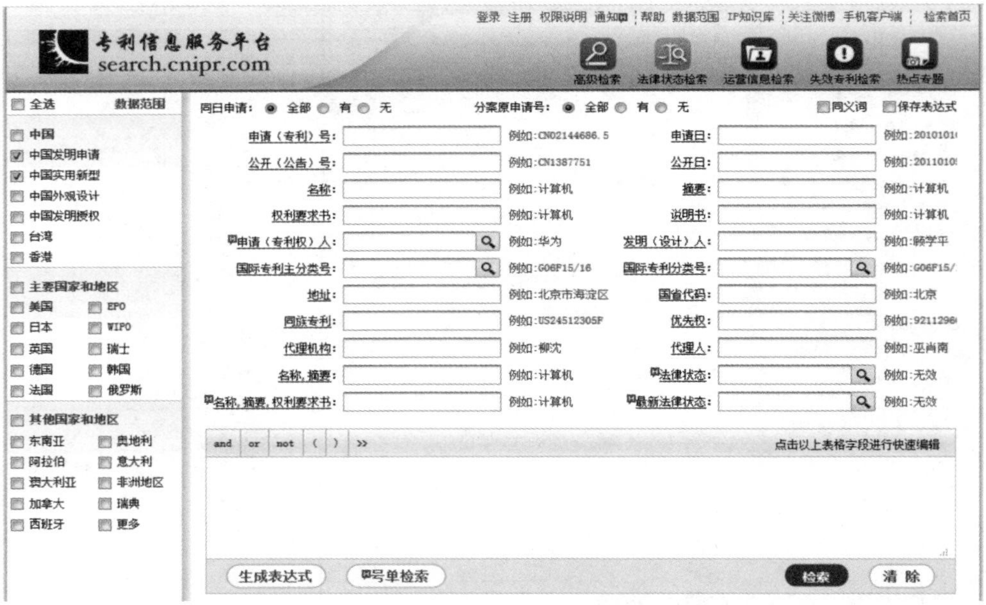

图 7-2 专利信息检索平台高级检索界面

三、国外专利文献检索

考点：

检索获得专利权的专利进入哪个数据库?

（一）美国专利商标局数据库

美国专利商标局(United States Patent and Trademark Office,USPTO)是一家美国商

务部机构,它负责为专利发明者和企业的发明颁发专利,并提供商标注册和知识产权鉴定。可从网站(https://www.uspto.gov)主页点击"Patents"进入专利服务界面,界面中部 Patent Tools & Links(专利工具和链接)下 Search for patents 为专利数据库检索入口。该网站的专利全文数据库包括授权专利数据库(PatFT)和申请专利数据库(AppFT)两部分。①授权专利数据库:收录了 1790 年以来所有授权的专利说明书和 1790 年以来出版的所有授权的美国专利说明书全文扫描图像。②申请专利数据库:可检索 2001 年 3 月 15 日以来公开(未授权)的美国专利说明书图像。授权专利数据库提供快速检索、高级检索、专利号检索 3 种检索方式;申请专利数据库提供布尔逻辑检索、手动检索、数字检索 3 种检索方式,检索界面和检索方法面同授权数据库。

(二)欧洲专利局数据库

由欧洲专利局(The European Patent Office,EPO)及其成员国提供的免费专利检索数据库,网址 http://www.epo.org。内容包括了欧洲专利局的专利数据库(EP)、世界知识产权组织专利数据库(WIPO)、世界专利数据库(Worldwide)及日本专利数据库〔JP(PAJ)〕。数据库提供智能检索(Smart search)、高级检索(Advanced search)和分类号检索(Classification search)3 种检索方式。在主页的每一种检索方式旁都配有快速帮助信息,能有效地指导用户完成简单检索。该数据库的一大特色就是能反映同族专利的情况,用户可以选择适合的语言来阅读相关专利全文。

第二节　标准文献检索

一、标准文献概述

(一)标准

标准是对重复性事物和概念所做的统一规定,它以科学、技术和实践经验的综合为基础,经过有关方面协商一致,由主管机构批准,以特定的形式发布,作为共同遵守的准则和依据。标准一般以文件的形式发布,是科研、生产、交换和使用的技术规定,也是质量管理和质量保证的依据。标准的内容涉及国民经济的各个领域,包括质量、安全、卫生等领域。

标准的类型按性质可划分为技术标准和管理标准;标准按适用范围可划分为国际标准、区域性标准、国家标准、行业(专业)标准和企业标准;标准按执行程序分强制性标准、推荐性标准、试行标准;按成熟程度和约束力可划分为法定标准、推荐标准、试行标准和标准草案等。

(二)标准文献

标准文献是按规定程序制订,经公认权威机构(主管机关)批准的一整套在特定范围(领域)内必须执行的规格、规则、技术要求等规范性文献,简称标准。标准文献与图书、期刊、专利、学位论文、技术报告、会议文献等完全不同,标准文献的制定要通过起草、提出、批准、发布等程序,并规定出实施时间与范围。

标准文献具有较高的可靠性、准确性和权威性,有利于企业或生产部门实现经营

考点:
为什么说标准起到了解决混乱和矛盾的整序作用?

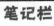

笔记栏

管理的统一化、制度化、科学化。标准文献反映的是当前的技术水平,国外先进的标准可以为企业提高工艺水平、开发新产品提供参照。另外,标准文献还可以为进口设备的检验、装备、维修和配置某些零件提供参考。因此,标准文献可以说是世界上重要的情报资源,它为整个社会提供了统一的标准规范,起到了解决混乱和矛盾的整序作用。目前,现有的技术标准达 75 万件,与标准有关的文献也有数万件。

二、中国标准文献检索

(一)国家标准文献共享服务平台

国家标准文献共享服务平台(National Standard literature Sharing Infrastructure, NSSI)即原中国标准服务网,网址 http://www.cssn.net.cn,由中国标准化研究院承办,是世界标准服务网的中国站点,是当前国内最大、品种最多的国内标准文献馆藏服务机构。

国家标准文献共享服务平台主页可看到标准检索区,检索方式有简单检索、高级检索、专业检索、分类检索和批量检索,可检索国内外所有标准,并能查看标准文摘。点击平台首页上的资源检索,系统默认标准文献高级检索,点击"简单检索"按钮,即可进入简单检索界面。

1. 简单检索 主页标准检索框默认简单检索,可在检索框中输入标准号或标准名称或关键词,相关字段用空格分割,点击"搜索"按钮,系统即执行检索。多个检索词之间的逻辑组配关系为 and。

2. 高级检索 提供关键词、标准号、国际标准分类、中国标准分类、采用关系、标准品种、年代号和标准状态 8 个检索字段。关键词字段可以输入标准名称中的相关字段或完整标题;标准号字段可在检索框输入标准号;国际标准分类、中国标准分类,可通过点击检索框右边的"选择"按钮,进行标准类别的限定;年代号可对标准发布的起止年进行限定;标准状态有现行、全部、作废,可通过选择进行限定。

3. 专业检索 支持全部字段、中文标题、英文标题、原文标题、中国标准分类号、国际标准分类号、中文主题词等 18 个字段的逻辑匹配,检索框下面可对各类标准的发布单位进行筛选。检索框左侧下拉菜单可限定检索字段,然后在检索框中输入检索词,并可选择模糊和精确匹配,用两个以上字段检索,字段之间注意选择布尔逻辑"与""或"的运算。如果还要输入其他检索词,可点击检索框右侧的"+"按钮,系统会增加一个检索框。

4. 分类检索 根据查询标准的类别进行检索。使用分类检索工具,要熟悉标准分类的知识,明确所要检索的标准文献属于哪一类别。检索界面可见标准品种有中国国家标准、中国行业标准、中国地方标准、国外国家标准、国外协会标准和国际标准。点击中国标准分类,可依次打开该类标准下面的标准分类,勾选某一类标准,点击确定,即执行检索。检索结果界面中部设有"在结果中查询"检索框,输入所要检索的标准文献的关键词点击"查询按钮",即可在结果中检索查找所要标准文献。

(二)国家科技图书文献中心标准数据库

国家科技图书文献中心(National Science and Technology Library,NSTL)标准数据库包括《中国标准》和《国外标准》两部分。从网址 https://www.nstl.gov.cn 登陆国家

科技图书文献中心主页,在主页上有快速检索入口,在快速检索按钮右侧的下拉菜单选择"标准",在检索框中输入检索词,点击"快速检索"按钮,即执行检索。

在主页的快速检索框下面的"文献检索与全文提供"栏目中,点击"中国标准"或"国外标准"进入检索界面。标准数据库提供的检索字段全部字段、标准名称、标准号、关键词、标准分类号。同时,可设置查询条件,如馆藏范围、查询范围、时间范围等。在检索界面的右侧有检索流程说明。如果查询到的标准文献过多,可在"文献查询结果"页面进行二次查询,提高查询准确率。

(三)万方数据中外标准数据库

万方数据中外标准数据库收录了所有的中国国家标准、中国行业标准及中外标准题录摘要数据,共计43万多条记录。中外标准数据库提供了简单检索、高级检索和专业检索。

1.简单检索 选择万方智搜检索框上面的"标准",进入简单检索界面。可在检索框中输入题名、主题、标准编号、发布单位等进行跨库检索。例如,检索关于食品添加剂的标准文献,检索框中输入"食品添加剂",点击"检索"按钮,得到题录摘要项(图7-3)。在检索结果的右侧是检索结果限定区,可以根据检索需求从强制性标准、标准分类、标准状态、标准类型、发布时间、标准组织等方面进行限定检索。选择一条题录,单击可得到详细题录数据及相似文献的链接。

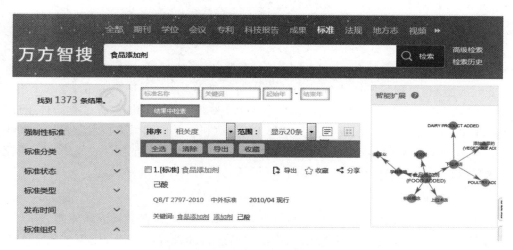

图7-3 万方智搜标准简单检索界面

2.高级检索 高级检索提供主题、题名或关键词、题名、作者单位、关键词、标准单位、颁布单位、中国标准分类号、国际标准分类号等9个检索字段。字段之间支持布尔逻辑"与、或、非"的运算,并可选择模糊或精确匹配。

3.专业检索 在高级检索界面点击"专业检索"进入专业检索界面,在专业检索界面可编辑检索表达式进行检索,但编写难度高,适合资深检索人员使用。

(四)中国知网标准文献数据库

中国知网标准文献数据库收录了由中国标准出版社出版的、国家标准化管理委员会发布的所有国家标准,占国家标准总量的90%以上。标准的内容来源于中国标准出版社,相关的文献、专利、成果等信息来源于 CNKI 各大数据库,实现了国家标准与学术期刊、学位论文、专利、科技成果等数据库在同一平台上的跨库检索。知网标准检索提供高级检索、专业检索、一框式检索 3 种检索方式。

1. 高级检索　从知网主页文献检索框下选择"标准"进入标准高级检索界面。在标准检索区的右上可限定检索国家标准全文、行业标准全文、国内外标准题录和全部。在检索区的右侧可点选中标分类或国标分类下的标准分类项,对检索的标准进行类别限定,如检索有关医药、卫生、劳动防护类标准,可在右侧对应方框中点击出现"√"。学科导航按 CNKI168 学科分类进行分类导航。高级检索提供全文、标准名称、标准号、关键词、发布单位、起草单位、起草人、中国标准分类号、国际标准分类号 9 个检索字段。还可对标准状态、发布日期、实施日期进行限定,支持"并且、或含、不含"布尔逻辑运算。

2. 专业检索　点击"专业检索"可进入专业检索界面,专业检索用于图书情报专业人员查新、信息分析等工作。使用逻辑运算符和关键词构造专业级检索表达式,在专业检索表达式检索框输入专业检索表达式,点击"检索"按钮,即执行检索。对于如何编辑检索表达式,在专业检索检索框的右侧,有"检索表达式语法"按钮,点击后,打开专业检索语法界面,里面对如何构造专业检索式进行了说明。

3. 一框式检索　即简单检索,只有一个检索框,在检索框中输入检索词,点击检索,系统会自动识别检索词字段,执行检索。

三、国外标准文献检索

国际标准化组织(International Organization for Standardization,ISO),是一个全球性的非政府组织,是国际标准化领域中一个十分重要的组织,网址是 https://www.iso.org。ISO 成立于 1946 年,其成员由来自世界上 100 多个国家的国家标准化团体组成。中国是 ISO 的正式成员,代表中国参加 ISO 的国家机构是中国国家技术监督局。其主要任务是:制定国际标准,协调世界范围内的标准化工作,与其他国际性组织合作研究有关标准化问题。ISO 网站提供普通检索和高级检索两种检索方式。

(一)普通检索

打开 ISO 主页,在右上角有一"Search 框"(图 7-4),为普通检索检索框,输入标准名称、关键词、ISO 标准号等检索词,点击检索按钮,即执行检索。例如,检索有关三聚氰胺(melamine)的 ISO 标准文献。在"Search 框"输入"melamine",点击检索按钮即打开检索结果界面。左边是 Filter(检索结果过滤器),右边检索结果以列表形式显示。点击文献题录,可得到题录的详细信息,包括国际标准号、标准名称、摘要、目前状态、出版时间、版本,以及购买标准全文的链接等信息。

(二)高级检索

在普通检索结果界面的左下角,可看到"Advanced search for standards(标准文献高级检索)"链接,点击进入 ISO 标准文献高级检索界面。高级检索界面上部是检索区支持 ISO number(ISO 标准号码)、Part number(产品号码)、Keyword or phrase(关键词或短语)3 个检索字段,中部是"Scope(范围)"可通过勾选 Published、Under development、Withdrawn、Deleted 对已发布、正在制定、撤销、废除等标准状态进行限定。

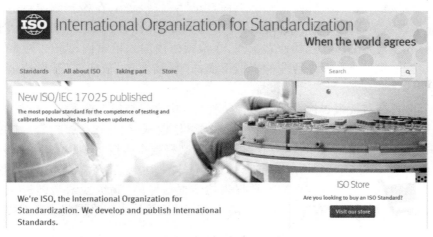

图7-4 国际化标准组织普通检索界面

第三节 科技报告检索

一、科技报告概述

科技报告是描述科研活动的过程、进展和结果,并按照规定格式编写的科技文献,是研究、设计单位或个人以书面形式向提供经费和资助的部门或组织汇报其研究设计或项目进展情况的报告。它以积累、传播和交流为目的,由科技人员按照有关规定撰写,能完整而真实地反映其所从事科研活动的技术内容和经验的特种文献。科技报告的出版发行多以内部发行为主,一般以报告、札记、备忘录、论文等形式出现,因此,收集和利用比较困难,需要专门的检索工具。

二、中国科技报告检索

(一)科学技术研究成果公报

在我国,科技报告主要以科技成果公报或科技研究报告的形式进行传播交流。自20世纪60年代始,原国家科委(现国家科技部)根据调查情况定期发布科技成果公报和出版研究成果公告,由国家科技部所属的中国科技信息研究所出版,名称为《科学技术研究成果公报》,它是专门报道和检索科学技术研究成果的工具,是了解国家和地方科技发展动态的最佳途径。这类报告目前以纸质或网络形式出版发行,可通过网络检索获得。

(二)万方数据科技报告数据库

万方数据科技报告数据库将"国家科技报告服务系统"中科学技术部已公开的科技报告,以及外文科技报告纳入万方数据知识服务平台,包括中文科技报告和外文科技报告万,提供普通检索、高级检索和专业检索。

1.普通检索　在万方智搜检索框上面点选"科技报告",在检索框中点击鼠标左键,可显示检索字段,万方智搜科技报告检索支持题名、作者、单位、关键词、计划名称、项目名称6个检索字段。选择检索字段,在检索框内输入检索词,点击"检索"按钮,即执行检索。也可点选万方智搜检索框下面的"科技报告"按钮,打开科技报告检索界面。

在万方智搜科技报告检索框下设有导航区。中文科技报告按来源、学科、地域、类型分类导航,可通过分类导航查找某一来源、学科、地域、类型的科技报告。快速导航按照科技报告标题中第一个汉字声母排序。英文科技报告按 AD、DE、PB、NASA 进行分类导航。

2.高级检索　点击万方智搜科技报告检索框右侧的"高级检索",即进入高级检索界面,高级检索界面设有专业检索链接。检索界面及检索策略同前述万方智搜标准检索。

（三）中国知网科技报告数据库

中国知网科技报告数据库,主要收集了国外英文科技报告数据,报告类型包括 AD 报告、DE 报告、NASA 报告、PB 报告和其他报告。点击中国知网主页检索框下面的科技报告,即进入科技报告检索界面,提供高级检索和专业检索。

1.高级检索　检索区界面右侧是报告类型导航区,设有学科导航和报告类型导航。高级检索提供关键词、索取号、摘要、作者、作者单位、出版地等7个检索字段,可对出版年进行限定,并支持"并且、或者、不含"布尔逻辑运算(图7-5)。科技报告检索支持中英文扩展检索,即中英文双语检索,在高级检索界面"中英文扩展"右侧方框中点选"√",输入中文系统会自动翻译执行英文检索。这种全中文界面检索英文文献的设计,非常符合我国大众的使用习惯。在检索结果界面右侧,用户可以按报告类型、出版地、发表年度等属性进一步筛选文献。

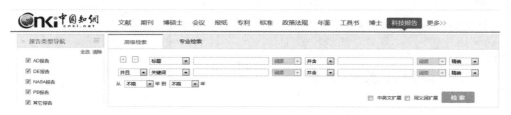

图7-5　中国知网科技报告高级检索界面

考点:
检索国外有关乳腺癌肿瘤抑制基因的科技报告。

2.专业检索　点击"专业检索"可进入专业检索界面,在检索框中输入检索条件,即使用逻辑运算符和关键词构造检索式进行检索。

三、国外科技报告检索

1.GrayLit Network(美国政府灰色文献门户)　GrayLit Network 为最大的科技报告检索网站,网址 http://www.osti.gov,由美国能源部(DOE)、美国国防科技信息中心(DTIC)、美国航空总署(NASA)和美国环保总局(EPA)共同承建,全库分7大部分,主要提供 DTI、NASA、DOE、EPA 等机构研究报告检索,是查询美国及其他西方国家科技报告最重要的网站资源。

2. National Technical Information Service(美国国际技术信息服务中心,NTIS)NTIS 数据库也称为美国政府研究报告 NTIS 文献库,是美国科技文献中的一个重要组成部分,是由美国国家技术信息服务局出版,网址 https://www.osti.gov。NTIS 数据库主要由 PB 报告、AD 报告、DOE 报告和 NASA 报告组成,通常称为"四大"科技报告。其文献涉及数学与计算机科学、物理化学、天文与地球科学、生物医学、核科学与技术、军工技术、环境科学与社会科学等。检索界面提供一框式快速检索方式,其中高级检索通过检索词的修饰、限定或排除及检索时间的限定制定检索策略,扩大或缩小检索范围。

第四节　医学会议文献检索

一、医学会议文献概述

全世界每年要召开很多学术会议,这些会议的议题往往是当代科学发展的重大课题。许多创新的想法、概念和理论往往在各种学术会议中首次提出。会议文献是指在各种学术会议上宣读的学术论文、会议记录、发言、论述、总结等形式的文献。医学会议文献是指医学会议上发表的论文、报告、医学会议消息等文献。会议文献的特点是内容新颖,发布及时;学术水平高,专业性强;数量庞大,内容丰富,可靠性强。会议文献的出版形式多样,有图书、期刊、视听资料、网络发布等。

会议文献可分为会前、会期和会后 3 种类型。①会前文献包括征文启事、会议通知、会议日程、预印本和会前论文摘要等。②会议期间的会议文献有开幕词、讲话或报告、讨论记录、会议决议和闭幕词等。③会后文献是指对会议交流论文及相关数据进行编辑加工后形成的正式出版物,一般以会议录、汇编、论文集、报告、学术讨论会报告、会议专刊等为名,以专著或期刊特刊的形式发表。

二、会前会议信息检索

会前会议信息可为科研人员及时了解专业发展动向,撰写论文并参加会议提供帮助。传统的会议信息主要是通过各种学术组织散发会议通知,或在相关专业期刊上刊登会讯。随着互联网的普及,会前会议信息也可通过搜索引擎和一些特定的专业网站获取。

1. 中国学术会议在线　中国学术会议在线(http://www.meeting.edu.cn)是经教育部批准,由教育部科技发展中心主办,面向广大科技工作者的科学研究和学术交流信息服务平台。为用户提供学术会议信息预报、会议分类搜索、会议在线报名、会议论文征集、会议资料发布、会议视频点播、会议同步直播等服务。

2. 中华医学会学术活动　中华医学会学术交流(http://www.cma.org.cn/col/col4/index.html)是中华医学会网站设的栏目,设有会议计划、征文通知、会议通知 3 个板块。提供中华医学会各分会、中华医学会系列期刊编辑部及音像社举办的学术会议信息。只提供浏览,不提供检索服务。

三、会后会议信息检索

考点:
　国内会议文献检索有哪些工具?

获取和阅读会议文献,有助于扩大视野,启发研究选题、熟悉知名学者和重要研究机构,把握研究动态,为进一步学术交流和专业研究提供信息。目前,国内外的会议论文数据库主要有以下几种。

(一)万方数据中国学术会议文献数据库

万方数据中国学术会议文献数据库是万方数据库中的一个子库,是目前国内收录会议数量最多,学科覆盖最广的数据库,是掌握国内学术会议动态必不可少的权威资源。数据范围收录始于 1982 年,年收集 4 000 多个重要学术会议,年增 20 万篇全文,每月更新;外文会议主要来源于外文文献数据库,收录了 1985 年以来世界各主要学会协会、出版机构出版的学术会议论文。数据库提供快速检索、高级检索、专业检索等多种检索方式。检索的字段包括主题、题名或关键词、题名、创作者、第一作者、作者单位、关键词、摘要、会议名称、主办单位、会议 ID 等检索字段。还可以按学科、主办单位、主办地、会议级别、首字母筛选进行导航检索和筛选。

(二)中国知网国内外重要会议论文数据库

中国知网国内外重要会议论文数据库(CNKI)收录了我国 2000 年以来国家二级以上学会、协会、高等院校、科研院所、学术机构等单位举办的重要会议及在国内召开的国际会议上发表的文献。其中,全国性会议文献超过总量的 80% ,部分连续召开的重要会议论文回溯至 1953 年。数据库提供高级检索、专业检索、作者发文检索、句子检索、一框式检索等多种检索方式。数据库提供的检索字段有主题、篇名、关键词、摘要、全文、论文及名称、参考文献、中图分类号等。另外还可以通过文献分类、会议时间、会议名称、报告级别、论文集类型、语种等对要查找的论文进行更详细的限定。

(三)国家科技图书文献中心会议论文数据库

国家科技图书文献中心会议论文数据库包括中文会议和外文会议两个数据库。中文数据库主要收录了 1985 年以来我国国家级学会、协会、研究会及各省、部委等组织召开的全国性学术会议,收藏重点为自然科学各领域,每年涉及 600 个重要的学术会议,年增加论文 4 万余篇。

外文数据库主要收录了 1985 年以来世界各级主要协会、出版机构出版的学术论文。学科范围涉及工程技术和自然科学各领域。该数据库的检索字段有题名、作者、关键词、会议名称、会议录名称、会议时间、ISBN、文摘等,另外还可以对馆藏范围、查询范围、文献入库时间、出版时间等进行限定。检索得到的结果为会议论文摘要,全文可通过在线订购获取。

(四)ISI proceedings

ISI proceedings 汇集了世界上最重要的会议、座谈、研究会和专题讨论会等多种学术会议的会议录文献,网址为 http://www.proceedings.com。数据库由科学技术版和社会及人文科学版两部分构成。科学技术版覆盖所有科学技术领域的会议文献,包括农业、环境科学、生物科学、分子生物学、生物技术、医学、工程技术、计算机、化学和物理等学科;社会科学及人文科学版覆盖盖所有社会科学和人文科学领域的会议文献,包括心理学、社会学、公共卫生、管理、经济、艺术、历史、文学及哲学等学科。此数据库授权后才能使用。

第五节　学位论文检索

学位是对专业人员根据其专业水平而授予的一种称号。多数国家采用三级学位制,即学士、硕士、博士制度。学位论文是伴随世界上学位制度的实施而产生的,是高等学校或科研单位的毕业生为获取学位资格而完成的学术研究性论文,包括学士论文、硕士论文和博士论文。学位论文一般都不通过出版社出版,而是以打印本的形式由学位颁发单位收藏。学位论文一般具有独创性,探讨的课题比较专业,具有较高的学术水平和参考价值,是重要的学术情报来源。

> **考点:**
> 学位论文有哪些特点?

(一)中国知网优秀博硕士论文全文数据库

中国知网优秀博硕士论文全文数据库是目前国内相关资源最完备、高质量、连续动态更新的学位论文全文数据库,收录从 1984 年至今的全国 453 家培养单位的博士学位论文和 746 家硕士培养单位的优秀硕士学位论文。学科覆盖基础科学、工程技术、农业、医学、哲学、人文、社会科学等各个领域。可通过网址 http://kns.cnki.net 登陆中国知网主页,选中检索框下面的"硕博士",在检索框中输入检索词,点击检索按钮执行快速检索。数据库提供高级检索、专业检索、一框式检索(同快速检索),检索策略同中国知网的其他数据库。

(二)万方数据中国学位论文全文数据库

中国学术论文全文数据库包括中文学位论文和外文学位论文,中文学位论文收录始于 1980 年,年增 30 万篇,涵盖理学、工业技术、人文科学、社会科学、医药卫生、农业科学、交通运输、航空航天和环境科学等各学科领域;外文学位论文收录始于 1983 年,累计收藏 11.4 万余册,年增量 1 万余册。

通过万方数据知识服务平台的主页登陆,点击文献导航栏中的"学位"按钮,进入学位论文检索界面。检索提供学科、专业、授予单位导航,检索方式有基本检索、高级检索和专业检索。高级检索利用下拉菜单提供主题、题名或关键词、题名、第一作者、作者单位、作者、关键词、DOI、刊名、刊期、基金项目、专业、学位授予单位、导师、学位名称等检索字段。检索结果可按学科分类、授予学位、学位年份、语种、导师、学位单位进行分组浏览。

(三)国家科技图书文献中心学位论文全文数据库

国家科技图书文献中心学位论文全文数据库包括中文学位论文和外文学位论文数据库。主要收录了 1984 年至今我国高等院校、研究生院所发布的硕士、博士、博士后论文,学科范围涉及自然科学各领域,并兼顾社会科学和人文科学。系统提供多字段组合检索,检索字段有题名、作者、关键词、导师、学位、培养单位、研究专业、研究方向、授予年、文摘和全部字段。系统可从馆藏范围、查询范围、时间范围、出版年等进行条件限定。外文学位论文数据库支持英文检索词输入。通过文献传递可获取全文。

> **考点:**
> 检索有关葡萄糖转运蛋白与肺癌相关学位论文。

笔记栏

（四）CALLS 学位论文中心服务系统

中国高等教育文献保障系统（China Academic Library & Information System，CALIS）管理中心设在北京大学，下设了文理、工程、农学、医学 4 个全国文献信息服务中心。CALIS 学位论文中心服务系统收录北京大学、清华大学等全国著名大学在内的 CALIS 成员馆的博硕士学位论文，网址 http://www.etd.calis.edu.cn，面向全国高校师生提供中外文学位论文检索和获得服务。本系统采用 e 读搜索引擎，检索功能便捷灵活。系统提供简单检索和高级检索功能，可进行多字段组配检索，也可从资源类型、检索范围、时间、语种、论文来源等多角度进行限定检索，通过文献传递可获取全文。

（五）ProQuest 博硕士学位论文数据库（PQDT）

考点：
检索 PQDT 有关肝癌（liver cancer）的学位论文。

PQDT 全称为 ProQuest Dissertations & Theses，是美国 ProQuest 公司推出的网络版博硕士论文数据库，网址 http://pqdt.calis.edu.cn，收录有欧美 1 000 余所大学文、理、工、农、医等领域的博士、硕士学位论文，是学术研究中十分重要的信息资源，通过 ProQuest 平台提供检索服务。ProQuest 学位论文全文检索平台界面虽是中文形式，但支持英文检索词的输入。检索方式有快速检索、高级检索和学科导航（图 7-6）。

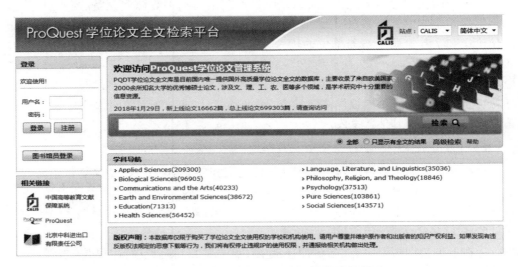

图 7-6　ProQuest 学位论文全文检索平台主页

第六节　引文检索

科学论文通常要引用、参考很多文献，一般来说，论文质量越高被引频次越高，其作者的学术水平也越高，相关科研单位学术地位也越高，刊载高质量的论文的期刊被引频次也越高。通过引文索引可以了解文献之间的引用被引用关系，评价学术文献、学术期刊的质量。

一、引文检索概述

引文,即被引用的文献,就是一篇学术文献中引用的参考文献,通常以脚注或文后参考文献的形式出现。它是在科研论著活动中借鉴前人研究成果的一种方法,也是一篇文章不可缺少的重要组成部分。引用文献是文后附有参考文献的文献,也是引文索引库的来源文献,其作者称为引文作者或来源文献作者。被引用文献是指列于文后的参考文献,这些参考文献的作者称被引作者。

引文索引是根据文献之间的引证关系,按一定规则组织起来的一种检索系统,是一种以文献后所附的参考文献(引文)的作者、题目、出处等项目,按照引证与被引证关系进行排列而编制的索引。它是一种从引文查找相关文献的工具,主要供用户从被引文献为检索起点,进而查找引用文献的一种索引。例如,《科学引文索引》(*science citation index*,SCI)。

引文数据库是包括引文、引文索引在内的综合检索系统,它的特点是不仅可通过引文检索实现文献相互引证关系的查询,还提供来源文献检索,一些引文数据库还提供检索结果的分析功能。引文数据库的检索入口通常包括引文作者、来源文献作者及其所属机构、城市、国别、文献涉及的关键词等及来源出版物信息等。

考点:
引文和来源文献的联系与区别是什么?

二、中国科学引文数据库

中国科学引文数据库(Chinese Science Citation Database,简称 CSCD)创建于 1989 年,由中国科学院文献情报中心研制开发,网址 http://sciencechina. cn。收录我国数学、物理学、化学、天文学、地理学、生物学、农林科学、医药卫生、工程技术、环境科学和管理科学等领域出版的中英文科技核心期刊和优秀期刊千余种。

中国科学引文数据库内容丰富、结构科学、数据准确。系统除具备一般的检索功能外,还提供新型的索引关系——引文索引,使用该功能,用户可迅速从数百万条引文中查询到某篇科技文献被引用的详细情况,还可以从一篇早期的重要文献或著者姓名入手,检索到一批近期发表的相关文献,对交叉学科和新学科的发展研究具有十分重要的参考价值。中国科学引文数据库还提供了数据链接机制,支持用户获取全文。中国科学引文数据库具有简单检索、高级检索和来源期刊浏览等功能。

考点:
CSCD 主要提供哪些检索功能?

(一)简单检索

点击中国科学引文数据库主页的"简单检索"即打开简单检索界面。点击检索框右侧的下拉菜单,选择检索字段,输入检索词,进行快捷检索,并可进行多个字段的"与"和"或"布尔逻辑运算组合检索。简单检索包括来源文献检索和引文检索两个检索入口。

1.来源文献检索 实际上是收录文献检索,提供作者、第一作者、题名、刊名、ISSN、文摘、机构、关键词、基金名称等 13 个检索字段。可限定论文发表年份和学科范围,以避免不同学科相同人名造成检索结果过多的问题。

2.引文检索 引文检索界面与来源检索非常相似。提供被引作者、被引第一作者、被引来源、被引机构、被引实验室、被引主编(不包括期刊主编)6 个检索字段。可限定论文被引年份、论文发表年份,每个检索框可选择"与"和"或"逻辑运算的组合检索。

(二)高级检索

高级检索可以根据检索系统提供的检索点,任意组配检索式进行检索。高级检索也提供来源文献检索和引文检索。

1. 来源文献检索　系统提供 13 个检索字段,包括作者、第一作者、题名、刊名、ISSN、文摘、机构、关键词、基金名称、实验室、ORCID、DOI。检索方法可通过在检索框中构造检索式,也可在最下方的检索框中填入相应检索词,选择布尔连接符"与"和"或",点击"增加"按钮,将自动生成检索语句(图 7-7)。高级检索默认模糊检索,在被引来源字段中输入"外科",可以检索到"中国实用外科杂志""临床外科杂志""中国泌尿外科杂志"等。如果需要精确检索,可以在检索辅助区选择"精确"按钮,或在检索运算式输入区加上"Ex"。

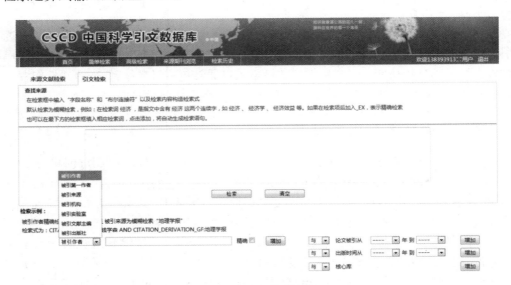

图 7-7　高级检索界面

2. 引文检索　其检索界面、检索方法与来源文献高级检索界面类似,系统提供了 7 个检索字段,包括被引作者、被引第一作者、被引来源、被引机构、被引实验室、被引主编、被引出版社。

(三)来源期刊浏览

来源期刊浏览主要提供中国科学引文数据库来源期刊详细信息,界面提供中英文刊名首字母选择和刊名、ISSN 的检索。系统提供来源期刊的来源文献详细信息的细览页面,包括题名、作者、刊名、机构、文摘、出处、ISSN、关键词、学科、基金、参考文献、引证文献和相关文献。

(四)检索结果处理

检索来源文献和引文检索的检索结果可通过"结果限定"按钮来控制。来源文献检索结果可以从来源、年代、作者和学科 4 个方面进行限定。引文结果可以从被引出处、年代和作者 3 个方面进行限定。

来源文献和引文检索的检索结果的排序,可通过点击输出列表中相应字段名称,实现相应字段的排序。来源文献检索结果可以按照题名、作者、来源和被引频次进行排序。引文检索结果可以按照作者、被引出处和被引频次进行排序。

检索结果提供 E-mail、打印和下载 3 种输出方式。检索结果可以通过勾选每条记录前的选择框,或直接选中"本页"或者"所有记录"进行输出结果的选择,对选中的结果直接点击 E-mail、打印和下载即可进行相应操作。

三、中国引文数据库

中国引文数据库(Chinese Citation Database,简称 CCD)是 CNKI 众多数据库中基于文献引证关系而建设的引文数据库。目前 CCD 已有 1.5 亿条引文链接数据,并以每年 2 000 万条的速度扩增。主要功能包括引文检索、检索结果分析、作者引证报告、数据导出、数据分析器及高被引排序等功能。检索方式包括基本检索、高级检索和专业检索。

(一)基本检索

从中国知网主页选择引文检索进入快速检索(图 7-8)。快速检索提供被引主题、被引题名、被引关键词、被引摘要、被引作者、被引单位、被引文献来源 7 个检索字段。根据不同检索目的,在左侧下拉菜单选择检索字段,在检索框中输入被引文献的特征词,点击 🔍 按钮即执行检索。

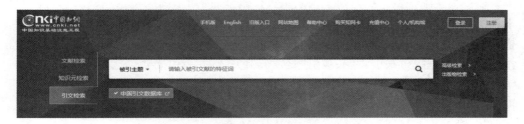

图 7-8 中国引文数据库快速检索界面

点击快速检索界面的"中国引文数据库",进入基本检索界面。在检索框的上方有被引文献、被引作者、被引机构、被引期刊、被引基金、被引学科、被引出版社选择项(图 7-9)。根据检索目的,点击选择被引文献、被引作者等选择项,实施相应检索。如点击被引文献,在左侧下拉菜单选择检索字段,在检索框中输入被引文献的特征词,点击 🔍 按钮即检索出被引文献的被引情况;如点击选择"被引作者",在检索框输入被引作者姓名,点击 🔍 按钮即该作者的文献被引情况。

笔记栏

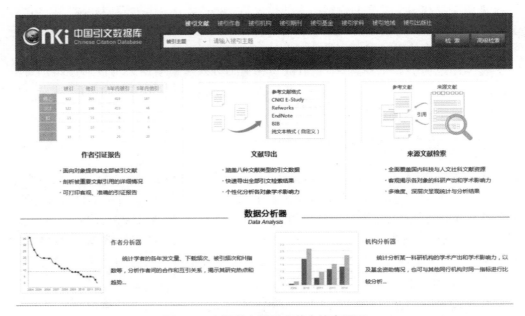

图7-9　中国引文数据库基本检索界面

（二）高级检索

考点：
检索胡大一教授2013年发表在中国实用内科杂志上的论文被引情况。

1. 被引文献检索　点击引文检索主页检索框后面的"高级检索"按钮进入高级检索界面，系统默认被引文献检索界面。检索框左侧可对被引文献进行学科类别限定，检索框上面可对文献来源范围和被引文献类型进行选择。高级检索支持逻辑组配检索，上部检索框提供被引主题、被引题名、被引关键词、被引摘要、被引分类号5个检索字段；下半部检索框提供被引作者、被引第一责任人、被引单位3个检索字段。可以根据实际检索需求，通过"+""-"按钮实现添加和去掉检索框。用户还可以从出版年、被引年、被引来源、被引基金等字段进行限定检索。

2. 来源文献检索　在高级检索被引文献检索界面点击检索区上部的"来源文献检索"，进入来源文献检索界面。界面和检索策略同被引文献检索。

在高级检索被引文献检索界面，也有被引作者、被引机构、被引期刊、被引基金、被引学科、被引地域、被引出版社高级检索链接，点击进入相关高级检索。

（三）专业检索

在高级检索界面，点击"专业检索"进入专业检索界面，专业检索使用逻辑运算符和带有字符段的检索词构建专业检索语法表达式，一般图书情报专业检索人员使用较多。

（四）数据分析器

考点：
说出机构分析器的作用。

数据分析器包括作者分析器、机构分析器、期刊分析器、基金分析器、地域分析器和出版社分析器。通过数据分析器可了解作者、机构、出版社、期刊、基金、地域等方面的发文、下载、被引等一系列引证分析相关的信息。如作者分析器，统计学者的各年发文量、下载频次、被引频次和H指数等，分析作者间的合作和互引关系，揭示其研究热

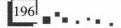

笔记栏

点和趋势。

四、Web of Science 数据库

Web of Science 是美国汤姆森科技信息集团基于 Web 开发的产品,是大型综合性、多学科、核心期刊引文索引数据库。数据名称为 Web of Science 核心合集,主要包括 SCIE、SSCI、CPCI–S、CPCI–SSH、ESCI、A&HCI 等引文数据库。Web of Science 是全球最大、覆盖学科最多的综合性学术信息资源,收录了自然科学、工程技术、生物医学等各个研究领域最具影响力的超过 8 700 多种核心学术期刊。利用 Web of Science 丰富而强大的检索功能,可以方便快速地找到有价值的科研信息。

通过高校图书馆链接进入 Web of Science 主页,在选择数据库下拉菜单中选择"Web of Science 核心合集"。在检索界面左下有"更多设置"链接,可对数据库类型(SCIE、SSCI、CPCI–S、CPCI–SSH、ESCI、A&HCI 等)进行勾选限定,如勾选 SCIE 即从 SCIE 引文数据库中检索。Web of Science 核心合集提供基本检索、被引文献检索、高级检索、作者检索 4 种检索方式。

(一)基本检索

基本检索提供主题、标题、作者、作者标识号、团体作者,编者、出版物名称、DOI、出版年、地址、机构扩展等多种检索字段。打开检索框下面的更多设置,可对默认情况下显示的检索字段数进行设置,最多可设置显示 3 个字段。也可点击检索框下面的"添加另一个字段",增加检索框,根据检索条件,选择多字段组配检索,达到检索目的。

(二)高级检索

高级检索只提供来源文献检索,不用于引文检索。高级检索可以直接在检索框内输入带有字段标识符的检索词或检索式,检索框右侧提供字段标识符说明,检索框下面可选语言和文献类型限制检索结果。

(三)作者检索

作者检索是 Web of Science 针对作者专设的检索字段。在作者检索界面可以直接输入作者姓名进行检索,也可在输入作者姓名后限定该作者的研究领域及单位进行检索。使用作者检索功能,可以获悉该作者的数据库收录的所有论文、论文被引用情况等信息。

考点:
检索山东大学龚瑶琴教授 2015 年至 2017 年论文被引情况。

(四)被引参考文献检索

Web of Science 核心合集除了可以提供来源文献检索,还提供被引参考文献检索,这种功能一般用在查询单篇论文或某一作者论文被引情况时,可直接获得被引次数。点击"被引参考文献检索"进入被引参考文献检索界面(图 7–10)。可根据选择需要输入被引著作的信息,如被引作者、被引著作、被引的 DOI,被引卷、被引起期、被引页等字段进行检索。这些字段可以通过单一字段进行检索或通过多字段间的逻辑运算符"and"组配检索。

笔记栏

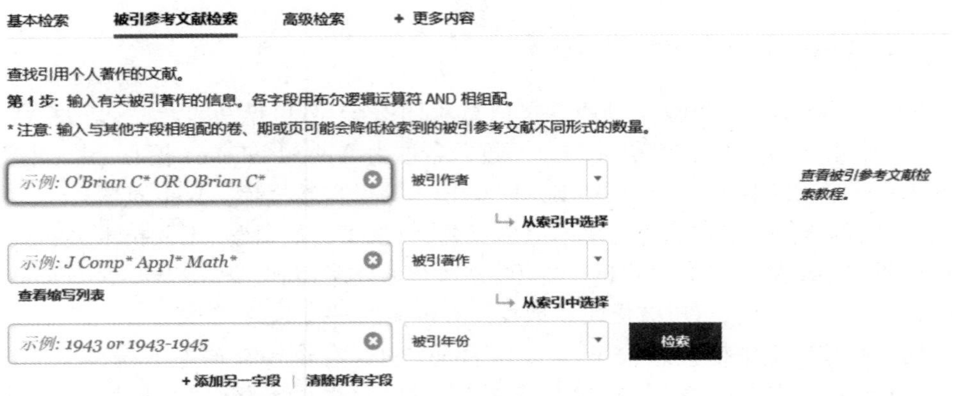

图 7-10　Web of Science 数据库被引参考文献检索界面

第七节　循证医学检索

一、循证医学的概述

（一）循证医学的定义

考点：
循证医学的三要素是什么？

循证医学（evidence-based medicine，EBM）是又称为有据医学、求证医学，是国际临床领域自 20 世纪 80 年代以来发展起来的一种新的医学模式。2000 年，循证医学的创始人之一 David Sackett 将循证医学定义为"任何治疗决策的确定都应基于客观的临床科学研究依据；任何的诊治决策，必须建立在当前最好的研究证据与临床专业知识和患者的价值相结合的基础上"。这句话定义了临床医学新模式，强调最佳的研究证据、临床医生的专业技能和多年临床经验、患者的价值和需求三者的完美结合，制定出最好的医疗措施。循证医学的核心思想是在医疗决策中将临床证据、个人的经验、患者的实际情况和意愿三者相结合。

（二）循证医学证据的分类和分级

临床研究者和应用者应尽可能提供和应用当前最可靠的临床研究证据是循证医学的关键。全球每年发表的医学论文达 200 多万篇，且每年的增长率有 6.7%，其中质量良莠不齐，要从中发掘有价值的证据，并应用于临床实践是每一位繁忙的医师面临的问题。随着临床流行病学的发展，产生了一系列严格评价文献质量的方法和标准。循证医学证据的分类、分级与推荐标准，是帮助读者快速找到海量信息的手段之一。

考点：
循证医学的证据有哪些类型？

如果从出版物的类型和论文的类型上来看，临床医学的证据可以是随机对照实验、病例报告，也可以是系统评价或系统综述、临床实践指南等。此外，国内有的学者将证据分为系统评价/Meta 分析、随机对照研究、临床实践指南和卫生技术评估 4 种

 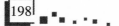

类型。循证医学问世以来,其证据质量经历了老五级、新五级、新九级和 GRADE 4 个阶段。前三者关注设计质量,对过程质量监控和转化的需求重视不够;而 GRADE 关注转化质量,从证据分级出发,整合分类、分级和转化标准,它代表当前对研究证据分级分类的国际最高水平,影响和意义重大。

目前,被广泛接受和使用的证据等级划分标准主要是牛津大学循证医学中心的证据新五级标准,以及将各个分级标准综合而形成的 GRADE 标准。2011 年 5 月新五级标准正式发表于牛津大学循证医学中心网站,该标准首次在证据分级的基础上提出了分类的概念,涉及治疗、预防、病因、危害、预后诊断、经济学分析 7 个方面,是循证医学教学和临床实践中公认的经典标准(表 7-1)。由于其过于复杂和烦琐,初次接触循证医学的医生或学生难于理解和掌握。推荐建议则根据证据质量、一致性、临床意义、普遍性和适用性等将推荐意见分为 A(优秀)、B(良好)、C(满意)、D(差)4 级。

考点:
2001 牛津循证医学证据分级最强是什么?

表 7-1　2001 牛津证据分级和推荐强度

推荐级别	证据水平	治疗、预防、病因研究
A	1a	同质随机对照试验(RCTs)的系统评价(SR)
	1b	置信区间的单个 RCT
	1c	"全或无"病例研究(一种干预措施推行前,某病死亡率为 100%,推行后死亡率小于 100%;或推行前死亡率大于 0,推行后死亡率降至 0)
B	2a	同质队列研究的 SR
	2b	单个队列研究,包括低质量的 RCT,如随访率小于 80%
	2c	结果性研究,生态学研究
	3a	同质病例对照研究的系统评价
	3b	单个病例对照研究
C	4	系列病例观察(包括低质量的队列和病例对照研究)
D	5	未经严格评估的专家意见或基于生理、基础研究或初始概念

二、国内循证医学证据检索

(一)循证医学中心

1.中国循证医学中心　中国循证医学中心(The Chinese Cochrane Center)是经国际 Cochrane 协作网指导委员会正式批准注册成为国际 Cochrane 协作网的第 15 个中心。Cochrane 协作网是一个国际性组织,旨在通过制作、保存、传播和更新医学各领域的系统评价,为临床治疗实践和医疗卫生决策提供可靠的科学依据。该网站的临床证据模块有中文 Cochrane 系统评价摘要。参与国际 Cochrane 协作网,将促进循证医学在中国的实现与发展,帮助政府卫生决策者做出科学决策及改善临床实践质量,最终提高医疗服务的质量,保证有限卫生资源的合理使用,对中国和世界都有重要价值和意义。该网站,已启动建立中国临床研究资料库的工作,每年定期举办培训班。

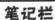

笔记栏

2. 中国临床实验注册中心　中国临床实验注册中心(Chinese Clinical Trial Registry, ChiCTR)是由原卫生部指定代表我国参加世界卫生组织国际临床试验注册平台的国家临床试验注册中心，网址为 http://www.chictr.org.cn。该中心接受在中国和全世界实施的临床试验注册，将临床试验的设计方案及一些必要的研究信息向公众透明，将注册试验信息提交世界卫生组织国际临床试验注册平台供全球共享。可通过网站检索临床实验注册信息资源，检索试验项目筛选条件有注册题目、正式学科名、研究课题代号、注册状态、注册号和在其他机构的注册号(图 7-11)。

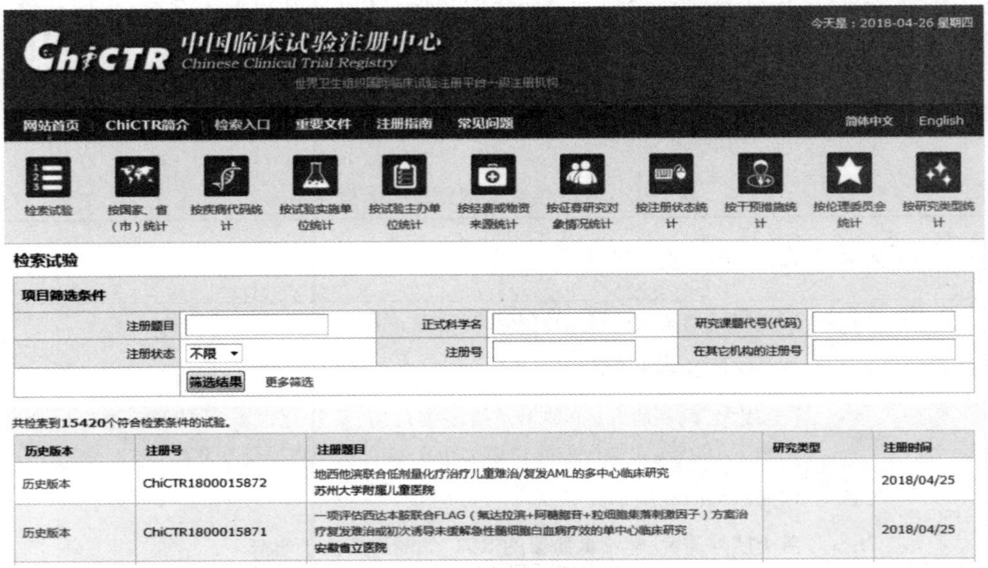

图 7-11　中国临床实验注册中心检索界面

3. 北京大学循证医学中心　是一个多学科多部门交叉组成的协作中心，2003 年成立。该中心以循证医学和临床研究为主要工作方向，以加强北京大学医学部临床研究和推动中国循证医学事业发展。研究范畴包括：防治措施的评估、诊断技术的评估、病因和药物副作用的研究、疾病的转归和预后、医学干预措施的成本效益分析、疾病医疗卫生服务需求研究和宏观医疗卫生政策、与循证医学事业总体发展相关的研究。循证医学学科群由北京大学医学部肾外科、肾内科、血液科等 13 个国家重点学科组成，目前约有 70 个重点科学研究和学科建设项目，推动了临床科研疾病、治疗、预后、康复等方面的规范性科学研究。此外，还开展了一系列的药物流行病学、院内感染控制、临床常见病诊治规范的循证研究和药品的循证评价。

(二)临床实践指南库

考点：
查找高血压的临床用药指南。

1. 医脉通临床指南　医脉通是提供医学最新资讯、医学文献、诊疗知识库、医学资源共享的网站。医脉通临床指南频道网址 http://guide.medlive.cn，汇集了国内外最新临床指南及专家共识和推荐意见，提供了 30 个临床科室的国内外最新临床诊疗指南，如用药指南、肿瘤指南、心血管指南、指南解读和指南翻译。指南数据每天更新，可免费下载国内外临床指南，而且提供英文指南的免费解读翻译。

医脉通临床指南首页提供两种检索方式：一是输入检索词检索；二是浏览，可按疾病科室专题浏览。

2.梅斯医学疾病指南　梅斯医学(MedSc)网址 http://www.medsci.cn,是专业临床研究与学术服务平台,专注临床研究与临床知识传播,展示中国临床研究的最新成果。梅斯医学专注于医学和生物领域,在第一时间将临床发现与科研成果展现给世界的同行们。梅斯医学主要提供基于临床研究的学术服务,如临床研究培训、临床研究咨询、临床研究方案(课题)设计、数据挖掘与统计分析、临床研究成果发表、知识产权专利申请等服务。其中疾病指南(图7-12)可了解世界上最新的生物医学各学科指南。

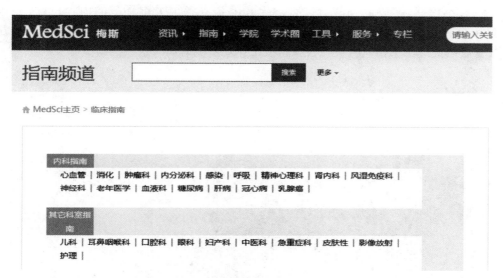

图7-12　梅斯医学临床指南频道界面

三、国外循证医学证据检索

(一)循证医学专用数据库

1. The Cochrane Library　The Cochrane Library(循证医学资源中心)是 Cochrane 协作网专用数据库,由国际协作评价组制作和维护,网址为 http://www.cochranelibrary.com。目前有光盘和网络两种出版形式,每年4期向全世界发行,为循证医学的临床实践和医疗决策提供科学的证据和最新信息,是获得高质量证据的重要来源之一。

The Cochrane Library 的主要数据库有以下几种:The Cochrane Database of Systematic Reviews、The Database of Abstracts of Reviews of Effects、The Cochrane Central Register of Controlled Trials、The Cochrane Methodology Register、The Health Technology Assessment Database、The NHS Economic Evaluation Database、About The Cochrane Collaboration。

The Cochrane Library 的主页提供浏览和检索两种检索方式。浏览可选择按主题(By Topic)、按字母顺序(A—Z)、按 Cochrane 系统评价专业组(By Browse Group)、新综述(New Reviews)和更新过的综述(Updated Reviews)5种浏览方式;检索有快速检

考点:
检索有关肺癌的治疗证据。

索和高级检索、主题词检索 3 种检索方式。

2. BMJ Best Practice   BMJ Best Practice(BMJ 最佳实践)是英国医学杂志(BMJ)出版集团在 2009 年面向全球上线的,网址为 http://bestpractice.bmj.com。BMJ Best Practice 主页(图 7-13)的上方可以进行"Chinese、UK/Rest of the World、USA/Canada、Portugese"语言选择,选择"Chinese"网站自动刷新为中文版,非常方便中国医生查询。

BMJ Best Practice 基于 BMJ 著名的临床证据数据库 *BMJ Clinical Evidence*,整合了来自全球的系统性和综合性证据、最佳指南及专家意见,由国际专家和编辑团队编写而成,通过严格的同行评审,并根据最新证据不断更新。Best Practice 以疾病或症状为切入点,不仅涵盖基础、预防、诊断、治疗和随访等各个关键环节的内容,更有多达 4 000 部临床治疗指南和 3 000 张参考图片。BMJ Best Practice 可以实现远程访问方式,读者可通过图书馆获得授权在家里或工作场所随时访问这一网站资源。

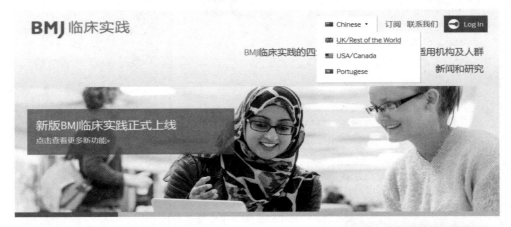

图 7-13   **BMJ Best Practice 主页(中文版)**

3. UpToDate   UpToDate(床旁循证决策辅助系统)是用于协助临床医生进行诊疗上的判断、决策的循证医学数据库,网址 https://www-uptodate-com。UpToDate 收录的 Topic Reviews,全部皆由 UpToDate 的主编和超过 4 800 位的医师作者们执笔所撰写。收录内容以 Topic Reviews(临床问题综述)为单位,目前已收录 21 个专科领域、10 000 多个临床问题综述。文献中附有图片,包括图表、X 射线片、相片、影像文件等,及 MEDLINE 的引用文献摘要等。并提供 Lexi-Comp 的药物信息并可以执行药物交互作用。由于其使用方便、覆盖面广和根据疾病分类收集信息,深受全科医生、专科医生和家庭医生的青睐。

(二)临床实践指南库

临床实践指南主要来源于各国建立的临床实践指南网站,有关的网站很多,如美国国家指南交换中心（National Guideline Clearinghouse，NGC）、英国国家卫生与临床示范研究网站（The National Institute for Health and Care Excellence，NICE）、苏格兰校际指南网络（Scottish Intercollegiate Guidelines Network，SIGN）。其中 NGC 是一个循证临床指南数据库，由美国卫生健康研究、美国医学会和美国卫生健康计划协会联合制作，是一个提供临床指南和相关证据的功能完善的网站，网址 https://www.guideline.gov（图 7-14）。在 NGC 主页的检索框中输入关键词或布尔逻辑检索式，点击 🔍 按钮即执行检索。

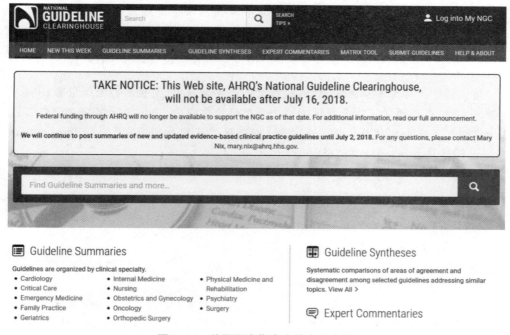

图 7-14　美国国家指南交换中心主页

小　结

　　专利文献包括专利申请书、专利说明书、专利公报、专利索引、专利文摘等，其中专利说明书是专利文献的核心部分。国内外专利文献检索数据库有国家知识产权局网专利检索及分析数据库、中国知识产权网专利信息服务平台、美国专利商标局数据库和欧洲专利局数据库等。

　　标准文献是世界上重要的情报资源，为科研、生产、交换和使用提供了统一的技术规范。国内外标准文献数据库有国家标准文献共享服务平台、万方数据中外标准数据库、中国知网标准文献数据库和国际化标准组织数据库等。

　　科技报告是由科技人员按照有关规定撰写，能完整而真实地反映其所从事科研活动的技术内容和经验的特种文献。科技报告的数据库有万方数据科技报告数据库、中国知网科技报告数据库、美国政府灰色文献门户、美国国际技术信息服务中心等。

医学会议文献是指医学会议上发表的论文、报告、医学会议消息等文献。会前会议信息可通过一些特定的网站获取,如中国学术会议在线、中国医学学术会议活动等网站。会议论文通过会议论文数据库获取,如万方数据中国学术文献数据库、中国知网国内外重要会议论文数据库、国家科技图书文献中心数据库和 ISI proceedings 数据库等。

学位论文是高等学校或科研单位的毕业生为获得学位资格而完成的学术研究性论文,具有较高的学术水平和参考价值。学位文论数据库有中国知网优秀博硕士论文全文数据库、万方数据中国学位论文全文数据库、国家科技图书文献中心学位论文数据库、CALLS 学位论文中心服务系统和 ProQuest 博硕士学位论文数据库等。

引文是指一篇学术文献中引用的参考文献,引文数据库包括引文、引文索引在内的综合检索系统,引文数据库有中国科学引文数据库、中国引文数据库和 Web of Science 数据库等。

循证医学又称为有据医学,如何从海量的医学文献中,发掘有价值的证据,并应用于临床实践,循证医学证据来源国内有中国循证医学中心、中国临床实验注册中心、北京大学循证医学中心和医脉通临床指南、梅斯医学疾病指南等;国外有 The Cochrane Library、BMJ Best Practice、UpToDate 和 NGC 等。

 同步练习

(一)单选题

1. 中国国家标准的代码是(　　)。
　　A. GB　　　　　　　B. CB　　　　　　　C. ZG　　　　　　　D. CG

2. 下列选项中属于特种文献类型的有(　　)。
　　A. 报纸　　　　　　B. 图书　　　　　　C. 科技期刊　　　　D. 标准文献

3. 国际专利分类法 IPC 按照专利用途可分为(　　)个部,并用字母 A~H 的大写形式表示。
　　A. 5　　　　　　　　B. 7　　　　　　　　C. 8　　　　　　　　D. 10

4. 以下哪一项是专利文献的核心部分(　　)。
　　A. 专利申请书　　B. 专利说明书　　C. 专利公报　　　　D. 专利文摘

5. 以下哪一种文献不是会议文献(　　)
　　A. 会议通知　　　　B. 开幕词　　　　　C. 闭幕词　　　　　D. 年鉴

6. 学位论文包括学士、硕士和(　　)论文。
　　A. 博士　　　　　　B. 手册　　　　　　C. 词典　　　　　　D. 指南

7. 循证医学的核心思想是在医疗决策中将(　　)、个人的经验、患者的实际情况和意愿三者相结合。
　　A. 处方　　　　　　B. 手术　　　　　　C. 临床证据　　　　D. 病案

8. 目前国内相关资源最完备、高质量连续动态更新的学位论全文数据库是(　　)。
　　A. 中国知网优秀博硕论文全文数据库　　　B. 万方数据中国学位论文全文数据库
　　C. 国家科技图书文献中心学位论文数据库　　D. CALIS 学位论文中心服务系统

9. 下面哪一项不是标准文献的特征(　　)。
　　A. 可靠性　　　　　B. 生动性　　　　　C. 准确性　　　　　D. 权威性

10. 同一篇论文可以发表在科技期刊上,也可以(　　)、会议论文、科技报告等各种形式发表。
　　A. 手册　　　　　　B. 专利　　　　　　C. 图书　　　　　　D. 引文

（二）思考题

1.查找有关槲皮素-3-O-乙酸酯在抗肿瘤方面应用的发明专利,写出专利的标题及专利号和发明人的姓名。

2.查找 2010 年以来我国颁布的有关食品添加剂研究与开发的标准,共有多少条? 标准号分别是多少?

3.查找 2010 年以来国内有关胚胎干细胞的医药卫生类中文科技报告。

4.查找有关侵袭性酵母菌感染的学位论文,写出学位论文的作者和摘要。

5.查找中华医学会召开的学术年会上发表的关于吞咽困难方面的论文,并抄下论文的作者。

6.查找钟南山院士 2012 年在中国实用内科杂志上发表的论文被引用情况。

7.查找有关贝伐珠单抗(bevacizumab)治疗非小细胞癌(non-small cell carcinoma)的临床证据。

参考答案:
单选题:1. A 2. D 3. C 4. B 5. D 6. A 7. C 8. A 9. B 10. B

参考文献

[1]孙思琴.医学文献检索[M].北京:中国医药科技出版社,2017.

[2]肖凤玲,李朝葵.医学文献信息检索实用教程[M].2版.北京:科学出版社,2017.

[3]杨俊丽,刘伟.医学文献检索[M].郑州:郑州大学出版社,2016.

[4]刘淑娥,景娜.图书馆应用实践教程[M].北京:清华大学出版社,2015.

[5]贺伟.医学信息检索[M].3版.西安:第四军医大学出版社,2015.

[6]王会丽.图书馆科技查新知识场探析[J].情报探索,2014(2):82-85.

[7]曾华明.国内三大中文期刊全文数据库述评[J].农业网络信息,2014(2):74-76.

[8]陈红勤,梁平,杨慕莲.医学信息检索与利用[M].武汉:华中科技大学出版社,2014.

[9]郭继军.医学文献检索与论文写作[M].北京:人民卫生出版社,2013.

[10]黄宗忠.图书馆学导论[M].武汉:武汉大学出版社,2013.

[11]蒋海平.医学文献检索与利用[M].西安:西安交通大学出版社,2012.

[12]张瑾.科技信息资源共建共享平台构建研究[J].图书馆学研究,2012(13):41-46.

[13]林丹红.中西医学文献检索[M].北京:中国中医药出版社,2012.

[14]邹广严,王红兵.信息检索与利用[M].北京:科学出版社,2011.

[15]吕润宏.信息检索[M].北京:人民邮电出版社,2010.

[16]张秀红,郑益光.现代信息检索与利用[M].北京:高等教育出版社,2010.

[17]李彭元,何晓阳.医学文献检索[M].北京:科学出版社,2010.

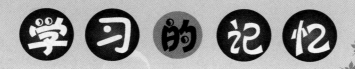

小事拾遗: ....

....

....

....

....

....

....

....

学习感想: ....

....

....

....

....

....

　　学习的过程是知识积累的过程，也是提升能力、稳步成长的阶梯，大家的注释、理解汇集成无限的缘分、友情和牵挂，请简单手记这一过程中的某些"小事"，再回首时定会有所发现、有所感悟！

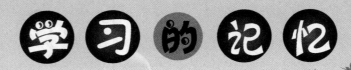

姓名：＿＿＿＿＿＿＿＿

本人于20＿＿＿年＿＿＿月至20＿＿＿年＿＿＿月参加了本课程的学习

此处粘贴照片

任课老师：＿＿＿＿＿＿＿＿　＿＿＿＿＿＿＿＿　　班主任：＿＿＿＿＿＿＿＿

班长或学生干部：＿＿＿＿＿＿＿＿　＿＿＿＿＿＿＿＿　＿＿＿＿＿＿＿＿

我的教室（请手写同学的名字，标记我的座位以及前后左右相邻同学的座位）